現代社会の脅威!!

ノロウイルス

感染症・食中毒事件が証す
ノロウイルス伝播の実態

■西尾　治・古田太郎

● 幸書房

■著者紹介

西尾　治　（にしお　おさむ）

国立感染症研究所　前 感染症情報センター第六室長
現 客員研究員
愛知医科大学　客員教授
厚生労働省　薬事・食品衛生審議会臨時委員
内閣府　食品安全委員会専門委員ウイルス専門調査会専門委員
文部科学省　学校給食衛生管理推進指導委員
文部科学省　学校給食における衛生管理・充実に関する調査研究協力者会議委員
ウイルス学会評議委員

■　略歴

鳥取大学農学研究科修士課程獣医学専攻を修了し，愛知県衛生研究所に就職。国立公衆衛生院衛生微生物学部ウイルス室長，国立感染症研究所　感染症情報センター第六室長を経て現職。
専門は，下痢症ウイルス，特にノロウイルスによる食中毒，感染症。

古田太郎　（ふるた　たろう）

サラヤ（株）商品開発本部　研究開発担当取締役
日本防菌防黴学会　理事

■　略歴

東北大学工学部化学工学科を卒業し，サラヤ化学工業（株）＜現　サラヤ（株）＞に入社。各種洗浄剤，手洗い剤，殺菌剤の開発に従事し，バイオケミカル研究所長を経て現職。
専門は，界面活性剤と殺菌剤の応用技術の研究開発。

発刊にあたって

　ノロウイルスは食品衛生行政で1997年に食中毒病因物質に加えられたことから、食中毒を起こすウイルスとの認識が強く、食品を介さないで人から人へとうつる感染症としての面は軽視されていた。ところが、2004年末から2005年の初めに、ノロウイルスによる感染性胃腸炎の集団発生が高齢者特別養護施設で全国的に多発し、社会的にも大問題となった。さらに、2006年11月から2007年の初めに小児科、学校、高齢者施設等でノロウイルスによる感染性胃腸炎の人―人集団発生、および食中毒事件が全国的に多発し、ともに過去最大となった。今や、感染症のうち、ノロウイルスによる患者数は最も多く、さらに2006年にはノロウイルスによる食中毒の事件数・患者数共に第1位である。今日、ノロウイルスは感染症・食中毒の病因物質として最も重要である。

　現実にノロウイルスによる感染症・食中毒の発生原因が多様であり、感染症、食中毒の判断の困難事例が多発し、原因追究ができない事例も多く見られている。ノロウイルスによる感染症と食中毒は表裏一体であり、両面からの原因追究と対策が必要となることが多い。

　ノロウイルスは、人に静かに忍び寄り、突然、大きな健康被害を起こす。まさに忍者のごとく、人の隙を突いて、人に入り込み、感染症・食中毒を起こす。その予防対策には、ノロウイルスの正体と特性を知ることであり、相手の戦術を知るために「歴史から学ぶ」ことが第一である。過去の「事例」から、ノロウイルスがどのような経路でわれわれに忍び込み、健康被害を起こしたかを学べば、各職場・学校等で問題点を点検し、弱点を改善することができる。本書が、今後のノロウイルス感染症・食中毒発生の防止の一助となれば幸いである。

　出版にあたり、貴重な論文、資料を提供して頂いた、長崎市保健所、山口県環境保健センター、愛媛県立衛生環境研究所、奈良市保健所、富山県衛生研究所、長野県衛生公害研究所、新潟県衛生研究所、神奈川県衛生研究所、千葉県衛生研究所、千葉市衛生研究所、宮城県、仙台市衛生研究所、山形県衛生研究所、長野市保健所、大阪府、三重県、愛知県、福井県、千葉市等に深謝します。

　大妻女子大学教授・国立感染症研究所名誉所員　井上栄博士には多大なるご助言を頂き感謝いたしております。

　また本書の出版にあたり、幸書房の夏野雅博氏にはデータの整理、校正等に大変な御尽力を頂きました。氏の協力なしにはこの本は完成できませんでした。

　平成20年1月吉日

西　尾　　治

略　語

NV：ノロウイルス、ノーウォークウイルス
NLV：ノーウォーク様ウイルス
SRSV：小型球形ウイルス
　　GⅠ：genogroup I
　　GⅡ：genogroup II
　　Genotyp：遺伝子型
EIA：酵素免疫アッセイ
ELISA：Enzyme-Linked Immunosorbent Assay
EM：電子顕微鏡
IEM：免疫電顕
PFGE：パルスフィールドゲル電気泳動
RT-PCR：逆転写 PCR
RIA：ラジオイムノアッセイ

IASR：病原微生物検出情報

目　　次

発刊にあたって　　iii
略　　語　　iv

1. ノロウイルスの概要　　1

1.1　ノロウイルスの歴史　　1
1.2　ノロウイルスによる感染性胃腸炎の発生状況　　4
1.3　ノロウイルスの感染様式　　4
1.4　食中毒事件の様式　　5
1.5　食中毒・感染症調査　　6
1.5.1　食中毒・感染症調査の適切な実施について　　6
1.5.2　食中毒の判断根拠の明確化　　7
1.5.3　発生状況の迅速な把握　　10
1.6　発生および拡大防止対策　　10
1.6.1　下水等環境汚染対策　　10
1.6.2　調理施設等の衛生対策　　10
1.6.3　調理従事者等の感染予防対策　　11
1.6.4　調理時等における汚染防止対策　　11
1.6.5　拡大防止策　　11
1.6.6　危機管理体制の整備　　12
1.6.7　普及啓発および衛生教育　　12
1.7　検査のポイント　　12
1.7.1　検査材料について　　12
1.7.2　検査法による検出感度　　14
1.8　ノロウイルスによる感染症、食中毒防止の時期　　14
1.8.1　施設の改善　　15
1.8.2　消　　毒　　15
1.9　病院・施設での患者発生時の対応　　15
［参考資料］ノロウイルス食中毒対策について（提言）　　18

2. ノロウイルス感染対策としての手洗いと消毒　27

 2.1　はじめに　27
 2.2　感染経路からみた手洗いと消毒の重要性　27
 2.3　ノロウイルスを殺すには　28
 2.4　手洗いの基本　29
 2.5　ノロウイルス対策としての消毒と手洗い　32
 2.6　ま　と　め　34

3. 国内での事例—詳細版—　35

 3.1　高齢者福祉施設　35
 3.2　病　　　院　43
 3.3　学　　　校　48
 3.4　飲食店など　67
 3.5　飲料水など　80
 3.6　二　枚　貝　84
 3.7　宴　会　場　90
 3.8　避　難　所　94
 3.9　そ　の　他　95

4. 国内での事例—要約版—　100

 4.1　高齢者福祉施設　100
 4.2　病　　　院　103
 4.3　障害者施設・福祉施設　106
 4.4　幼稚園・保育所　108
 4.5　小　学　校　111
 4.6　中学校・高校・大学・各種学校　115
 4.7　催し物・集会　118
 4.8　飲食店（仕出し・持ち帰り）　120
 4.9　飲食店・レストラン・ホテル・旅館　125
 4.10　事業所・その他　129

5. 海外での事例—詳細版—　131

　　5.1　高齢者福祉施設　131
　　5.2　病　　　院　137
　　5.3　学　　　校　144
　　5.4　イベント・キャンプ　150
　　5.5　ホテル・レストラン　156
　　5.6　航空機・客船　165
　　5.7　そ　の　他　172

6. 海外での事例—要約版—　177

　　6.1　高齢者福祉施設　177
　　6.2　病　　　院　181
　　6.3　保育所・学校関連　185
　　6.4　催し物・集会・キャンプ　189
　　6.5　ケータリング　193
　　6.6　飲食店・レストラン・ホテル・旅館・事業所　195
　　6.7　軍隊・避難所　200
　　6.8　船舶など　202
　　6.9　水・氷のノロウイルス汚染による集団発生　205
　　6.10　地域および多国間にまたがる大流行　208

■〈資　　料—各種調査票など〉　211

1. ノロウイルスの概要

1.1 ノロウイルスの歴史

　ノロウイルスは1968年にアメリカ、オハイオ州のノーウォークで発生した急性胃腸炎の集団発生由来患者糞便から電子顕微鏡で発見され[1]、電子顕微鏡での形態学的特徴から「小型球形ウイルス」、「SRSV（small round structured virus）」と呼称されていた。ノロウイルスは決して新しいウイルスではなく、約40年前に発見されている。

　ノロウイルスの増殖系（組織培養、実験動物）が見出されていなかったため、ノロウイルスの検査はもっぱら電子顕微鏡での検査が行われ、電子顕微鏡のウイルスの形態から「小型球形ウイルス」とされていた。

　1990年代に入ると、ノロウイルスの塩基配列が多くの株で明らかにされた。その成果からノロウイルス検出のRT-PCR法が開発された[2]。下痢症患者あるいは食中毒事件におけるノロウイルス検査が、RT-PCR法を用いて地方衛生研究所等で積極的に行われた。その結果、生ガキの喫食による急性胃腸炎の食中毒は、小型球形ウイルス（ノロウイルス）が多くで起因していた[3]。

　この状況から、厚生省（現厚生労働省）は、1997年5月に食品衛生法施行規則を改正し、食中毒の病因物質に「小型球形ウイルス」および「その他のウイルス」を加えた。また、1998年12月には、「生食用カキの養殖海域」を記載するように食品衛生法が改正された。

　2002年8月の国際ウイルス命名委員会で、「ノーウォーク様ウイルス」、「小型球形ウイルス」と呼称されていたものは、「カリシウイルス科ノロウイルス属」と命名された。これを受けて、厚生労働省は2003年8月に食品衛生法での病因物質を「小型球形ウイルス」から「ノロウイルス」に改めた。

　ノロウイルスの概要：ノロウイルス（NV）はウイルスの中でも小さく、直径30～40nm前後で球形を呈し、表面はカップ状の蛋白構造物で覆われ、その内部に長さ約7.7Kbのプラス1本鎖RNA分子ゲノムを持つ。3つの翻訳領域を有し(open reading frame、ORF)、ORF1はウイルス複製に必要な非構造蛋白質を、ORF2はウイルス構造蛋白であるカプシドを、ORF3は機能不明の構造蛋白質をコードしている。エンベロープは持たない。ノロウイルスは遺伝子群genogroup（G）ⅠとⅡに大きく分けられ[4]、さらに多数の遺伝子型genotypeに分かれ、GⅠは16、GⅡは18あるいはそれ以上の型が知られている。

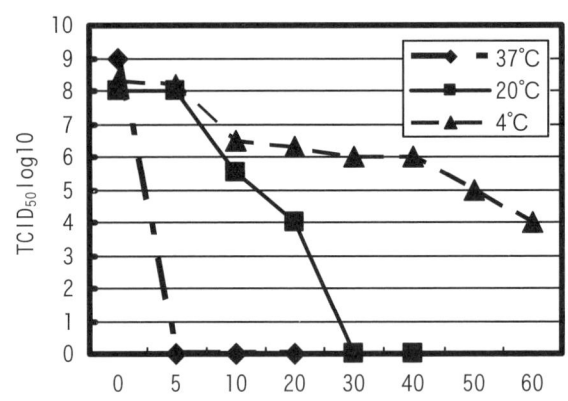

図1-1 ネコカリシウイルスの乾燥状態での温度による感染性の持続日数
（Doultree JC : J Hos Infect 41: 51, 1999 を改変）

　ノロウイルスの増殖系（組織培養、実験動物）は未だ見出されていない。このことがノロウイルスの血清型、免疫、感染性、抵抗性等に正確な情報が得られていない理由である。最近、腸管細胞の3D培養により感染性の検査法が開発されたものの[5]、日常的に用いるには難しく、より簡便な増殖法の確立が望まれる。

　感染力：感染力が非常に強く、ウイルス粒子10〜100個で感染・発病させることができる。

　物理・化学的抵抗性：ノロウイルスは乾燥・液中で長期間安定であり、4℃では2カ月間、20℃では1カ月間程度生存可能と考えられる[6]（**図1-1**）。

　加熱にも強く、60℃30分間の処理に安定で、不活化には70℃5分間、85℃1分間の加熱が必要と考えられている。ノロウイルスは熱に強いことから、二枚貝のグラタンや鍋物等による食中毒事件が起きているが、いずれも加熱不足が原因と考えられている。

　塩素濃度は水道水で0.1ppm、プール水で0.4ppm以上に定められており、この濃度では短時間でのノロウイルス不活化は難しい。短時間での不活化には次亜塩素酸ナトリウム200ppm濃度が必要と考えられている。但し、次亜塩素酸ナトリウムは有機物が存在すると、急激に塩素濃度が低下するので、有機物が多いときには高濃度を用いなければならない。

　消毒用アルコール（70％エタノール）にも強く、5分間以上作用させないと[7]、完全には不活化されない。単に噴霧ではある程度効果があるものの、感染性を完全になくすことはできない。

　ノロウイルスはpH3〜pH10で安定、pH3溶液に3時間放置しても失活しない。逆性石けんも効果が少ない[7]。胃酸は約pH2であるが、食べ物があればpH3以上になり、不活化されずに胃を通過して腸に達し感染を起こす。

　臨床症状：経口感染で、潜伏期間は通常12〜72時間、主症状は嘔気、嘔吐、下痢、腹

痛である。感染部位は小腸の粘膜上皮細胞で、腸管の炎症に伴う下痢症状を呈し、激しい水様性の便が数回続くこともある。胃の病理学的病変は認められないが、内容物を腸に送る運動神経の機能低下・麻痺に伴う嘔気、嘔吐の症状が見られる。ノロウイルスによる嘔吐は突然、急激に起こり、トイレへ行く時間もなく、所かまわずする。その際に腸内容物が逆流し、ウイルスが吐物中に入り込む。多くの患者の糞便1g中には1億個以上、吐物では1g中に百万個以上のウイルスが存在する（**図1-2**）。糞便・吐物中にノロウイルスが大量に排出されることが感染拡大防止を困難にしている[8]。

　症状は一般的に1～3日続いた後治癒し、後遺症は残さない。不顕性感染は30％程度と考えられている[9]。

　高齢者、乳幼児等の抵抗力の弱い人では脱水症状を起こすことがある。嘔吐により誤嚥性肺炎や窒息を起こし、重症化することもあるので健康観察をしっかり行う。

　高齢者や体力の弱い人が嘔吐したときには、嘔吐物が詰まっていないかを確認する。詰まっているときには背中を手で数回叩き、嘔吐物を吐き出させる。出ないときには嘔吐物を指で掻き出し、直ちに医師や看護師を呼ぶ。不在のときには救急車を呼ぶか、病院に連れていく。

　ノロウイルスに直接効果のある薬剤はなく、脱水症状が強い時には補液などの対症療法を行う。下痢止めは症状を長引かせるので、極力避ける。ワクチンは存在していないし、開発の目処も立っていない。

　ウイルスの排泄：症状の消失後、10日間程度、長いときには1カ月ほどウイルスの排出が続く[10]。この間は手洗いの徹底、介護業務、食品を直接取り扱わない等の感染拡大防止を行う。ノロウイルス感染者で大量調理に携わる人は検出感度の高い検査法で、糞便中のウイルスが陰性となるまで業務につかない。

　下痢等の症状がなくてもウイルスを糞便から排出することがあり（不顕性感染）、患者と同様にウイルスを大量に排出する人も見られる。家族、職場等で患者がいるときには、

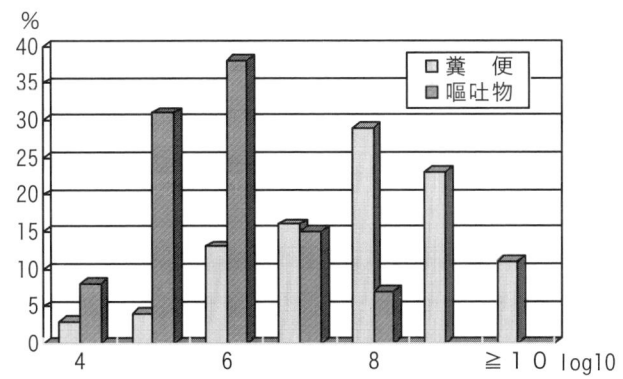

図1-2　急性期の患者の糞便および嘔吐物中のウイルス量（コピー数/g）

自身も感染する危険性が高いので健康管理に特に注意する。

　免　疫：ノロウイルスの感染部位は小腸の上皮細胞であり、感染防御には局所のIgA抗体が重要な役割を担っている。IgA抗体は持続期間が短く、数カ月で消失するので、同じ遺伝子型にも繰り返し感染する。ノロウイルス感染で獲得される抗体は遺伝子型特異抗体であり、他の遺伝子型には感染を防御することはできないと考えられている。ノロウイルスには遺伝子型が多く存在し、それらの多くに感染する可能性がある。ノロウイルスには、乳幼児から高齢者に至るまで何度でも感染・発病する。

1.2　ノロウイルスによる感染性胃腸炎の発生状況

　感染症法では感染性胃腸炎は最も軽い5類感染症である。厚生労働省の感染症発生動向調査で、「感染性胃腸炎」は全国の定点（3,000カ所の小児科病院または診療所）から、毎年90万程度の患者数が報告されている[11]。感染性胃腸炎はノロウイルスのほかに、サポウイルス、アストロウイルス、アデノウイルス、エンテロウイルス、細菌、原虫等によっても起きる。感染性胃腸炎患者の病原体検査は完全に行われておらず、正確にはわからないが、感染性胃腸炎患者の20％程度はノロウイルスと推定され[12]、10倍すると実数に近く、例年では180万人程度で、2006〜07年の冬期にはノロウイルスが大流行し、例年に比べ小児科領域でのノロウイルスによる感染性胃腸炎患者は、約2倍の360万人程度と推定されている。

1.3　ノロウイルスの感染様式

　ノロウイルスは人の小腸でのみ感染し、そこで増殖する。感染者の糞便・嘔吐物からウイルスが排泄され、それが口に入り感染する。ウイルスは細胞外では自己増殖能力を有しない。ノロウイルスは人の腸管上皮細胞でのみで増殖し[13]、細菌と異なり、環境中や食品中では増殖しない。

　ノロウイルスによる感染症の集団発生、食中毒事件は突然起きるものではない。その前にノロウイルス感染者が必ず存在し、その感染者が身の周りを汚染すれば、感染症の集団発生を、食品を汚染すると食中毒となる。感染者が環境と食品を同時に汚染すると両者が同時に起こり、判断が困難な事例も多く見られる。

　人—人感染：ノロウイルス感染源は感染者の排便後にウイルスが手に付く、嘔吐物を処理する際に雑巾、バケツ、洗い場等を汚染し、手にも付く。汚染された場所に手が触れ、ウイルスが他の人の手に付く。食事の際（サンドイッチ、おにぎり、果物等）に手を介してウイルスが口に入り、感染が成立する。表1-1に高齢者施設での集団発生後の拭き取り

表 1–1　施設での集団発生後の拭き取り検査成績

場　所	コピー数(cm^2)
トイレの便座	520〜15,000
手　す　り	110〜5,900
ドアノブ	120〜270

検査成績を示したが、いずれの場所も大量のノロウイルスに汚染されており、われわれの身の周りは糞便にまみれた状況にあると言える。それゆえに身の周りの消毒が重要となる。

空気感染：ノロウイルスに汚染された糞便、嘔吐物が乾燥すると舞い上がり、塵となる。糞便・吐物には大量のウイルスが存在し、大量のウイルスが空中を漂う。ノロウイルスは極めて微小のため、一旦舞い上がるとなかなか落下せず、長時間空中に漂う。舞い上がったウイルスが直接口に、あるいは食べ物、衣類等に付き、そして手を介して口に入り感染する。さらに悪いことに、ノロウイルスの流行期は冬期であり、窓を閉めているため、舞い上がったウイルスはなかなか外に出ず、換気が必要である。最新の建築物は窓を開けられない構造のところが多く、ウイルスがそこに留まり、感染者が継続して見られる。近年は空調が発達しているため、空気が常に動いており、ウイルスは広範囲に撒布され、多くの人が感染することになる。さらにウイルスが空調のフィルターに付着すると、3週間程度は撒布され、患者発生が続くこともある。

学校等では体育館、講堂での行事の後に、ノロウイルスの集団発生が起きることがある。これはその場所が前もって嘔吐物あるいは糞便で汚染されていたことが推測される。そのような可能性がある場合には、使用前に換気をして床を消毒する。また、ノロウイルスの流行期には治癒後も2週間程度ウイルスが糞便から排出されることから、お尻に付いていた糞便が、運動することによりお尻から落ちて、環境を汚染することも考えられる。従って、講堂・体育館等の閉鎖的な空間に人が長時間密集するときには、使用中も、時々換気することが望ましい。

環境水の汚染による感染：わが国ではまだ報告はないようであるが、外国ではプール水の汚染による感染も起きている。わが国でも温水プール、温泉が多く、風呂の温度では1時間以上生存が可能であることから、感染者が入浴した後に、利用した人が感染した事例もある。

1.4　食中毒事件の様式

食品取り扱い者・調理者による食品汚染：ノロウイルスに感染した食品取り扱い者・調理者がノロウイルスに汚染された糞便・吐物を食品に付着させることにより食中毒事件と

なる。食品を人に提供する直前に、ウイルスが付着した素手で直接、刺身、寿司、サラダ、パン、和え物等を取り扱ったことにより起きている。近年はこのような食中毒事件が多発しており、しばしば施設、学校等で患者数が100人以上の規模で発生している。2006年に厚生労働省に届けられた食中毒事件のうち、患者数が500人以上の食中毒事件は6件で、ノロウイルスがすべて起因となっている[14]。

また、食品を提供する職場で、母親が子供のオムツ替えをしたことにより、手にウイルスが付き、その手から食品が汚染されて起こった食中毒事件もある。

汚染されたカキ等の二枚貝を介するもの：ノロウイルスによる感染性胃腸炎患者の糞便・吐物から膨大な量のウイルスが排出され、ノロウイルスに汚染された糞便等は便器に流され、ウイルスは下水処理場へ行き、一部が河川水、海域を汚染する。ウイルスは海水とともに二枚貝（カキ、シジミ、アサリ、ハマグリ等）の中腸腺に濃縮・蓄積する。ウイルスに汚染された二枚貝を生あるいは加熱不足で食することにより食中毒となる[15]。

飲料水汚染による食中毒：近年、飲料水（井戸水、簡易水道）による事件が発生している。飲料水が汚染されると、患者発生が連日見られる。事件を起こした井戸の深さは10m以内で、浅井戸は特に注意が必要である。塩素消毒の不十分な施設では先に小さいノロウイルスが井戸水から早く検出され、遅れて糞便性の大腸菌が検出され、ノロウイルスに汚染された糞便の流入が明らかとなる。

1.5　食中毒・感染症調査

厚生労働省、薬事・食品衛生審議会食品衛生分科会食中毒部会から、2007年10月12日付けで「ノロウイルス食中毒対策について（提言）」が出され、その中の「食中毒・感染症調査の適切な実施」と「発生及び拡大防止対策」[16]に添って述べることにする。

1.5.1　食中毒・感染症調査の適切な実施について

調査において留意すべき事項

① 食中毒か感染症かの判断を行う前に、食品衛生担当部局と感染症担当部局においては発生当初から情報を共有するとともに、疫学的な調査マニュアルに基づいて科学的に共同調査を行う。すなわち、ノロウイルスは感染症と食中毒の両面を持っているため、発生時には食品衛生担当部局と感染症担当部局が共同して調査することであり、感染症の発生後には二次感染・食中毒の発生防止を、食中毒の発生後には二次感染の防止に努めるためにも、両部局の協力が不可欠である。

患者、喫食者および調理従事者等の関係者、調理施設および設備並びに食材等について、試験検査を実施し、他の原因の可能性も除外することなく、ノロウイルスの検出に

努めるとともに、患者家族等関係者における発症状況、患者の行動状況等の疫学調査を実施し、感染原因の解明に努める。食中毒の発生に際し、ノロウイルス感染者が食品を汚染しているので、調理従事者自身が感染者、そして調理従事者に発症がなく、家族にノロウイルス感染者が存在していれば、調理従事者が不顕性感染の可能性もある。家族内患者のオムツ替えを行っていれば手にウイルスが付着したことも考えられる。また感染している子供、家族が食材、調理器具に触れていることもあるので、家族の健康状況の調査、検査が必要となることもある。原因究明には調理過程を再現してみるのも原因究明につながることもある。

② 調理従事者が食中毒発生前に下痢・嘔吐の症状があった時には、その人の嘔吐の状況、その処理方法を下痢を有する時は下痢症状と排便状況、調理に際して取り扱った食品、プラスチックの手袋をつけていたか否か等について詳細に聴き取ることである。

③ 調査にあたっては、調査対象者に対し調査に関する正しい理解を求めるため、十分な説明を行うとともに、調査結果についても、風評被害防止の観点から正確な情報を公表する。調査対象者等への説明は最高責任者1名にすべきである。複数の人が対応し、発表内容が異なると混乱をきたし、不信感を持たれることがある。

1.5.2 食中毒の判断根拠の明確化

病因物質、原因施設、原因食品、原因食材、汚染源および汚染経路については、「食中毒処理要領」および「食中毒調査マニュアル」に基づき調査を実施し、その結果、食中毒と判断する場合には、ノロウイルス感染者との濃厚接触、およびノロウイルス感染者の糞便または嘔吐物による塵埃あるいは環境を介した感染でないことを確認する。閉鎖集団において嘔吐物あるいは環境が高濃度に汚染された時（嘔吐した講堂、体育館、教室での行事、患者が入浴した後の入浴等）には一見、食中毒事件と同様な患者発生状況となる（**図1-3**）。正確な判断には状況調査および喫食調査を正確に行うことで、感染症であることが明らかとなる。

調査の結果、調理従事者等の検便によりノロウイルスが検出された場合であっても、これが原因の食中毒と判断する場合には、下記のことについて確認する必要がある。

 a) 喫食調査結果において患者の共通食事等が限定されていること。感染症のときには喫食していない人は発症していないので、食中毒から除外される。

 b) 流行曲線が一峰性で時間的、空間的に集積性があること。ノロウイルスによる食中毒のときには、**図1-4**のように流行曲線が一峰性となる。ただし、飲料水が原因のときには、**図1-5**のように患者発生が連続的に見られるので注意する。なお、一般的な人—人感染での患者発生は**図1-6**のようになる。

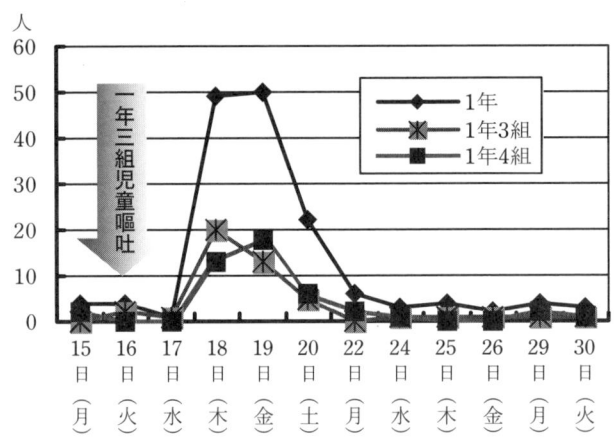

図 1-3　小学校での嘔吐物を介するノロウイルス感染症の日別発症者数
（小学校；児童数 846 名、職員 47 名、計 893 名）

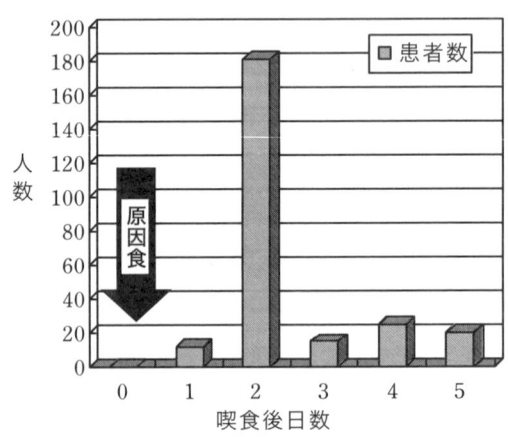

図 1-4　中学校での食中毒事例における日数別の発症者数

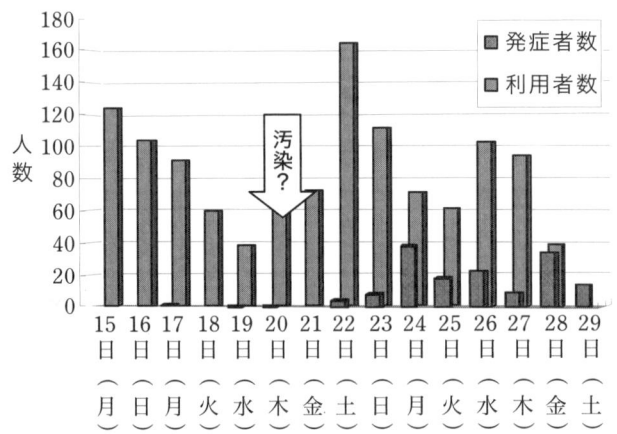

図 1-5　カラオケハウスの井戸水のノロウイルス汚染と日別発症者数

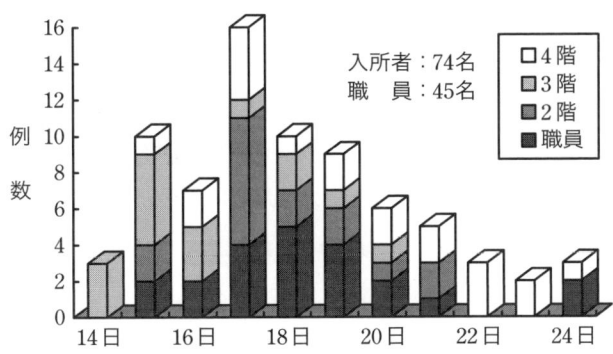

図 1-6 高齢者施設におけるノロウイルス感染症患者の日別発症者数

c) 他の患者の嘔吐物および糞便に曝露された結果の感染であることが除外されること。
d) 患者と調理従事者等から検出されたウイルスの遺伝子型が同一であること。（調理従事者等が被害者となって感染した場合には同一になるため注意が必要。）
e) 調理従事者等が患者に先んじて発症していること。
f) 調理従事者等が共通食を喫食していないこと。

ただし、食中毒と人かの混在、複数の株のウイルスが混在する食材による感染の可能もあることから、上記の条件が整わなくとも食中毒を否定することはできない。最終的に食中毒と判断しない場合であっても、施設の消毒および衛生管理の徹底等必要な措置を行政指導する。

とくに、二枚貝が原因食材のときには原因食材と患者から検出されたノロウイルスの遺伝子型は一致しないことが多い。二枚貝には不特定多数の人からのノロウイルスが蓄積することで、複数の遺伝子型に汚染されていることがあり、検査で検出される遺伝子型は最も多く汚染されている遺伝子型である。但し、ほぼ同量の複数の遺伝子型に汚染されているときにはダイレクトシーケンスで遺伝型を決定できないので、クローニングを行わなければならない。複数の遺伝子型に汚染された食材を喫食した人は、その人の免疫状態、レセプターとの関係で最も増殖した遺伝子型が検出される。ときには複数の遺伝子型が増殖し、排出することもある。複数の遺伝子型を排泄している人が食材を汚染すれば食材、その食材を食べた患者からは複数の遺伝子型が検出されることがある。

食中毒と判断され、食品衛生法に基づき営業禁止または停止等の行政処分を行う際には、当該事業者に対し、推定される感染経路等、原因究明結果を丁寧に説明するとともに、行政手続法に基づき、事業者に弁明の機会が設けられることを伝える。

1.5.3 発生状況の迅速な把握

① 国は、都道府県等からの感染性胃腸炎、ノロウイルス感染症および食中毒疑い例の迅速な報告を徹底するとともに、発生状況に応じた対策を検討する。
② 都道府県等は、ノロウイルス感染症および食中毒疑い例の発生の迅速な把握に努めるとともに、保健所等による積極的な調査および調査に必須である地方衛生研究所等による病原体検査を速やかに実施する体制を整備する。

また、患者等から分離されたウイルスに関する情報については、速やかに病原微生物検出情報として国立感染症研究所に報告する。
③ 調理施設、社会福祉施設、保育所等においては、従業員あるいは利用者において下痢・嘔吐症の発生を迅速に把握するために、定常的に有症状者数を調査するサーベイランスを行うことが望ましい。

また、ノロウイルス感染症または食中毒を疑う状況が発生した際は、速やかに保健所等へ報告する。

1.6 発生および拡大防止対策

1.6.1 下水等環境汚染対策

① ノロウイルスについては、人の腸管内のみで増殖し排泄され、これらが下水処理で除去されなかった場合、河川から海に流れ込み、二枚貝に蓄積し汚染させる可能性がある。よって、二枚貝の汚染を防止するためには、糞便等に汚染された水を適切に下水処理することが効果的な手段の1つであると考えられる。このことから、カキなどの二枚貝を生産する海域においては、市町村等は、糞便等に汚染された水の適切な下水処理の普及がなされるよう努める。
② 二枚貝の生産地においては、定期的な検査の実施等により生産海域の環境衛生の監視に努める。

1.6.2 調理施設等の衛生対策

① 施設内のトイレについては、定時的に清掃および次亜塩素酸ナトリウム等による消毒を行って衛生的に保つ。
② 冷蔵庫の取っ手、調理施設内の排水溝およびトイレのドアノブについては、ノロウイルスによる汚染実態が明らかとなっていることから、調理施設の清掃・消毒、特に手指の触れる場所および調理器具の洗浄・消毒を徹底する。

1.6.3　調理従事者等の感染予防対策

① 調理従事者等は、トイレおよび風呂等における衛生的な生活環境の確保、流行期に十分に加熱された食品を摂取する等により感染防止に努めるとともに、徹底した手洗いの励行を行うなど、自らが施設や食品の汚染の原因とならないように注意する。また、調理従事者等は体調に留意し、健康な状態を保つように努める。
② 調理施設においては、調理従事者等は飲食店等の利用者とは別の専用トイレを設けることが望ましく、使用後は流水・石けんによる手洗い（1回では不十分な可能性があるので2回以上）が不可欠である。ノロウイルスは細菌に比べ大きさが1/30〜1/100であり、手の皺の奥に入り込むために、除去は容易でなく、徹底した手洗いが要求される。
③ トイレ後は使い捨てペーパータオルを使用して手を拭き、タオル等の共用はしない。
④ 施設管理者は調理従事者等を含め、職員の健康状態の把握を組織的・継続的に行い、調理従事者等の感染および調理従事者等からの施設汚染の防止に努める。

1.6.4　調理時等における汚染防止対策

① 下痢または嘔吐等の症状がある調理従事者等については、直ちに医療機関を受診し、感染性疾患の有無を確認する。感染性疾患による症状と診断された調理従事者等は、調理等への従事を控えるとともに、下痢または嘔吐等の症状がなくなっても、ウイルスが一定期間排出される可能性を考慮し、食品に直接触れる調理作業を1カ月程度控えるなど適切な処置をとることが望ましい。
② 常に手洗い専用の設備を使用して、調理等の前および調理中の流水・石けんによる手洗い（1回では不十分なことがあるので2回以上）を徹底するとともに、使い捨て手袋を活用する。
③ 大量調理施設の調理従事者等については、発症した調理従事者等と一緒に喫食するなど、同一の感染機会があった可能性がある調理従事者等について検便を実施し、検査の結果ノロウイルスを保有していないことが確認されるまでの間、調理に直接従事することを控えさせる等の手段を講じるべきである。
　　調理従事者が受けるノロウイルス検査法は検出感度の高い、RT-PCR法、リアルタイムPCR法等の検出感度の高い検査を受けることが望ましく、電顕法、ELISA法およびイムノクロマト法では糞便中のウイルスが大量でないと陽性にならないので、陰性はウイルスの排泄がないことを示していない。

1.6.5　拡大防止策

① ノロウイルス感染者の嘔吐物および糞便には、ノロウイルスが大量に含まれること

から、調理施設および関係施設（飲食店の客席、旅館およびホテルの宴会場、ロビー、通路など）において利用者等が嘔吐した場合には、次亜塩素酸ナトリウムを用いて迅速かつ適切に嘔吐物の処理を行う。

② 食中毒が発生したとき、原因究明を確実に行うため、原則として、調理従事者等は当該施設で調理され、顧客に提供されたものと同じ食品を喫食すべきでない。

1.6.6　危機管理体制の整備

高齢者や乳幼児が利用する社会福祉施設、保育所等においては、平常時から施設長をトップとする危機管理体制を整備し、感染拡大防止のための組織対応を考えておく。

1.6.7　普及啓発および衛生教育

① 国および都道府県等はノロウイルスに関する正しい知識および情報の提供を行うとともに、事業者に対する衛生教育を充実する。

② 事業者は、ノロウイルスに関する正しい知識を習得し、従業員への衛生教育に努める。

1.7　検査のポイント

1.7.1　検査材料について

人からの検査材料：糞便あるいは嘔吐物を検査する。糞便・吐物は遺伝子解析用の精製水を用いて、10％乳剤とし、粗遠心してその上清を用いる。

食品検査：ノロウイルスが疑われるときの喫食調査は、12時間から72時間前の食品について、重点的に行う。食品の検査は喫食調査で、原因食を推定することも重要である。原因食品と推定された食品を含め、可能な限り多くの食材について検査することが望ましい。

二枚貝：中腸腺の周りの白いところ（グリコーゲン）を丁寧に取り除き（中腸腺の内容液を出さないように注意深く行う）、中腸腺を摘出し、細かく粉砕したのち、遺伝子解析用の精製水を用いて、10％乳剤とし、それを粗遠心し上清を用いる。その上清にポリエチレングリコール6,000を12％、NaClを1M、αアミラーゼは25 mg/10 ml を加え、37℃1時間（混和）あるいは4℃一夜（静置）の処理を行うと、ノロウイルス検出効率が一段と高まる[17]。

その他の食品：基本的に非加熱食品で人が素手で触れる可能性の高い食品で、例えば刺身、寿司、漬物、サラダ、ネギ、キャベツ、サンドイッチ等である。加熱後、素手で触る

可能性の高いものは、パン、お浸し、和え物等である。検査する食品をストマッカー等で液状にすると、ノロウイルスの検出はほとんど不可能になる。二枚貝以外の食品では、表面がウイルスで汚染されるので、野菜、刺身等の表面を洗い、洗った液を粗遠心し（10,000rpm、20min）、その上清を超遠心あるいはポリエチレングリコールによる濃縮を行う。なお、刺身では脂肪が多いと検出効率が悪いため、脂肪の多いもの（マグロ大トロ、中トロ、ブリ等）と脂肪の少ないもの（マグロ赤身、カレイ、イカ等）とに分けて行う。他の肉類等についても同様に行う。野菜サラダ等にはドレッシングがかけてあるので、かけてあるところとないところに分けて検査する。

うどん、ラーメン等の麺やつゆ、おかゆ、ご飯等は加熱されているので、感染性のあるノロウイルスは存在しないと考えてよい。検査するのは、後から入れたネギ、メンマ、おかか等を遺伝子解析用の精製水で作製したリン酸緩衝液（PBS）を用いて10％乳剤とし、よく混和して粗遠心し、上清を取る。

また、粘着性のあるもの、濃いソース等がかかっている食材では、かかっていないところを取る。粘着性の食品のときには、PBSを約20倍量加え、よく混和した後、粗遠心してその上清を用いる。

その他の食品：洗えないものは表面を薄く削り取り検査する。例えば、パン、ケーキ、豆腐、せんべい等ではできる限り表面を薄く削り取り、その削り取ったものにPBSを約10倍量加え、粗遠心してその上清を取る。

なお、脂肪の多いものでは1/3量から半量のクロロホルムを加え、5分間よく混和して、3,000rpm、10分間遠心して、その上清を取る（クロロホルムが混入したときには再度遠心する）。

それぞれ取られた上清は濃縮する。濃縮は超遠心して、その沈渣を極めて小量の遺伝子解析用の精製水で再浮遊させて検査する。超遠心できないときには、ポリエチレングリコール6,000を8％、NaClを2.1g/100ml加えて濃縮する（詳細は以下の厚労省のノロウイルス検査マニュアルを参照のこと）。

検査法はRT-PCR法あるいはリアルタイムPCR法で行うのが望ましい。但し、RT-PCR法では増幅された遺伝子について、ハイブリダイゼーションで確認するか、あるいは遺伝子配列を決定して、ノロウイルスのクラスターに属することを確認する。リアルタイムPCR法では2ホール（GⅠとGⅡのそれぞれ2ホール）を検査し、2ホールともに検査実測値が10コピー以上のときに陽性とする。なお、検査法の詳細は厚生労働省のノロウイルス検出法を参照のこと。以下にホームページのアドレスを示した。

http://www.mhlw.go.jp/topics/syokuchu/kanren/kanshi/031105-1.html

1.7.2 検査法による検出感度

電子顕微鏡およびELISA法では、1ml中にウイルス粒子が100万個以上存在しないと陽性にならないため、一般食品のノロウイルス汚染は少ないので検査に適さない。両検査の陰性結果は、ウイルスが存在しないことを表すわけではなく、ウイルス量が0～99万個/mlの間であることを意味している。なお、リアルタイムPCR法陰性では1万個以下、RT-PCR法陰性では1,000個以下である（表1-2）。

従って、依頼者の結果は電子顕微鏡法であれば、単にノロウイルス陰性とせずに、この結果は0～99万個/ml 以下の範囲であると説明するのがよい。検査を受ける人は検査法とウイルスの検出感度について確認する。

表 1-2　ノロウイルス検査法の検出感度

検査法	感度（/ml）＊
電子顕微鏡	>100万
RT-PCR法	>100～1,000
リアルタイムPCR法	>100～1万
ELISA法	>100万

＊：1ml 中に含まれるウイルス量、それぞれの検査法で陽性となる最小のウイルス量

1.8　ノロウイルスによる感染症、食中毒防止の時期

自身が感染源とならないために、健康管理と予防に重点を置くことが重要である。

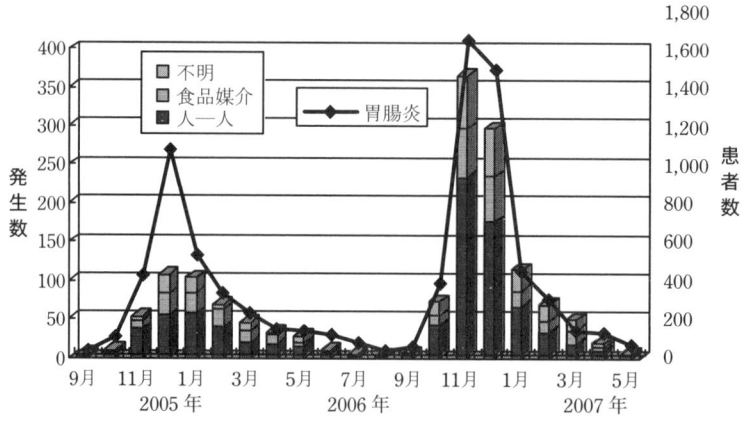

図 1-7　月別の人─人感染集団発生、食中毒事件、原因不明集団発生数ならびに感染性胃腸炎患者からのノロウイルス検出数（2005年9月から2007年5月）
（IASR 2007年5月31日）

図1-7に示したように、ノロウイルスによる感染性胃腸炎患者の発生数に伴い、人―人感染による集団発生および食中毒事件が起きている。ノロウイルスによる感染性胃腸炎患者が増加すると、それは集団発生および食中毒発生の警報と捉え、予防対策を徹底して行うとともに、自己および家族の健康管理に十分な注意を払う。

1.8.1 施設の改善

飲食店、旅館、施設、病院等では水道およびドアの開閉は、自動あるいは足で操作できるものに改善する。外部からのウイルス侵入防止として、手洗い設備を入り口に設置し、手洗いは温水とする。従業員専用のトイレを設置することが望ましい。トイレは温水便座式が良く、温風乾燥式にすること。ただし、温水および温風ともに穏やかに行う。排便後、トイレットペーパーでお尻を拭いたのち、汚れた手で身を整えると、自身の衣服を汚染するので、トイレ内に手洗い場を設置し、手洗い後に衣服を整える（図1-8）。

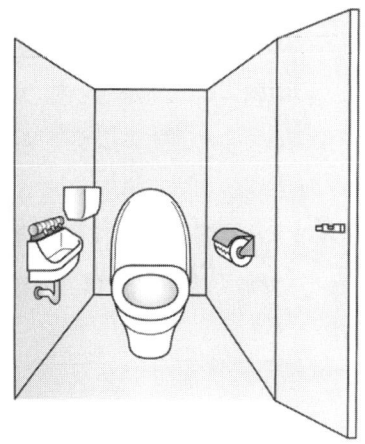

図1-8 トイレ内に手洗いの設置
トイレの中にも手洗い環境を整えると、ノロウイルス等の予防に非常に効果的である。

1.8.2 消　毒

手洗い、糞便、嘔吐物の処理、消毒法の基礎は2章を参照のこと。

野　菜：生食する野菜、果物（柑橘類、バナナ等）の食品は流通段階でウイルス汚染の可能性があるので、流水でよく洗浄する。

その他の食品・調理器具等：加熱できるもの（二枚貝の加熱用を含む）は中心温度が85℃、1分間以上加熱する。また、まな板、布巾、食器、箸、包丁等も加熱あるいは熱湯をかける。ノロウイルスを殺滅させるには加熱が最も確実であり、ノロウイルス汚染の可能性があり、加熱できるものはすべて行う。

患者の使用する食器等は使い捨てのものとし、できないときには使用した食器類は次亜塩素酸ナトリウム液（塩素濃度1,000ppm）に浸し、その後水洗し、熱湯消毒する。

1.9　病院・施設での患者発生時の対応

患者がみられたときには施設管理医、感染症担当者に報告し、適切な対応の指示の下に措置をする。特に早期に感染拡大防止を行うことが最も大事である。

患者が発生したときにはトイレ付きの個室に移し、患者が多いときには集団管理を行う。

患者の室内には手洗い場を設置し、入退室の時には必ず手洗いを励行する。

　有症者が使用するトイレは限定し、未発症者が使用しない。トイレの使用後は便座、ドアノブ等の手が触れる場所を200ppmの次亜塩素酸ナトリウムで消毒する。患者の糞便・吐物の取り扱いに注意するとともに、必ずしっかり消毒する。

　有症者の看護は感染症の知識を有する人に限定する。介護にはガウン、マスク、手袋を着用し、患者ごとに交換し、手洗い、適宜手指消毒を実施する。ガウン、マスク、手袋の使用後の離脱には表面が他のものに触れないように注意する。

　患者が発生したときには娯楽室の使用、部屋間の交流を禁止する。また、面会も制限するか、面会場所を限定する。

　患者の入浴は最後とし、使用後、浴槽、洗い場を次亜塩素酸ナトリウム液（塩素濃度200ppm）で消毒する。衣類等の洗濯物は健康者とは別にして最後に行い、熱湯消毒したのち洗濯する。

　身の周りの消毒（ドアノブ、手すり、机、電話等）は次亜塩素酸ナトリウム液（200ppm）で湿すように拭く。ただし、金属部分は塩素で腐食するので、10分後によく水に湿したペーパータオル等で次亜塩素酸ナトリウムを拭き取る。

　ウイルスによる感染症・食中毒の防止に特別な手段はなく、自己の衛生管理が重要であり、手洗いの励行と、汚染の感染性のあるものは加熱あるいは消毒を行うことである。

文　献

1) Kapikian A.Z., et al : Visualization by immuno electron microscopy of a 27-nm particle associated with acute infectious nonbacterial gastroenteritis. J Virol 10, 1075-1081, 1972
2) Jiang X., et al : Detection of Norwalk virus in stool by polymerase chain reaction. J Clin Microbiol 30, 2529-2534, 1999
3) Inouye S., et al : Surveillance of viral gastroenteritis in Japan : Pediatric cases and outbreak incidents. J Infect Dis 181(Suppl. 2), S270-274, 2000
4) Katayama K., et al : Phylogenetic analysis of the complate genome of 18 Norwalk-like viruses. Virology 299, 225-239, 2002
5) Straub TM, et al : In vitro cell culture infectivity assay for human noroviruses. Emerging Infectious Diseases 13(3), 396-403, 2007
6) Doultree J.C., et al : Inactivation of feline calicivirus, a Norwalk virus surrogate. J Hospital Infect 41, 51-57, 1999
7) Duizer E, et al : Inactivation of caliciviruses. Appl Environ Microbiol 70, 4538-4543, 2004
8) 西尾　治, 他：ノロウイルスによる食中毒について，食品衛生学雑誌 46, 235-245, 2005
9) CDC: "Norwalk-like viruses". Public health consequences and outbreak management. MMWR

50(RR09), 1-18, 2001
10) 杉枝正明, 他：Norovirus 感染により排泄されるウイルス量について, 臨床とウイルス 32, 189-194, 2004
11) 永井正規：感染症動向発生調査に基づく流行の警報・注意報および全国年間罹患数の推計―その2―, 定点サーベイランスの評価に関するグループ研究報告, 2003
12) 近藤玲子, 他：感染症発生動向調査によるウイルス性疾患の継続的調査研究(2), 平成14年度愛媛衛環研年報 5, 1-8, 2002
13) Kaplan JE, *et al*: The frequency of a Norwalk-like pattern of illness in outbreaks of acute gastroenteritis. Am J Public Health 72, 1329-1332, 1982
14) 厚生労働省：食中毒統計より, http://www.mhlw.go.jp/topics/syokuchu/index.html
15) 西尾 治：ノロウイルス現場対策（丸山 務監修）, pp.9-48, 幸書房, 2006
16) 厚生労働省：薬事・食品衛生審議会食品衛生分科会食中毒部会, 2007年10月12日付け「ノロウイルス食中毒対策について（提言）」
17) 野田 衛, 他：カキからのノロウイルス検出におけるアミラーゼ処理の有用性(2), 第55回日本ウイルス学会学術集会抄録集 p.161, 2007

[参考資料]

ノロウイルス食中毒対策について（提言）

平成 19 年 10 月 12 日
薬事・食品衛生審議会
食品衛生分科会食中毒部会

　薬事・食品衛生審議会食品衛生分科会食中毒部会を平成19年8月17日及び9月21日に開催し、平成18年／19年シーズンのノロウイルスによる食中毒及び感染症の発生状況を分析、評価するとともに、調理従事者等（食品の盛り付け・配膳等、食品に接触する可能性のある者を含む）を原因とするノロウイルス食中毒の発生防止対策等に関する本部会の意見を下記のとおりとりまとめた。

1　ノロウイルスの特徴

(1) 病原体及び病原性

① ノロウイルスはカリシウイルス科に属するウイルスであり、GenogroupⅠ（GⅠ）とGenogroupⅡ（GⅡ）の2つの遺伝子群に分類され、さらにそれぞれ15と18あるいはそれ以上の遺伝子型（genotype）に分類される。

② 潜伏期間は、1～2日であると考えられており、嘔気、嘔吐、下痢が主症状であるが、腹痛、頭痛、発熱、悪寒、筋痛、咽頭痛、倦怠感等を伴うこともある。特別な治療を必要とせずに軽快するが、乳幼児や高齢者及びその他体力の弱っている者では下痢による脱水や嘔吐物による窒息に注意する必要がある。ウイルスは、症状が消失した後も一週間ほど（長いときには1ヶ月程度）患者の便中に排出されるため、2次感染に注意が必要である。

③ 感染は現在の検出感度を下回る10～100個の極微量のウイルスを摂取することで成立するとされている。また、地方衛生研究所からの報告によると、平成17年以降の食中毒事例において、原因食品（推定を含む）中のウイルスRNA量が定量された検体は7例（生かき3検体、しじみ醤油漬2検体、大根ナムル1検体、かやくご飯おかゆ1検体）あり、定量値は、38.8～13,000コピー/gであった。

(2) 疫　　学
① 平成18年ノロウイルス食中毒発生状況
・平成18年のノロウイルス食中毒は、事件数499件、患者数27,616名（平成17年と比較して、事件数が225件、患者数が18,889名増）であった。その内、患者数が500名以上の事例は、6件（5,118名）であり、都道府県等からの報告によると、発生原因については、すべての事例においてノロウイルスに感染した調理従事者等が汚染源と推察されている。
・月別発生状況は、10月が27件（1,475名）であったが、11月から急増（124件、6,220名）し、12月は150件（11,547名）であった。
・原因食品は、食事等が310件（17,795名）、複合調理食品が77件（5,547名）、魚介類が26件（420名）の順で多かった。
・原因施設は、飲食店が288件（10,905名）、旅館が92件（5,436名）、仕出屋が55件（8,356名）の順で多かった。

② 感染症発生動向調査（週報）
・ノロウイルスは、感染症発生動向調査の中で冬期の感染性胃腸炎関連ウイルスとして集計されており、昨年末は例年より1ヶ月程度早く10月中旬から流行が始まり、11月、12月の2ヶ月は過去10年間の報告数では最大の規模の患者発生が見られた。
・地域別の発生状況については、大まかな傾向として、九州及び中国地方の西日本から流行が始まり、近畿、中部、四国、そして関東、東北の東日本が遅れて流行が起こったように見られた。

③ 病原微生物検出情報（月報）
・病原微生物検出情報には、地方衛生研究所で検査されノロウイルスと確認されたものが集計されており、平成18年10月〜平成19年6月4日までに地方衛生研究所から国立感染症研究所感染症情報センターに報告された食中毒又は感染症由来の3,669株のうち、93％（3,448株）はGⅡに属するノロウイルスであった。
・検出されたノロウイルスの約22％（788株）が遺伝子型別された。型別された株のうち、GⅡ、遺伝子型4（GⅡ/4）が92％（727株）を占め、流行したノロウイルスのほとんどがGⅡ/4であったと考えられる。
・8ヶ所の地方衛生研究所で検出されたGⅡ/4の構造蛋白領域の遺伝子解析から、GⅡ/4は大きく3つのクラスターに分けられたこと、そのうち2つはヨーロッパ2006a及びヨーロッパ2006bと呼ばれる新型タイプであったこと、いずれの地方衛生研究所でもヨーロッパ2006bタイプが主流で、このタイプはこれまでのシーズンにおいて我が国では検出されていないことが特徴としてあげられる。

(3) 分子疫学的解析

① 平成17年11月～平成18年12月の間、散発及び集団発生があった55事例について、調理従事者等2,376名の糞便をリアルタイムPCR法でスクリーニング検査し、449名（19％）からノロウイルスが検出された（GⅠ：26名（5.8％）、GⅡ：423名（94.2％））。

② 調理従事者等の糞便中に検出された株は、GⅡ/4が主流であったが、GⅡ/3など他の株も検出され、同一人物で異なる株が検出される混合感染例も認められた。

③ ウイルス排泄量の平均値は糞便1グラム当たりGⅠが2.79×10^7コピー、GⅡが3.81×10^8コピーであり、GⅡ/4と他のGⅡ株とのウイルス排泄量の違いは認められなかった。また、調理従事者等からは症状の有無にかかわらず、同レベルの量のウイルスが検出された事例もあり、不顕性患者も発症者と同レベルのウイルス量を排出しうることが示唆された。

(4) 感染経路等

① ノロウイルスの感染者の糞便は1グラム当たり数億個ものウイルスを含み、一方、僅かに10～100個のウイルスで十分に感染が成立する。このことは、単純計算で、便0.1グラムで数百万人もの感染を起こし得る事になる。加えて、このウイルスは環境中で安定している。従って、調理従事者等がノロウイルスに感染すると、患者から排出されたウイルスから容易に食中毒が発生する可能性がある。

② ノロウイルスを不活化する方法としては、85℃・1分間以上の加熱及び次亜塩素酸ナトリウムの使用が有効である。

③ こうした知見を踏まえ、以下のとおり食中毒の発生及び拡大防止策等を示す。

2 発生及び拡大防止対策

(1) 下水等環境汚染対策

① ノロウイルスについては、人の腸管内のみで増殖し排泄され、これらが下水処理で除去されなかった場合、河川から海に流れ込み、二枚貝に蓄積し汚染させる可能性がある。よって、二枚貝の汚染を防止するためには、糞便等に汚染された水を適切に下水処理することが効果的な手段の一つであると考えられる。このことから、かきなどの二枚貝を生産する海域においては、市町村等は、糞便等に汚染された水の適切な下水処理の普及がなされるよう努める。

② 二枚貝の生産地においては、定期的な検査の実施等により生産海域の環境衛生の監視に努める。

(2) 調理施設等の衛生対策

① 施設内のトイレについては、定時的に清掃及び次亜塩素酸ナトリウム等による消毒を行って衛生的に保つ。

② 冷蔵庫の取っ手、調理施設内の排水溝及びトイレのドアノブについては、ノロウイルスによる汚染実態が明らかとなっていることから、調理施設の清掃・消毒、特に手指の触れる場所及び調理器具の洗浄・消毒を徹底する。

(3) 調理従事者等の感染予防対策

① 調理従事者等は、トイレ及び風呂等における衛生的な生活環境の確保、流行期には十分に加熱された食品を摂取する等により感染防止に努めるとともに、徹底した手洗いの励行を行うなど自らが施設や食品の汚染の原因とならないように注意する。また、調理従事者等は体調に留意し、健康な状態を保つように努める。

② 調理施設においては、調理従事者等は飲食店等の利用者とは別の専用トイレを設けることが望ましく、使用後は流水・石けんによる手洗い（1回では不十分な可能性があるので2回以上）が不可欠である。

③ トイレ後は使い捨てペーパータオルを使用して手を拭き、タオル等の共用はしない。

④ 施設管理者は調理従事者等を含め職員の健康状態の把握を組織的・継続的に行い、調理従事者等の感染及び調理従事者等からの施設汚染の防止に努める。

(4) 調理時等における汚染防止対策

① 下痢又は嘔吐等の症状がある調理従事者等については、直ちに医療機関を受診し、感染性疾患の有無を確認する。感染性疾患による症状と診断された調理従事者等は、調理等への従事を控えるとともに、下痢又は嘔吐等の症状がなくなっても、ウイルスが一定期間排出される可能性を考慮し、食品に直接触れる調理作業を1ヶ月程度控えるなど適切な処置をとることが望ましい。

② 常に手洗い専用の設備を使用して、調理等の前及び調理中の流水・石けんによる手洗い（1回では不十分な可能性があるので2回以上）を徹底するとともに、使い捨て手袋を活用する。

③ 大量調理施設の調理従事者等については、発症した調理従事者等と一緒に喫食するなど、同一の感染機会があった可能性がある調理従事者等について検便を実施し、検査の結果ノロウイルスを保有していないことが確認されるまでの間、調理に直接従事することを控えさせる等の手段を講じるべきである。

(5) 拡大防止対策

① ノロウイルス感染者の嘔吐物及び糞便には、ノロウイルスが大量に含まれることから、調理施設及び関係施設（飲食店の客席、旅館及びホテルの宴会場、ロビー、通路など）において利用者等が嘔吐した場合には、次亜塩素酸ナトリウムを用いて迅

速かつ適切に嘔吐物の処理を行う。

② 食中毒が発生した時、原因究明を確実に行うため、原則として、調理従事者等は当該施設で調理され、顧客に提供されたものと同じ食品を喫食すべきでない。

(6) 危機管理体制の整備

高齢者や乳幼児が利用する社会福祉施設、保育所等においては、平常時から施設長をトップとする危機管理体制を整備し、感染拡大防止のための組織対応を考えておく。

(7) 普及啓発及び衛生教育

① 国及び都道府県等はノロウイルスに関する正しい知識及び情報の提供を行うとともに、事業者に対する衛生教育を充実する。

② 事業者は、ノロウイルスに関する正しい知識を習得し、従業員への衛生教育に努める。

3　食中毒・感染症調査の適切な実施

(1) 調査において留意すべき事項

① 食中毒か感染症かの判断を行う前に、食品衛生担当部局と感染症担当部局においては発生当初から情報を共有するとともに、疫学的な調査マニュアルに基づいて科学的に共同調査を行う。

② 患者、喫食者及び調理従事者等の関係者、調理施設及び設備並びに食材等について、試験検査を実施し、他の原因の可能性も除外することなく、ノロウイルスの検出に努めるとともに、患者家族等関係者における発症状況、患者の行動状況等の疫学調査を実施し、感染原因の解明に努める。

③ 調査にあたっては、調査対象者に対し調査に関する正しい理解を求めるため、十分な説明を行うとともに、調査結果についても、風評被害防止の観点から正確な情報を公表する。

(2) 食中毒の判断根拠の明確化

① 病因物質、原因施設、原因食品、原因食材、汚染源及び汚染経路については、「食中毒処理要領」及び「食中毒調査マニュアル」に基づき調査を実施し、その結果、食中毒と判断する場合には、ノロウイルス感染者との濃厚接触、及びノロウイルス感染者の糞便又は嘔吐物による塵埃あるいは環境を介した感染でない根拠を明確にする必要がある。

② 調査の結果、調理従事者等の検便によりノロウイルスが検出された場合であっても、これが原因の食中毒と判断する場合には、a) 喫食調査結果において患者の共通食事等が限定されていること、b) 流行曲線が一峰性で時間的、空間的に集積性があるこ

と、c) 他の患者の嘔吐物及び糞便に曝露された結果の感染であることが除外されること、d) 患者と調理従事者等から検出されたウイルスの遺伝子型が同一であること（調理従事者等が被害者となって感染した場合には同一になるため注意が必要）等に加え、e) 調理従事者等が患者に先んじて発症していること、f) 調理従事者等が共通食を喫食していないこと等を確認する必要がある。

③ ただし、食中毒と人から人への感染の混在、複数の株のウイルスが混在する食材による感染の可能性もあることから、上記の条件が整わなくとも食中毒を否定することはできない。このため、最終的に食中毒と判断しない場合であっても、施設の消毒及び衛生管理の徹底等必要な措置を行政指導する。

④ 食中毒と判断され、食品衛生法に基づき営業禁止又は停止等の行政処分を行う際には、当該事業者に対し、推定される感染経路等原因究明結果を丁寧に説明するとともに、公益上、緊急に営業禁止又は停止等の行政処分を行う必要がある場合を除き、行政手続法に基づき事業者に弁明の機会が設けられることを伝える。

4 発生状況の迅速な把握

(1) 国は、都道府県等からの感染性胃腸炎、ノロウイルス感染症及び食中毒疑い例の迅速な報告を徹底するとともに、発生状況に応じた対策を検討する。

(2) 都道府県等は、ノロウイルス感染症及び食中毒疑い例の発生の迅速な把握に努めると共に、保健所等による積極的な調査及び調査に必須である地方衛生研究所等による病原体検査を速やかに実施する体制を整備する。

　また、患者等から分離されたウイルスに関する情報については、速やかに病原微生物検出情報として国立感染症研究所に報告する。

(3) 調理施設、社会福祉施設、保育所等においては、従業員あるいは利用者において下痢・嘔吐症の発生を迅速に把握するために、定常的に有症状者数を調査するサーベイランスを行うことが望ましい。

　また、ノロウイルス感染症又は食中毒を疑う状況が発生した際は、速やかに保健所等へ報告する。

5 調査研究

　ノロウイルスの高感度・迅速検出法及び不活化方法の開発、食品のノロウイルス汚染実態調査、調理従事者等の不顕性感染の実態調査、嘔吐物等による感染の疫学的分析等に関する調査研究を進める。

【関係情報】

厚生労働省

- ノロウイルスに関するQ&A
  http://www.mhlw.go.jp/topics/syokuchu/kanren/yobou/dl/040204-1.pdf
- ノロウイルスの検出法について
  http://www.mhlw.go.jp/topics/syokuchu/kanren/kanshi/031105-1.html
- 食中毒・食品監視関連情報
  http://www.mhlw.go.jp/topics/syokuchu/index.html
- 高齢者介護施設における感染対策マニュアル
  http://www.mhlw.go.jp/topics/kaigo/osirase/tp0628-1/index.html

国立感染症研究所感染症情報センター

- 感染症の話 ノロウイルス感染症
  http://idsc.nih.go.jp/idwr/kansen/k04/k04_11/k04_11.html
- ノロウイルス感染症とその対応・予防（家庭等一般の方々へ）
  http://idsc.nih.go.jp/disease/norovirus/taio-a.html
- ノロウイルス感染症とその対応・予防（医療従事者・施設スタッフ用）
  http://idsc.nih.go.jp/disease/norovirus/taio-b.html
- ノロウイルスの感染経路
  http://idsc.nih.go.jp/disease/norovirus/0702keiro.html
- 感染症発生動向調査週報（IDWR）
  感染性胃腸炎 過去10年間との比較グラフ（週報）
  http://idsc.nih.go.jp/idwr/kanja/weeklygraph/04gastro.html
- 病原微生物検出情報（IASR）
  - ＜速報＞ノロウイルス感染集団発生 2006/07 シーズン
    http://idsc.nih.go.jp/iasr/noro.html
  - 最新のウイルス検出状況・グラフ1（地研からの報告）
    http://idsc.nih.go.jp/iasr/prompt/graph-kj.html
  - 最新のウイルス検出状況・集計表（地研からの報告）
    http://idsc.nih.go.jp/iasr/virus/virus-j.html

国立医薬品食品衛生研究所

- 海外におけるノロウイルス関連情報
  http://www.nihs.go.jp/hse/food-info/microbial/noroindex.html

国立保健医療科学院

○　厚生労働科学研究成果データベース

　　http://mhlw-grants.niph.go.jp/

・　ウイルス性食中毒の予防に関する研究（平成16〜18年度）

　　（主任研究者：武田直和　国立感染症研究所ウイルス第二部）

2. ノロウイルス感染対策としての手洗いと消毒

2.1 はじめに

　ノロウイルスは感染力が強く、体内に少量のウイルスが入っただけでも感染が成立する。それを防止するには、① 感染経路の遮断、② バイオバーデン（汚染量）の減少が必要である。具体的には、トイレ使用後の手洗いや嘔吐物を適切に処理するなど、媒介となる手指や環境に対する対策である。ノロウイルスは食中毒統計のなかで、いまや事件数、患者数がいずれも第1位となっている。以前はカキなどの二枚貝の生食を原因とした冬場の食中毒であったが、最近ではむしろ人（有症者、無症者）から人へと食品を媒介として感染している例が多くなっている。また、福祉施設などでは人→環境→人へと感染が伝播しており、食中毒というよりもむしろ感染症としてとらえる必要がある。ここでは、ノロウイルスの感染経路および対策としての手洗いと消毒についてまとめてみた（二枚貝の生食による感染経路は除く）。

2.2 感染経路からみた手洗いと消毒の重要性

　ノロウイルスの交差汚染による感染経路をヒト・モノ・環境の3つに分けて、それぞれについて、その原因と対策を概論的に述べる。

　ヒ ト：ノロウイルスに罹患すると、大量のウイルスが糞便や嘔吐物中に排出される。症状が治まっても、何週間も排出している例もある。また、食中毒事例で感染せず、無症状であっても、罹患者に匹敵するウイルスを排出する健常者の存在も明らかになっており、ノロウイルス感染が発生した場合には、集団全体で対策を講じないと、二次感染へとつながるおそれがある（感染事例の多くで二次感染が認められている）。食品取り扱い者自身の健康管理と、トイレ使用後の手洗いの確実な実施が、主な対策となる。二枚貝（加熱不足を含む）以外では、後述のモノ・環境の汚染にはヒトが関与しており、ヒトの対策が最も重要である。

　モ ノ：食品現場でモノ（調理器具・用具）が原因でノロウイルスに感染する例は少ないと思われるが、二枚貝はノロウイルスに汚染されているおそれがあるので、それを取り扱った器具・用具の洗浄・殺菌が対策となる（専用化が必要かもしれない）。

　環　境：もともと環境がノロウイルスに汚染されていることはなく、人為的な汚染がもたらされ、それが感染につながる。たとえば、罹患者が嘔吐した場合などである。下痢や

表 2-1　ノロウイルスの様々な感染経路と対策

感染経路	ヒト	環境	モノ
有症の食品取り扱い者による食品の汚染	◎	○	△
無症状の食品取り扱い者による食品の汚染	◎	○	△
家庭からの持ち込み	◎	○	△
発症者からの人―人感染	◎	◎	○
嘔吐物の不適切な処理による感染の拡大	◎	◎	○
飲料水の汚染	―	―	―
嘔吐物などによる環境汚染	◎	◎	○
嘔吐の際の汚染エアロゾルからの感染	―	◎	―
その他の感染経路			
スイミングプールにおける感染	―	―	―
公園の湖での遊泳	―	―	―
フットボールのプレーヤー間での感染伝播	―	―	―
加工用カキからの手指を介しての食品の汚染	◎	―	◎

◎：極めて重要、○：重要、△：状況によっては重要、―：重要性は低い

　嘔吐物によって環境が汚染された場合、それが感染性のあるものとしてとらえ、消毒を含めた処理を行う必要がある。ノロウイルス感染の有症者が出た場合には、現場全体の大掃除的な洗浄・消毒を実施する必要があるかもしれない。

　ノロウイルスの集団発生事例の感染経路を**表2-1**にまとめ、それぞれについてヒト（手洗いなど）、環境（嘔吐物の処理など）およびモノ（調理器具、ヘルスケア器具など）の対策の重要性を掲げた。

2.3　ノロウイルスを殺すには

　図2-1に微生物の殺菌剤に対する抵抗性を示した。ウイルスは殺菌剤に強いウイルスと弱いウイルスに分かれるが、強いウイルスといっても細菌芽胞ほど強くはなく、芽胞に有効な薬剤や処理によって容易に不活化される。ノロウイルスは、細胞培養による実験ができないのでデータはないが、小型ウイルスの仲間であり、おそらく殺菌剤に対して中程度の抵抗性を持つと考えてよい。ここでは、ノロウイルスの代替として一般に用いられているネコカリシウイルス（FCV）に対する各種殺菌剤・洗浄剤の不活化効果を紹介する。

　表2-2は各種殺菌剤の効果を示したものである。過酢酸や次亜塩素酸ナトリウムのように化学的な作用薬剤は短時間で有効であった。アルコールや第四アンモニウム塩は、短時間では効果が低いことがわかった。不活化するには5分以上の作用時間が必要である。

　表2-3は、食品製造環境で普段使用されている洗浄剤のFCV不活化効果を調べたものである。表中にpHも併記してあるが、11.7以上で著効が認められた。FCVはアルカリに

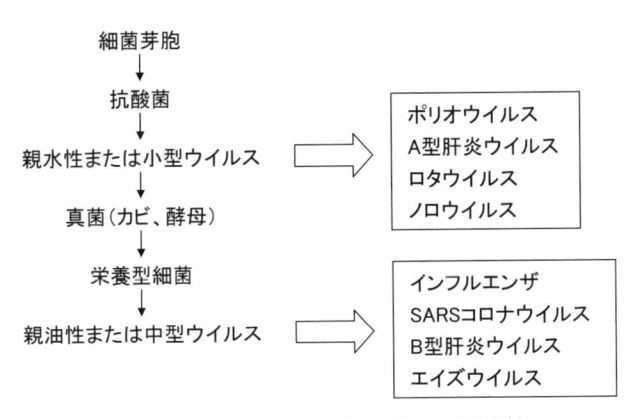

```
細菌芽胞
  ↓
抗酸菌
  ↓
親水性または小型ウイルス  →  ┌─────────────────┐
  ↓                              │ ポリオウイルス      │
真菌（カビ、酵母）                │ A型肝炎ウイルス    │
  ↓                              │ ロタウイルス        │
栄養型細菌                        │ ノロウイルス        │
  ↓                              └─────────────────┘
親油性または中型ウイルス  →  ┌─────────────────┐
                                 │ インフルエンザ      │
                                 │ SARSコロナウイルス │
                                 │ B型肝炎ウイルス    │
                                 │ エイズウイルス      │
                                 └─────────────────┘
```

図 2-1　微生物の殺菌剤に対する抵抗性

表2-2　ネコカリシウイルスの各種薬剤に対する感受性

	濃度	作用時間（秒）		
		30	60	300
過酢酸	0.1%	◎	◎	◎
	0.05%	◎	◎	◎
	0.01%	○	○	○
エタノール	95%	×	△	△
	75%	△	△	△
	50%	×	△	△
アルコール製剤A		△	△	○
アルコール製剤B		△	○	○
次亜塩素酸ナトリウム	1,000ppm	◎	◎	◎
	200ppm	◎	◎	◎
塩化ベンザルコニウム	1,000ppm		△	△
	100ppm		×	△
塩化ジデシルジメチルアンモニウム	1,000ppm		△	△
	100ppm		×	×
洗浄除菌剤	300倍		×	△
中性洗剤	400倍		×	△

対数減少値：×、＜1：△、1～3：○、＞3：◎、検出限界以下

弱く、酸に比較的強いようである。手洗い石けん液には不活化効果はほとんどないが、洗い流すことによる物理的な洗浄効果が期待できる。アルカリ洗剤は自動食器洗浄機用洗剤を含め、短時間内に不活化効果を発揮するので、汚染物の処理に利用できると思われる。

2.4　手洗いの基本

　ノロウイルスは感染力が強く、汚染した手指を介して、直接、間接を問わず、ごくわず

表 2-3　市販洗浄剤によるネコカリシウイルスの不活化効果

	濃度	15sec	30sec	60sec	300sec	pH
アルカリ洗剤 A	1/20		◎	◎	◎	12.32
アルカリ洗剤 B	1/20		◎	◎	◎	11.70
アルカリ洗剤 C	1		◎	◎	◎	
アルカリ洗剤 D	1/180		×	×	△	10.87
食器洗浄機用洗剤	0.2%		○	○	○	11.43
食器洗浄機用洗剤 60℃	0.2%	◎	◎			
水 60℃		△	○			
手洗い石けん A	1		×	×	×	10.25
	1/7		×	×	×	10.4
手洗い石けん B	1		×	×	△	8.48
野菜果実用洗浄剤	1/100		△	△	△	2.4

対数減少値：×、＜1：△、1〜3：○、＞3：◎、検出限界以下

かなウイルスが口に入っただけでも感染を伝播させる。それを防ぐには、手に付着したウイルスを汚れとともに確実に洗い流すことが肝要である。ここではノロウイルスに限定せず、手洗いをそのプロセス全体としてとらえることで、交差汚染の少ない、より確実な手洗いを提案する。

＜交差汚染リスクの低い手洗いを＞

手洗い時の交差汚染リスクを「手洗い液の微生物汚染」と、「手で触れることによる交差汚染」の2つの面から考えると、交差汚染の最も少ない組み合わせは、手洗い液は希釈しない原液、ディスペンサーは容器から出口まで一体化した完全ディスポタイプであり、最も衛生的な手洗いプロセスの要件を満たすことになる（表2-4）。ただし、手洗いの前後を考えるともっと多くの交差汚染の要因があるので、トイレ個室内やドアの開閉などにも注意を払う必要があろう。

表 2-4　手洗い時の交差汚染リスク

	ノータッチ（センサー・足踏み・肘押し）	手動（ポンプ滴下）
希釈液・補充式	△	×
原液・補充式	○〜△	△
原液・ディスポ容器	○	○〜△
原液・完全ディスポ	◎	○

交差汚染リスク　◎：なし　○：低　△：中　×：高

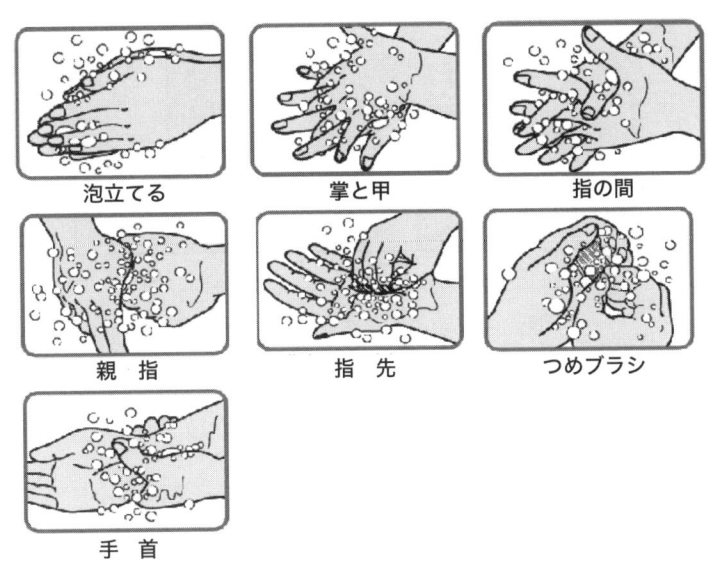

図2-2 洗い残しのない手洗い手順

<洗い残しのない手洗いを>

人によって手洗いの上手、下手があり、手洗い時間も人によってマチマチで、一生懸命洗っていても実は意外と洗えていないことが多いのが現状である。手洗いで洗い残しの多い箇所は親指周りと爪、指先、シワの部分であり、洗い残しや個人差をなくすには一定の手順に従って確実な手洗いをする必要がある。図2-2にその1例を示した。モノに触れる、掴むとの観点から、特に親指や指先の洗浄が重要である。

確実な手洗いができたかどうかのチェックは、蛍光剤の入ったローションとブラックライトを用いれば、簡単に見た目で確認が可能である（例：手洗いチェッカー）。洗い残しの部分が光照射下で白く光るので、手洗いの練習や教育に広く活用されている。

個人の手洗いの巧拙もこの手順に従うと、バラツキの小さい確実な洗浄効果が得られ、一定の手洗いの品質を確保できる。図2-3はすり潰したモヤシを手に塗り、自分勝手な（任意の）方法と、前述の手順に従った方法による手洗いの効果を、ATP拭き取り検査法で調べた結果であるが、両者の差は明らかである。

<洗って拭いて殺菌消毒の効果>

手洗いの効果は、手洗い液による洗浄効果だけでなく、ペーパータオルによる乾燥などを含めたプロセス全体を手洗いの効果としてとらえる必要がある。図2-4は大腸菌を手指に塗布し、石けん液による手洗い、ペーパータオルによる乾燥、アルコール消毒の「洗って拭いて殺菌消毒」の各段階における菌数減少効果を調べたものである。石けんで洗うだけで2桁、ペーパータオルで拭き取るとさらに2桁減少し、アルコール消毒することで回収菌数は検出限界以下となった。ペーパータオルでしっかりと拭き取ることによ

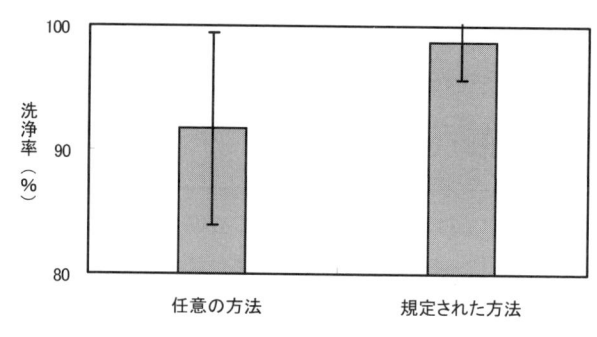

図 2-3　手の洗い方による洗浄効果

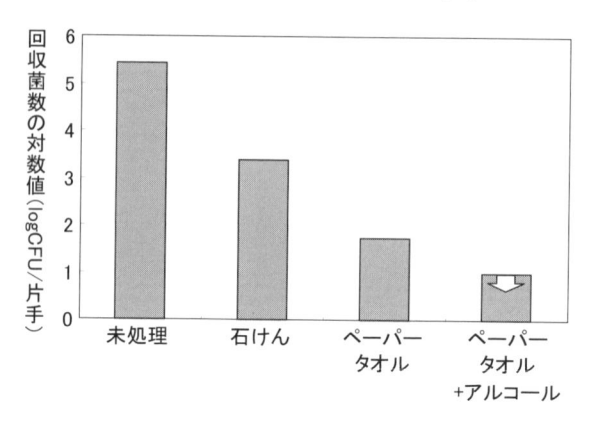

図 2-4　洗って拭いて殺菌消毒の効果

る菌数減少効果は、手洗いだけの効果に匹敵することがわかった。

2.5　ノロウイルス対策としての消毒と手洗い

　まず、トイレ使用後に重点を置いて手洗いを行う必要がある。また、生鮮二枚貝を扱った後には、手洗いだけでなく、調理器具や容器の洗浄・消毒が必要である。基本は、石けん液による手洗いで汚れとともに洗い流すことである。FCV を用いた実験からわかるように（**表 2-2**）、アルコールは短時間内のウイルス不活化効果が不十分であるので、細菌の場合と異なり、アルコール消毒はあくまで補助的なものとして考えておく必要がある。手洗いに使用できる薬剤のなかで、ノロウイルスに有効と思われるものとして、塩素やヨウ素が挙げられるが、手荒れや皮膚刺激の面からも、その利用は限定的なものとなろう。（例えば、流行期間中のトイレ内での消毒剤としての限定使用、手洗いは消毒の効果を高めるためにも必要。）

　東京都健康安全研究センターで行われた FCV を用いた手洗い試験[1]では、流水によるすすぎだけでもウイルス量が 1/100 程度に減少し、手洗い時に石けんを用いることで、さらに減少効果が向上することが明らかにされている。また、手洗いは時間をかけるよりも

2回手洗いするほうが効果的であることも指摘されている。

　モノ・環境の消毒には、一般に次亜塩素酸ナトリウムが推奨されているが、金属腐食や漂白作用があり、材質に悪影響を及ぼすおそれがある。アルカリ性の洗剤は、通常の使用濃度でFCVに対する不活化効果があるので、次亜塩素酸ナトリウムの代替として、洗浄剤としてだけでなく、ウイルス汚染の処理剤としても利用可能と思われる。また、アルコール単独ではウイルス不活化効果は十分ではないが、アルカリなどを添加することにより、そのウイルス不活化効果を高めることも可能であり[2]、汚物除去後の表面の処理や硬質表面の清拭などにも利用可能であろう。ちなみに、アメリカではノロウイルスの代替と

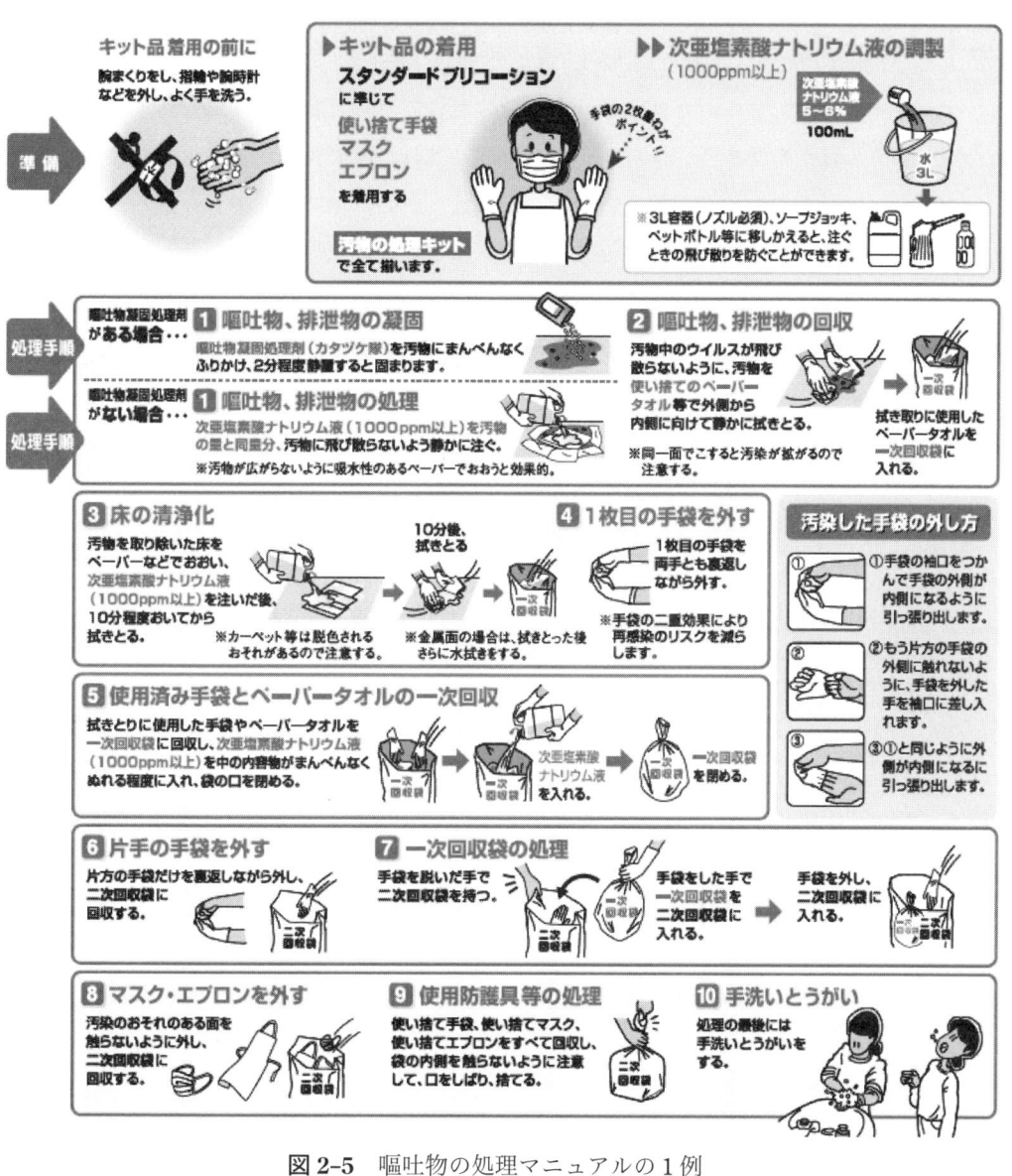

図 2-5　嘔吐物の処理マニュアルの1例

してFCVを用いたウイルス不活化試験が確立しており[3]、ウイルス感染価が3〜4 log以上減少すれば殺ウイルス剤として有効であるとされている。実際、カチオン系の殺菌剤を配合したアルコール製剤などが、ノロウイルス対策用に市販されている。

　汚物を処理する場合、汚物は感染性のあるものとの前提で処理することになる。自分が感染しないためにも、使い捨てマスクや手袋、エプロンの着用が必要になる。処理を迅速に行うには、あらかじめ必要な器具・用具を所定の場所に準備しておき（定位置管理）、処理方法の手順（処理マニュアル）を定めておくべきである。そうでないと、素早い対応は不可能である。手指を汚染させない嘔吐物の処理方法の1例を図2-5に示した。

2.6　ま　と　め

　ノロウイルスは、食中毒というよりも感染症としてとらえるべきである。ノロウイルスを媒介するのは手指であり、ノロウイルスに汚染された環境表面からの伝播も無視できない。手洗いは最重要の予防対策であり、汚染された表面は適切に消毒しないと、二次感染のおそれがある。汚物はすべて感染性があるものとして取り扱うべきであり、自分自身も感染者になりうること、たとえ健康であっても「ノロウイルスを持っている可能性がある」ということを自覚しておくべきであろう。

文　献

1) 森　功次, 林　志直, 野口やよい, 甲斐明美, 諸角　聖, 大江香子, 酒井沙知, 原　元宣：Norovirusの代替指標としてFeline Calicivirusを用いた手洗いによるウイルス除去効果の検討, 感染症学雑誌 80(5), 496-500, 2006
2) 古田太郎：ノロウイルス現場対策（丸山　務監修）, pp.83-102, 幸書房, 2006
3) http://www.epa.gov/oppad001/pdf_files/initial_virucidal_test.pdf

3. 国内での事例―詳細版―

3.1 高齢者福祉施設

タイトル	ノロウイルス感染による介護老人保健施設での集団発生事例―青森県
発 生 地	弘前保健所管内、2007年1月9日、老人保健施設
原　　因	手洗いが不十分なことにより集団発生が起きた事件
文　　献	IASR 28, 149-150 (2007)
著　　者	熊谷邦彦、石川和子、三上稔之、阿部幸一
発生状況	

　2007年1月に介護老人保健施設でノロウイルス（NV）による集団感染事例が発生したので、その概要を報告する。

　弘前保健所に1月9日、管内の介護老人保健施設（入所者99名、職員65名、リハビリテーション通所者80〜90名）から、施設内において嘔吐・下痢等の症状を呈する入所者が増えているという連絡が入った。保健所は直ちに食中毒および感染症を考慮して調査を行った。入所者の発症状況は1月6日に1名、7日2名の発症者であったが、8日には18名、9日10名とピークがみられた。

　また、その後の調査により、職員やリハビリテーション通所者も発症していることが判明した。11日以後は1日あたり5名前後の発症者があり、最終的に発症者は17日までに105名となった。

　原因究明のための検査材料は、発症者10名（入所者9名、職員1名）、調理従事者15名（うち発症者2名）の糞便計25検体、厨房を中心とした拭き取り6検体と、1月6日および7日の検食2検体であった。検食は2検体とも朝、昼、夕をプールして検査した。

　NVの検出は、糞便はRT-PCR法と電子顕微鏡法により、拭き取りと検食はリアルタイムPCR法により行った。その結果、入所者および職員の発症者では全員から、調理従事者では15名中発症者2名を含む3名からNV GIIが検出された。拭き取りでは、盛り付け用調理台から実測値で平均256コピー、1月7日の検食からは実測値で平均27コピーのNV GII遺伝子が検出された。GIIが検出された拭き取りおよび検食について、Nested PCRを行ったところ、盛り付け用調理台の拭き取りからはPCR産物が得られたが、検食からは得られなかった。

遺伝子解析は、ダイレクトシーケンス法により発症者由来8検体と拭き取りの1検体について行い、8検体はすべてGII/4型類似株であり、拭き取りの1検体はGII/3型類似株であった。

調査の結果、保健所では、施設入所者においては排泄後の手洗いが不十分だったこと、職員が行った6日および7日発症者の吐物の処理において、手袋は着用していたが、塩素系消毒薬を使用しておらず、処理においても不完全であったことから、施設内においてNVが広い範囲に、しかも濃厚に拡散、8日以降の多数の発症者の発生につながったものと推察した。また、施設の食事を喫食していない職員の発症が確認されたことなどから、食品を介した発症ではなく、接触感染による発症と判断した。

遺伝子解析については、発症者がNV GII/4型類似株で、盛り付け用調理台がGII/3型類似株であり、遺伝子型の一致がみられなかった。

今シーズンは、全国の集団発生において検出されたNV遺伝子型はほとんどがGII/4型であり、盛り付け用調理台が、どのような経路により汚染されたかは不明である。

行政指導	なし
重要事項	高齢者は手洗いが十分にはできないので、補助することが感染拡大防止に重要である。

タイトル	高齢者施設での胃腸炎症状を呈する患者の集団発生について
発 生 地	U市、2006年12月7日
原　　因	高齢者施設で、食事中に嘔吐したことによる集団発生
文　　献	長野市集団発生報告書
著　　者	長野市保健所
発生状況	2006年12月7日17時頃、施設で入所者および職員が下痢・嘔吐症状の集団発生との連絡あり。同時に感染症等発生報告書の提出。

患者の発生経過：12月4日早朝6時に、入所者4名が下痢・嘔吐の症状を呈し、1名が食堂で食事中に嘔吐した。嘔吐物の処理は手袋をして処理、塩素消毒は行っていない。患者は医療機関受診。なお、発症者は症状が落ち着くまで、食事は部屋で取っている

5日、入所者3名が嘔吐、1名が軟便にて医療機関受診。

6日、入所者1名が下痢と胃のむかつき症状あり、医療機関受診。

調理職員1名（パート）が発症し、休む。（連絡は風邪ということであった。症状は下痢、嘔吐。）

7日、入所者2名が下痢・嘔吐の症状を呈し、医療機関受診。入所者の発症者3名の便検体からノロウイルス（NV）検出。

当施設は有料老人ホームで、入所者は個室で生活、宿泊施設として部外者も宿泊可能。入所者は3食とも食堂で提供されており、決まった席で食事をする。また、宿泊者も同食堂で食事する。入所者と宿泊者の食事は別々の調理場で作るが、忙しいときには手伝うため調理職員の行き来はあった。浴場は入所者と宿泊者ともに共同で使用。

8日、9日2名、10日3名、11日1名、12日1名、13日1名、14日6名、15日1名が発症、これ以後新たな発症者なし。20日に全員治癒し、22日に終息と判断。

行政指導	指導：手洗いについて。嘔吐物・汚物の処理について。環境の消毒について（手すり、ドアノブ、蛇口の拭き取り）。
重要事項	嘔吐物の処理が感染拡大防止のキーポイントである。一旦、施設にNVが侵入し、患者が発生すると、終息までに2、3週間を要する。浴槽に入るのは非発症者のみとし、下痢等の症状を有する人は避けていただき、治癒後も2週間程度は入浴を避け、シャワーのみとし、その後消毒するようにすることが大切である。また、高齢者では手洗いを十分行えない人もいるので、補助が必要である。

タイトル	**長崎市食中毒事件例**
発生地	長崎市、2006年10月5日、福祉施設
原因	下痢症状を有する調理従事者による食中毒事件
文献	長崎市食中毒事例
著者	長崎市保健所
発生状況	福祉施設の入所者が食中毒様症状を呈していることが確認された。

患者の発生期間は、10月4日〜7日。患者はいずれも当施設の給食以外に共通した喫食食品がなく、喫食者44名中、入所者20名（発病率45.4％）が発症した。患者年齢は、50〜80歳。臨床症状は、嘔気80％、嘔吐70％、下

痢 50％を主として、平均下痢回数 2.1 回、平均発熱 37.8℃であった。患者（入所者）12 名、調理従事者 5 名および検食者 1 名の糞便 18 検体について、リアルタイム PCR 法による検査の結果、患者 12 名全員と調理従事者 1 名からノロウイルス（NV）GⅡを検出した。

　NV が検出された調理従事者は、10 月 3 日から下痢等の症状を呈していたが、3 日の昼食および夕食、4 日の昼食の調理・盛り付けを行っていた。その後、入所者が 4 日に 1 名、5 日に 12 名、6 日に 5 名、7 日に 2 名が発症し、その流行曲線から食品による単一曝露が疑われた。当調理従事者以外に症状を呈した職員がおらず、患者の発生が、部屋やグループなどの接触行動と特異的な関係が認められなかった。このことから、当調理従事者が調理・配膳した食事を中心に、3 日および 4 日の給食の検食 22 検体・施設拭き取り 16 検体について検査を行ったが、NV は検出されなかった。NV に感染した調理従事者の手指や、扱った調理器具を介して食品を汚染したと推定されるが、原因食品および感染経路の特定には至らなかった。

　本事例において、食品の加熱、器具の消毒および手洗いの徹底などの取り扱いに加えて、下痢などの症状を呈している際には、調理に従事しないという基本的な健康管理を実施することが重要と思われた。

行政指導　当施設においては、10 月 6 日から 15 日まで調理を自粛し、調理場内の消毒等を実施した。また、10 月 16 日に調理従事者の検便において、NV の陰性を確認した。また、行政処分などの措置として、長崎市保健所は、調理従事者を含め、施設職員に衛生教育を実施し、運営法人に対して指導文書を交付し、始末書を徴収した。

重要事項　食中毒の原因には、調理従事者が NV に感染していたか否かの調査が重要である。

タイトル	ノロウイルス集団感染事例報告書
発　生　地	広島県福山市、2005 年 1 月 7 日
原　　　因	高齢者施設でノロウイルス感染症の集団発生が起き、死亡例がみられた事件
文　　　献	ノロウイルス集団感染事例報告書、2005 年 11 月
著　　　者	福山市保健福祉部
発生状況	経過：保健所に 2005 年 1 月 7 日 13 時 40 分頃、「市内の老人ホームで集団

食中毒らしきものが発生している情報が入っているか」との市民から問い合わせがあり、保健所において調査したところ12月30日から嘔吐、下痢症状を呈した有症者の発生があるとの情報を得た。調査したところ、12月29日に有症者が発生していることが判明した。また、12月31日から1月5日までに6名の死亡者が出ていた。

　1月7日、直ちに食中毒と感染症の両面から入所者、職員の健康調査、有症者の検便、喫食調査、食材および拭き取りの収去検査、施設の消毒の指示、二次感染防止の指導を行った。また、食中毒の可能性もあることから、給食施設使用の自粛要請を行った。

　1月7日18時現在の発生状況は、入所者70名中有症者42名。調査時点で、有症者は4名（嘔吐2人、発熱2人）。

　1月8日、継続調査を行うとともに、本事例の原因究明と再発防止等の対策を講じるため保健所内に「対策会議」を設置、同日第1回会議を開催し、入所者・職員全員の12月20日以降の個別追跡調査の実施、年末年始の職員体制の確認、市内の介護保険施設への文書による注意喚起。専門家による疫学調査の実施のため調査委員会の設置。

　当日午後、当該施設への特別監査を実施。当日7人目の死亡者が出たこと等により、施設が混乱しており中断。

　1月9日、施設の衛生管理の確認を行うとともに、介護(オムツ交換等)の消毒法の指導、食堂等の消毒指示を行った。市内の社会福祉施設等へ「感染の拡大を防ぐための方策」について文書で注意喚起した。同日、当施設において施設主催による入所者家族への説明会を開催。

　1月10日、調査委員会を開催。同委員会は食中毒、感染症両面での調査の方針を示した。「流行曲線は入所者のみでなく、施設職員を加え、施設全体として検討すること。入所者の施設内の部屋の移動調査。施設へは、汚物などの感染性物質に接触するときには手袋、ガウンを着用するなど、標準予防策を講じること」。

　1月12日、市議会民生福祉員会へ本事件の報告。午後、施設診療所へ保健所長他3名により、立ち入り検査。

　1月13日、二次感染防止指導、職員の行動調査を実施。

　1月15日12時現在の発生状況は、入所者72名中有症者47名、職員69名中有症者20名、ノロウイルス検査では123名終了し、陽性は51人であった。食材46検体、拭き取り40件はノロウイルス（NV）陰性。

　1月16日、厚生労働大臣が本事件に関する状況把握のため、来訪。

1月17日、健康調査、二次感染防止の指導、調理従事者に衛生教育の実施、給食施設の再度消毒の指示を行った。市内の介護老人施設に対する実地衛生指導を開始（25日）した。

1月19日、調理従事者への衛生教育、給食施設の消毒の確認ができたので、給食施設の自粛を解除した。

1月20日、調査委員会が開催され、発症者が分散していること（入所者および職員の有症者数は12月29日1名、30日7名、31日11名、1月1日11名、2日6名、3日7名、4日8名、5日4名、6日6名、7、8、9、11、12、14、15日各1名）および共通食材が特定されなかったことなどから、給食による食中毒とは考えにくいとの結論であった。感染源は特定できなかったが、検体の遺伝子解析の結果、市中で流行しているNVと同一であり、市内で一般に流行しているウイルスが何らかの原因で施設に持ち込まれ、介護等を介して感染が拡大し、集団発生した感染症事案と推察されるという結論に至った。

2月28日、調査委員会として以下の提言がなされた。「入所施設においては、入所者および職員の健康管理の日常的なサーベイランスであり、医療を要する場合の協力医療機関との連携が、食中毒、感染症に関わらず、標準予防策の重要性を認識し、日常的に職員等に対し周知・徹底を行うことが必要である。食中毒又は感染症が疑われる場合には迅速に保健所等関係機関に報告を行うこと」。福山市に対しては、「入所施設等では、医療を要すると考えられる医療機関のバックアップ体制について施設、医師会、行政等が協力してシステムの構築を図っておくことが必要である。NVについては感染症だけでなく食中毒の原因となることも含めて、市民への周知・啓発が必要である」。

3月24日、市内の各施設を対象にノロウイルス説明会を開催し、感染予防対策や市への報告基準等の周知・啓発を行った。

行政指導 なし

重要事項 本事件は、NVによる死亡者が出たことにより社会的に大問題となった事件である。

タイトル	特別養護老人ホームにおけるノロウイルスの集団感染事例—浜松市
発 生 地	浜松市、2003年4月1日、老人ホーム
原　　因	介護や入浴等で感染拡大したと推測された集団発生事例
文　　献	IASR 24, 320-321（2003）
著　　者	古田敏彦、岩渕文江、尾関啓子、水田英子、橋本久美子、小出知方
発生状況	

　2003年4月1日の朝、入所者の1人が下痢・嘔吐をし、その後4月12日までの間に入所者50名、介護者11名が同様の症状を呈した。入所者と介護者の便について、細菌およびウイルス検査を実施したところ、ノロウイルス（NV）genogroup IIが検出され、その他の食中毒菌は検出されなかった。検出されたウイルスのうち4検体について、ダイレクトシーケンス法により、すべて一致し、Lordsdale型であった。当所で調理した食中毒が疑われたため、保管されていた検食や調理従事者の便を検査したが、NVやその他の食中毒菌は検出されなかった。

　入所者は同一メニューの食事を取っているが、ウイルスが検出された介護者は施設の食事を喫食しておらず、経鼻栄養者の発症もあり、同所の調理施設が業務を自粛した4月3日以降も患者の発生が続いたことから、同施設を原因とする食中毒の可能性は否定された。

　初発の患者が嘔吐の際、介護者2名は素手で吐物の処理をしており、その後同介護者や周囲の入所者が発症し、最初は同じフロア（3階）に患者は集中していたが、次第に2階へも拡がっていった。3階は痴呆者、2階は車椅子の要介護者、1階は自立者が入所しており、痴呆者による誤飲防止のため各居室に石けん・消毒薬の設置がないため、3階は、排便や食事を介助する介護者や、清潔観念の乏しい入所者自身の手指を介して感染が拡がったと推測された。さらに、3階の介護者は2階の介護補助に入っており、浴室は1・2・3階で交差して利用し、下痢症状のある人の利用もあったため、1・2階へも介護や入浴等で拡がっていったと考えられた。初発患者のNV感染経路に関しては解明できなかった。

　本事例発生後は、業者および職員により全館の消毒を行うとともに、今後の発生防止対策として以下を実施した。　・類似施設の再発防止のため報道発表　・介助後の手洗い　・消毒の励行　・食事前の入居者の手洗いの徹底　・排泄介助ごとの手袋の使い捨て　・浴槽の消毒と有症者はシャワー浴に限定　・手すりなどの次亜塩素酸による消毒　・汚染衣類の次亜塩素酸への十分な浸漬と衣類洗濯時の消毒薬の濃度確認　・汚染したオムツの放置防

止　・衛生講習会の開催

　ノロウイルス感染は比較的軽症のことが多く、今回も幸いにして高齢者の施設であるにもかかわらず重症者は見られなかった。しかし、高齢化社会により今後同様の事例の増加が懸念され、A型肝炎等重症化しやすい病原体の人→人感染が発生する可能性もある。特に痴呆者等の施設では、発生防止や病原体の排除が困難であるため、事前に十分な対策が必要と思われる。

行政指導 なし

3.2 病　　院

タイトル	M総合病院における胃腸炎症状を呈する患者の集団発生について
発生地	N市、2007年11月30日、総合病院
原因	嘔吐物を処理した看護師自身が感染し、さらに同僚に拡げた
文献	長野市集団発生報告書
著者	長野市保健所
発生状況	2007年11月30日12時30分、M総合病院から電話で保健所に連絡、22日から病院職員計15名に感染性胃腸炎症状が見られ、本日1名からノロウイルスが検出されたとの一報が入る。現在の状況は、軟便の職員1名のみのことであった。院内感染事例と考えられるので総務課へ連絡。

　　12：30　M総合病院に感染症等発生報告書の提出を依頼
　　16：30　M総合病院から、感染症等発生報告書の提出あり
　　17：00　所内会議を開催し、調査実施を決定
　　18：45　M総合病院で調査実施（総務課、健康課）

　調査結果：M総合病院北3階病棟での調査

　入院患者32名中1名発症（95歳、心疾患で10月末から入院、11月30日に退院）、職員、看護師は26名中16名発症（全員看護師）。

　経過は11月20日夜から21日に、入院患者1名が嘔吐し、看護師2名が嘔吐物の処理を行った。患者は歩行不能、リハビリ室へ車椅子介助による移動。

　22日、23日に嘔吐物を処理した看護師の2名が発症。24日に看護師2名発症、1名は入院し、補液治療を受ける。25日から29日に看護師12名が発症。業務等で、食事、リフレッシュルームを一緒に利用していた。共通の飲食会の開催はなかった。発症者は軽症が多く、1日程度の休みで、勤務に復帰している。入院患者に接するときにはマスクと使い捨て手袋を使用し、処置のつど廃棄していた。病棟内のトイレは職員と患者は別である。

　病院の対応：27日から次亜塩素酸ナトリウム（0.06％）を使用。毎日消毒薬を薬剤部で調合し、そのつど使い切る。職員への注意喚起、11月30日感染症対策委員会を開催し、病院内塩素消毒の徹底、有症者の早期報告、1処置1手洗いの徹底等を決定。

　その後、12月7日を最後に全館で新発症者はいない。その後、4階では12月13日で終息と判断したが、12月20日に外来患者が感染性胃腸炎で入院

し、12月27日現在、その後ぱらぱらと有症者がでており、職員2名が発症している。病院では感染拡大防止に努めているとのこと。なお、感染性胃腸炎患者が減少してきている。

行政指導	なし
重要事項	嘔吐物の処理の際に注意しないと、処理した人が感染し、さらに仲間に感染を拡大した事例である。ただ、入院患者には拡大しなかったことが幸いである。しかし、一旦感染者が病室に入ると、感染拡大を阻止することは困難であることを示している。

タイトル	医療機関で発生したノロウイルスによる集団発生
発 生 地	2006年12月11日、長崎市内の医療機関
原　　因	医療機関で調理従事者を介したと判断される食中毒事件
文　　献	長崎市食中毒事例
著　　者	長崎市保健所
発生状況	長崎市内の医療機関において、数十名の入院患者が食中毒様症状を呈していることが確認された。発生期間は、12月10日～12日。病棟や病室別に関連なく発症が見られ、70名に及んだ。患者年齢は9～85歳。臨床症状は、下痢74％、腹痛74％、嘔気・嘔吐64％であった。

発症者22名および調理従事者58名の糞便83検体について、リアルタイムPCR法による検査の結果、発症者20名および調理従事者1名（無症）からノロウイルス（NV）GⅡを検出した。

当施設では、調理従事者と職員（検食者を除く）は給食を喫食しておらず、発症者は、入院患者と12月9日の朝食の検食を行った職員のみであり、12月10日の午後から11日にかけて単一ピークが認められた。また、NVが検出された調理従事者は、12月9日の朝食において、未加熱食品（サラダ・酢の物）を和える行為・盛り付けを行っていたことから、12月9日の朝食が原因食と推定された。12月9日の朝食は3種類のメニューがあり、いずれもおおよそ20％の発症者が認められたことから、その中で共通した野菜の和え物とメロンが原因食品として疑われた。調理工程の中で、NVが検出された調理従事者は、野菜のスライスと鶏ささみ肉のカット、および和えて盛り付ける作業を行っていた。

　　　　　感染経路の追究のため、12月9日の朝食（メロンは保存されていなかった）と昼食の検食14検体および施設拭き取り10検体について検査を行ったが、NVは検出されなかった。NVに感染した調理従事者の手指や、扱った調理器具を介して食品を汚染したと推定されるが、原因食品および感染経路の特定には至らなかった。

行政指導	行政処分などの措置として、長崎市保健所は、12月13日の1日間、業務停止処分を行った。なお、当施設は、12月11日夕食から15日夕食まで調理を自粛した。本事例において、NVが検出された調理従事者は無症候性キャリアーであったと考えられ、NVの流行期には的確な発生防止対策の徹底が必要と思われた。
重要事項	NVの食中毒の原因食材としては、素手で提供されたものが最も可能性が高い。和え物による食中毒事件が多く見られる。

タイトル	S総合病院での急性胃腸炎患者集団発生事例について
発 生 地	N市、2006年12月1日、S総合病院
原　　因	最初の嘔吐・下痢患者の対応が悪く、看護師および院内感染を拡大
文　　献	長野市集団発生報告書
著　　者	長野市保健所
発生状況	2006年12月1日12時30分、S総合病院の検査長から、11月29日から入院患者7名と職員1名に感染性胃腸炎が見られたとの電話連絡あり。 　　15：15　感染性胃腸炎発生報告書の提出あり 　　16：30　保健所所内会議を開催、以下の調査を実施 　健康課：発症調査、患者健康調査、検体採取、二次感染予防の確認。 　総務課：病院の管理体制、職員の教育、院内掲示(見舞い客等の対応)の確認、発症から現在までの対応について、有症職員の出勤状況（シフト管理）。 　生活衛生課：調理職員の健康チェック、厨房と病棟間に汚染交差がないか確認。食品、食器の衛生管理について確認。 　　17：45　S総合病院で調査実施 　調査結果：東5階病棟（整形外科）病床45床（43名入院）、43名中8名発症（他からの転院を含む）、職員、看護師23名中2名発症(看護師)。 　経過：11月28日、深夜時間帯に入院患者1名が嘔吐、下痢。この患者は

翌29日に透析室にて透析を3時間半行い、そこでも嘔吐・下痢があった。

11月30日、午後5時過ぎ、別の部屋の患者4名（2部屋2名ずつ）が発症、夜になって28日発症の患者の部屋を受け持っていた看護師が発症。12月1日は普通に勤務(日勤)していた。

12月1日、新たに別の部屋の患者2名（2部屋1名ずつ）が発症。給食職員について、別の調査を行ったところ、11月27日に1名が下痢・発熱。11月30日に1名が悪寒・発熱（家族も同様）。同日、他の1名が嘔吐していた。有症者は調理に携わっていない。発症した患者4名と看護師1名の便検体のウイルス検査で5名中4名からノロウイルス（NV）が検出された。

保健所の確認事項：病院行事等の開催はなかった。業務で発症患者に接触する機会の多い職員が発症している。看護師以外の職員では発症者なし。発症者で重症化している者はいない。他の病棟の職員、入院患者とも有症者はいない。リハビリ室利用者はいない。病棟への見舞い客は多い。病棟内のトイレは職員と患者は共用である。

病院の対応：実施事項12月1日から。

病棟内の消毒：次亜塩素酸ナトリウム（0.06％）を使用。毎日消毒薬を薬剤部で調合し、そのつど使い切る。ポータブルトイレ使用中の発症者についてはしばらくポータブルトイレ使用を止め、そのつど看護師が介助してトイレへ行き、使用後は消毒薬で拭き取りを行うことにした。発症者は同じ部屋にまとめ、主治医および看護師から患者と家族に「感染性の疾患の疑いがある」と説明し了解を得る。有症者は食器を使い捨てにし、トレーのみ消毒後返却。見舞い客の制限はしていないが、注意喚起を行っている。職員への注意喚起（東5階病棟職員）と院内ニュースによる周知。感染症委員会を開催（12月1日）し、病院内塩素消毒の徹底・有症者の早期報告。

行政指導	保健所の指導：感染症対策委員会での決定事項の継続、感染症処置（1処置1手洗いの徹底・トイレの共用洗浄ブラシの消毒、トイレだけでなく手すり、ドアノブ等も拭き取りを実施する等）。現在までの発症者の状況を一覧にして保健所に提出（3日を予定）。しばらくの間、全職員・入院患者に有症者がいないか確認（透析室患者・職員の健康状況については注意深く観察）。土・休日でも、発症者の急増等があれば保健所へ連絡すること。
重要事項	12月16日に終息したと病院から連絡あり。
備考	最初の患者の対応を誤ると、看護師が感染し、周りに感染拡大する。

タイトル	病院内で発生した集団胃腸炎事例―NLV 核酸検出および抗体価測定―
発 生 地	仙台市、2000 年 4 月、総合病院
原　　因	患者（嘔吐物）からスタッフに感染すると同時に、患者から患者へとスタッフ等を介して感染し、患者家族に感染が拡大した
文　　献	仙台市衛生研究所報 30, 75-80（2000）
著　　者	関根雅夫、志田美奈子、勝見正道、熊谷正憲、早川康彦、他
発生状況	処置室で患者⑤が嘔吐した際に、対応した医師⑫と看護師3人（⑩、⑯、⑰）が2日後に、看護師⑫が3日後に発症し、このうちの3名（⑩、⑫、⑯）のNLV感染が確認された。この3名は処置室内で何らかの形で吐物に感染した可能性が考えられた。 　当事例には家族1（①→⑭）、家族2（⑰→③）、家族3（⑤→⑪、21）の3家族が含まれていた。家族1では①および⑭ともに抗原・抗体とも検出され、家族内の感染が示唆された。家族2ではNV感染を確認することができず、発症要因は不明である。家族3の⑤は当事例で発端者とされる患者であるが、抗体検査で抗体上昇が確認されたが、抗原が検出されず、原因とされたNVとの比較ができず、厳密な意味での発端者としての確認ができなかった。この家族では子→母親⑪→父親21と連鎖的に発症が見られたが、父親からは検体が得られず、母親の抗体検査も陰性で、家族内感染を確認できなかった。 　スタッフは2日目以降自宅休養とし、さらに5日目には病棟閉鎖した結果、8日後の発症者が最後の感染となった。患者間を移動する人がいなくなったことで流行がおさまったことから、スタッフの「手」により、発症者から入院患者へうつされた可能性も考えられた。 　何らかのルート（患者の嘔吐）からスタッフに感染すると同時に、患者から患者へとスタッフ等を介して感染し、さらに患者から患者家族に感染していったと考えられる。
行政指導	なし
重要事項	本事例では患者のペアー血清を採取し、ELISA法によるNVの抗体測定を行っている。

3.3 学　　校

タ イ ト ル	学校給食を原因とするノロウイルスによる集団食中毒事例
発 生 地	鳥取市内、2007年1月26日～29日、17小・中学校
原　　因	調理従事者が手指を介して調理器具を汚染した
文　　献	食中毒詳報、2007年8月3日付
著　　者	鳥取保健所
発生状況	

食中毒発生の概要：発生年月日は2007年1月26日から29日まで。摂食者数5,421名、患者数864名、死者数0名、原因食品はかみかみ和え（推定）、病因物質ノロウイルス（NV）。

食中毒発生の探知：1月28日午後3時頃、「鳥取市教育委員会からM小学校の参観日だが欠席者が多い。感染症の疑いもあるが食中毒の可能性もあるので生活環境局からも聴き取りに同席してほしい」との通報があった。M小学校と同じ鳥取市立第二学校給食センター（当該給食センター）が配食している17校について異常の有無を調査したところ、M小学校と同様に下痢、嘔吐等の症状を訴える職員がいることが判明した。発症者は児童が302名、教職員は45名であった。SY小学校では保護者10名にも発症が見られた。感染性胃腸炎と給食による食中毒も疑われ、1月29日から感染症と食中毒の両面で調査した。

1月26日の給食を原因食事と断定した理由：① 発症者が当該給食センターの給食を提供している学校にのみ特異的に出現している。② 26日の当該給食センターの給食を食べた学校関係者以外の者（PTAおよび給食視察者）からも27日から28日にかけて嘔吐、下痢等の食中毒症状が見られた。③ 26日の学校交流会に出席し、給食を摂食したTM小学校の教員1名、生徒1名のうち生徒1名が発症している。④ 17校に共通の行事、接触もなく共通事項は給食のみである。⑤ 患者の発生が27日から28日にピークを示し、感染症の発生形態と異なる。

食中毒患者の認定について：食中毒患者からの二次感染者が発生しており、次の条件に該当する者を食中毒患者と定義した。① 原因食事を26日の給食と断定したことから、患者は最短潜伏時間を4時間、最長潜伏時間を72時間とし、この間に発症した者（27日、28日は休日で、生徒同士の接触はほとんどなく、この間の感染は考えにくい）。それ以降の発症者は感染症患者とした。

② 主要症状である下痢または嘔吐のあった者。また、腹痛に加え発熱または吐き気の両方、またはいずれかの症状を呈した者。以上の結果、食中毒患者は864名となり、同様の症状を呈した感染症患者は231名となった。

摂食状況： 摂食状況調査および患者の状況調査は、鳥取市教育委員会を通じて各学校等に調査票を配布して行い、原因食品を特定するために摂食調査を基にオッズ比を推定したが、特定には至らなかった。

汚染経路：1月10日に調理従事者1名が嘔吐、下痢、腹痛の症状を呈し、便からNVが検出され、24日にNVが陰性となるまでの間、自宅待機の措置がとられた。25日から業務に復帰し、25日は野菜の下処理の後、1人で調理器具の洗浄を行い、26日は野菜の下処理の後、下処理室の後片付けを行っていた。この調理従事者は、食中毒発生後の29日の便検査の結果はNV陽性であり、発症以降継続して保菌していたものと考えられる。これは受診した医療機関が、NVの検査をELISA法（外部の検査機関に検査委託）で行っており、RT-PCR法に比べて精度が低いため検出されなかったものと推測される。また、調理従事者5名から同じ遺伝子型のNVが検出されている。検食からはNVは検出されなかったが、調理状況等を調査した結果、以下の理由により「かみかみ和え」が原因食品と推測された。26日に使用した調理器具の洗浄は、前日、NV陽性者1名が行っており、手指を介して調理器具を汚染した可能性が高い。「かみかみ和え」に使用したスパテラおよび柄杓は洗浄後、消毒を行わずラックに立てかけてビニールシートで覆って保管し、使用する日の朝アルコールを噴霧して使用しており、NVに有効な消毒は行われていなかった。「かみかみ和え」は、茹でた野菜とコーンおよび調味液で味付けしたスルメをスパテラで混ぜ合わせたものであり、最終的な加熱工程がない。NV陽性の調理従事者1名が、素手で「かみかみ和え」を配食し、手指から柄杓を介して食品を汚染した可能性が高い。

原因施設の衛生管理：当施設は1990年5月から業務を開始しており、次の点について改善が必要と認められた。施設面においては、消毒槽の排水管が一部破損していた。食缶を運ぶベルトコンベアーが床面と同一の高さである。吸気不足のため、換気が十分でない。管理面においては、NV対応マニュアルが作成されていなかった。

危機管理意識が不足しており、健康管理およびNVに対する認識が十分でなかった。器具・機材の消毒が一部不十分であった。作業中の手洗いがマニュアル化されていなかった。非汚染区域と汚染区域の区別を調理従事者が十分認識していなかった。食材の納入時、専用容器への移し替えがなされてい

なかった。調理従事者の作業工程表が作成されておらず、作業動線がスムーズでなかった。

給食センター職員の健康状態：給食は1月9日から開始され、食中毒発生までに調理従事者A、B、C、Y以外は健康異常が認められていない。なお、センター職員はこの給食を摂食している。

調理従事者Aは1月10日に昼食後、施設外で嘔吐したがそのまま調理に従事し、同日午後6時過ぎ腹痛、嘔吐、下痢症状を呈し同日受診し、11日から自宅待機。15日の検便の結果、17日NVが陽性となった。22日、再度便検査を行った結果、24日NV陰性が判明し、25日から就業したが、29日の検便で再度NV陽性となった。従事者Bは28日嘔気、29日の検便の結果はNV陽性であった。調理従事者Cは27日下痢、嘔吐、発熱があり受診。29日の検便の結果、NV陽性であった。調理従事者Yは21日に嘔吐、下痢症状を呈し、22日から自宅待機。受診し検便を行った結果、NV陰性であり、29日から業務に復帰した。しかし、29日の検便ではNV陽性となった。なお、26日は自宅待機中であり、調理には従事していない。

また、AとYが受診した医療機関は、いずれもNVの検査はELISA法で行われ、29日の検査（RT-PCR法）で陽性であったことから、発症時から継続してウイルスを排出していたと考えられる。

当該給食センターでは調理従事者Aの10日の発症および17日NV陽性後、NVの消毒、調理従事者の検便等による健康状況の把握等の予防対策は取らず、県への情報提供も行われなかった。

当該給食センター職員の便32件中8件、患者便22件中20件、器具等の拭き取り59件中1件（スパテラ）、検食17件中0件、食材9件中1件（白菜）からNVを検出した。このうち患者3件、従事者の8件の遺伝子型を検査した結果、調理従事者A他5名からGⅡ/4型、Y他1名からGⅠ/8型を検出した。白菜、スパテラから検出されたのはGⅡ株であったが、遺伝子型の特定には至らなかった。調理従事者便と患者便から同じ遺伝子型が検出されたことから、調理従事者の手指から器具を介して食品が汚染され食中毒に至ったものと推定された。

考察：給食施設等のNV食中毒は調理従事者の手指等からの食品の汚染がほとんどであり、今回の事例も同様に調理従事者の手指を介し食品を汚染し、食中毒に至ったものと推測された。今後、このような食中毒事故を防止するためには、次のような点が重要と考えられる。

危機管理体制の確立：当該給食センターはNV対応マニュアルは作成して

おらず、調理従事者からNVが検出された後、施設内の消毒等の措置がとられておらず、調理従事者の検便も行わず、保健所への報告もなく危機管理意識が欠如していた。

　県と市の連携の重要性：報道機関への窓口が一本化されておらず、公表した患者数に差異が生じたこともあった。また、患者調査等もすべて市教委を通して行ったため調査が遅れがちになった。今後、同様な事例が発生した場合、県および市で対策委員会等の一体化した組織を立ち上げて対応する必要性がある。

　感染の拡大防止：市教委はセンターの給食の関与が高いと判断し、給食の休止を決定し、29日の授業を午前中で終了した。しかし、NVの特性を考慮し、感染の拡大防止を図るための措置として休校とし、感染者との接触防止を図るとともに家庭での吐物の処理、消毒方法を早く通知する必要がある。

　器具・機材の消毒：一部の器具はアルコール消毒のみであり、NVの消毒方法としては有効でなかった。器具・機材の消毒は次亜塩素酸ソーダまたは加熱消毒を実施する。

　手洗いの徹底：調理従事者の調理中の手洗いの方法、タイミングがマニュアル化されておらず個人によって差異が見られた。調理中の手洗いのタイミング、用便後の手洗いのマニュアル化、配膳時には使い捨て手袋の使用を義務づける必要がある。

　調理従事者の相互汚染防止：給食からのみならず調理従事者同士の感染があったものと推測され、調理従事者の相互汚染を防止するための身の回りの洗浄消毒が必要である。

　調理従事者の感染予防：調理従事者は家庭内で家族が下痢、嘔吐等の症状を呈した場合の汚物処理、トイレ等について衛生的な環境を保つよう自覚し感染防止に努め、自身の生活環境においてもNVに感染しないよう注意する必要がある。

行政指導 1. 鳥取市立当該給食センターに対し、食品衛生法第6条第3項違反による業務停止（平成19年1月29日から2月2日までの5日間）を命じた。2. 施設の清掃および調理器具等の洗浄、消毒を実施させた。また、冷蔵庫等に残っていた原材料および食品残品を廃棄させるとともに冷蔵庫内の洗浄消毒を実施させた。3. 当該施設の職員に対し食中毒の予防、施設の衛生管理等について衛生教育を実施した。4. 原因と推定された1月26日の調理状況を再現し、食中毒原因の検証を行った。

重要事項 ELISA法でのNV検出は、糞便1g中に100万個以上ウイルスが存在しないと

陽性とならない。また、ウイルス量が 100 万個以上存在しても、陰性となることが時にあるので注意する。給食従事者がノロウイルス検査を行うときには、リアルタイム PCR 法あるいは RT-PCR 法等の、検出感度の高い検査法で行う必要がある。

タイトル	スポーツ大会の弁当を介する食中毒事件
発 生 地	長崎市、2007 年 1 月 16 日、開催されたスポーツ大会
原　　因	スポーツ大会の弁当を介する食中毒事件
文　　献	長崎市食中毒事例
著　　者	長崎市保健所
発生状況	2007 年 1 月 16 日、長崎市内で開催されたスポーツ大会に参加した学生が食中毒様症状を呈していることが確認された。

　患者の発生期間は、1 月 15 日〜17 日。患者は、スポーツ大会に参加した 8 校のうちの 4 校の生徒らで、いずれも昼食に同じ弁当を喫食していた。喫食者 56 名中、27 名（発病率 48.2%）が発症した。患者年齢は、13〜53 歳。臨床症状は、嘔気 78%、腹痛 74%、発熱 70%、下痢 60%、嘔吐 52%、平均下痢回数 4.3 回、平均発熱 38℃であった。

　原因と疑われる弁当は、市内の飲食店で調製されたもので、2 校が 1 月 13 日と 14 日、他の 2 校が 1 月 14 日の昼食として喫食していた。

　患者 14 名、調理従事者 3 名の糞便 17 検体について、患者 10 名と調理従事者 2 名からノロウイルス（NV）GⅡを検出した。

　4 校の学内における NV の流行は確認されず、1 月 16 日の午前に一峰性のピークが認められた。また、1 月 14 日に弁当を喫食した 4 校いずれの生徒らからも発症者が認められ、NV が検出されたことから、14 日の弁当が原因食として推定された。1 月 13 日と 14 日の弁当は、同一材料で同一メニューであったことから、13 日の弁当も NV に汚染されていたとも考えられるが、13 日のみ喫食している 3 名の生徒が無症状であったことから、不顕性感染の可能性はあるものの、14 日の弁当を推定原因食とした。1 月 13 日および 14 日の弁当の検食は保存されておらず、施設拭き取り 8 検体の検査を行ったが、NV は検出されなかった。NV に感染した調理従事者の手指や、扱った調理器具を介して食品を汚染したと推定されるが、特定には至らなかった。

行政指導	行政処分などの措置として、長崎市保健所は、1月20日〜23日までの4日間、当施設の営業停止処分を行った。
重要事項	当施設において、厨房内の手洗い設備の使用実態がほとんどなく、施設の衛生管理の不備なども認められ、調理従事者のNVに対する知識の欠如が感じられた。ノロウイルス感染症の流行の最中、NVに関する情報が盛んに報道されていたにもかかわらず、衛生に対する無関心な態度が引き起こした事件である。

タイトル	給食のパンが原因と考えられたノロウイルスによる食中毒
発生地	秋田、2006年12月13日〜17日にかけて8小・中学校
原因	給食のパンが原因と考えられたノロウイルスによる食中毒
文献	IASR 28, 112-113（2007）
著者	斎藤博之、柴田ちひろ、門脇さおり、石塚志津子、山脇徳美、高階光榮、長沼隆
発生状況	2006年12月13日〜17日にかけて、8小・中学校にまたがる食中毒が発生し、原因はノロウイルス（NV）によって汚染された給食のパンであるものと考えられた。上記の5日間で教職員と生徒合わせて1,440人中366人が発症した。発症者20人の検便を実施したところ、14人からNV GIIが検出された。複数の学校にまたがった食中毒であることから給食センターが疑われたが、本事例では2つの給食センター（Aセンターは5小・中学校、Bセンターは3小・中学校）が関与していた。2つの給食センターはそれぞれ独立して調理を行っており、同じタイミングで食中毒を起こす確率は低いことと、調理員に対して行った検便でもNVは検出されなかったことから、給食センターそのものが原因となった可能性は低いと判断された。

次に、2つの給食センターに共通した要因を検討したところ、同じ製パン業者が両センターに食パンやコッペパンを納入していたことが判明した。残存していたパンそのものからのウイルス検出はできなかったものの、製パン業者の従業員6人の検便を実施したところ、無症状の1人からNV GIIが検出された。一本鎖高次構造多型解析（SSCP解析）によりパターンを照合した。その結果、発症者14人と従業員から検出されたNVのSSCPパターンが一致したため、パンに付着したNVによる食中毒であったと考えられた。GII/4類 |

似株として分類された。パンが原因と考えられる NV による食中毒は、加熱製造した後の詰め替え段階で汚染が起きている点は共通している。

本事例も手袋等を着用せずに素手で詰め替えを行っていた。発症率は約25％と食中毒としては低いが、パンへのウイルスの付着は均一なものではく、取り込まなかった人も相当数いると考えられる。

行政指導	不明
重要事項	無症状でもウイルスを排泄していることがあるので、常に手洗いの徹底とプラスチック手袋を着けることが大切である。

タイトル	ノロウイルスＧⅠにおける胃腸炎の集団発生事例
発生地	新潟県三条市、2006年2月22日～23日、小学校
原因	ノロウイルスＧⅠによる小学校における胃腸炎の集団発生事例
文献	IASR 27, 122-123（2006）
著者	田村　務、西川　真、他
発生状況	小学校（児童数436人、教職員38人）で、2006年2月22日～23日にかけて、嘔吐を主徴とする児童が多発した。発症のピークは23日で、3月8日までの観察期間で、発症者は児童167人、養護教諭を含む教職員5人の、計172人であった。

症状は嘔吐60.2％、下痢25.7％で、嘔吐を主体とした症状であった。本校における給食は、2校に供給されていたが、他の小学校では発症者はなく、調理従事者8名の健康状態は良好でノロウイルス（NV）も検出されなかったことから、給食センターを原因とする食中毒を否定した。

流行曲線から単一曝露と考えられたが、NV の潜伏時間から、21日の曝露が疑われた。21日に学校で便失禁した児童1名の存在が確認されたが、学校内で嘔吐の事例はなかった。また、21日以前にも複数の胃腸炎患者がいたことが確認された。患者数の多い1年生と3年生の当日の行動調査では、小体育館での授業を行っており、当日便失禁した患者も1年生と3年生が体育館を使用する前に利用していた。このことから、小体育館が主要な感染の場と推測された。

また、小体育館の利用が少ない高学年も発症していたことから、他にも感染源があると考えられた。仮に、21日正午を曝露時間とすると、平均潜伏時 |

間はおよそ 40 時間となった。

23 日発症の児童 10 名の検便の結果、9 名（1 年生 5 名、2 年生、3 年生、4 年生、6 年生各 1 名）から NV G I が検出された。遺伝子解析の結果 G I/8 に属するタイプで、Hu/NV/OC03034-2/GI/2003/JP（AB186089）に近縁であった。

行政指導	特に記載なし
重要事項	近年は G II の流行例が多発しているが、G I によっても流行することがあるので、注意を要する。また、NV 流行期では患者発生が 15 日間続いているので、早期に二次感染防止対策が必要である。

タイトル	小学校でおきたノロウイルス食中毒について
発生地	O 村、2006 年 1 月 28 日、小学校
原因	小学校でおきたノロウイルス食中毒
文献	三重県食監協食中毒事例(2005 年度)
著者	三重県食品監視協議会
発生状況	2006 年 1 月 28 日 10 時頃、村内の医師から B 小学校の児童が多数受診している旨の報告があった。Q 保健所が小学校の協力を得て食中毒と感染症の両面から調査を実施したところ、児童および教職員、調理従事者合わせて 387 名中 177 名が嘔吐、下痢、腹痛の症状を呈していることが判明した（調査終了後の最終患者数は 162 名）。

疫学調査の患者発生状況から、単一曝露型の集団発生であること、発症者に共通する感染機会は同校の給食以外にないこと、発症した児童の検便からノロウイルス（NV）が検出されたこと（すべて G II）、医師から食中毒の届け出がなされたことから、当該施設の給食を原因とする食中毒と断定した。

また、保存食の検査、施設の拭き取り検査、関係者の検便を実施したが NV は検出されなかった。NV の潜伏期間からさかのぼり、1 月 26 日の給食が原因食品と推定した。

1 月 26 日当日の調理員のタイムスケジュール、作業動線等を追って感染経路の解明に努めたが、どの段階で食品が汚染されたのかは不明であった。しかし、食品取り扱いの不適が今回の事例を起こしたと考えられた。そのため、栄養士および調理員に大量調理マニュアルを再確認してもらうとともに、調理員、栄養士、校長に衛生講習を実施し、衛生管理の徹底をはかった。 |

また、学校主催の保護者会に保健所も参加し、所長はじめ感染症対策担当者と共同でノロウイルス感染症についての話をし、NVに対する予防方法を説明した。

小学校の対応：

1月28日、朝から欠席児童の連絡を多数受ける。校医に相談し午後から休校。

29日、朝から報道対応に追われる。担任が各家庭を訪問。

30日、担任が保健所職員とともに家庭訪問（聴き取り調査実施）。

2月2日、給食施設業務禁止命令、校内清掃および消毒、職員会議で今回の経緯について保健所長から説明。保護者会開催。

3日、保健所立ち入り検査。

4日、同上。

5日、給食施設業務禁止命令解除、A教育長、校長に指導事項を文書で交付。

8日、給食再開。

教育事務所の対応：報道が先走ったことで、保健所の聴き取り調査が迅速に実施できなかったことや、NVによる食中毒について学校関係者が知らないということで、急遽研修会を開催した（平成16年2月から3月にかけて計3回実施）。

事故後の対応：5月11日にA教育長、Q教育事務所、Q保健所で指導事項の確認と教職員に説明をした。その席上、「いまだに保健所が実施した聴き取り調査が食中毒と断定するためのものであり、当時担任のクラスを保健所職員と一緒に回ったが保健所に利用されたとしか思えない。最初から食中毒だと判断するつもりではなかったのか」という意見も出た。

5月17日、施設の監視および保存食収去検査。

6月24、25日、A教育長、Q教育事務所、県教育委員会、Q保健所で打ち合わせおよび施設の立ち入り監査実施。

7月1日、P県民局食の安全安心監視グループと同行し、施設の監視。

今回の食中毒事件は、ウイルス性胃腸炎が流行し始めているなかでの発生で、NVが原因の食中毒であり、症状もウイルス性胃腸炎の症状ということで、教職員や児童の保護者もわかりにくい状況であった。A教育長をはじめ学校関係者は食中毒＝細菌性のものという認識が高く、ウイルス性の食中毒についての認識が全くなかった。

5月11日の先生の話から、聴き取り調査が疫学調査の基本であるというこ

とにもっと理解を得る必要性を痛感した。なお、学校では報道対応や食中毒発生時の対応ができていないということもわかった。報道発表された翌日、学校側は新聞社や TV 各社の取材に追われ大変であった。

行政指導 2月2日、給食施設業務禁止命令、校内清掃および消毒。5日、給食施設業務禁止命令解除。

重要事項 NV による食中毒の理解がないと、調査、検査に支障をきたすので、日頃からの啓発が必要である。また、報道関係の発表者を決めて、窓口を1つにしないと情報が混乱することがある。

タイトル	学校給食調理員が素手で調理したために「大根のナムル」をノロウイルスで汚染させた事例
発生地	A 町、2006 年 1 月 24 日、小・中学校
原　因	衛生管理体制の不十分な整備および学校栄養職員配備の必要性を再認識する食中毒事件
文　献	平成 18 年度学校給食衛生管理推進指導者派遣・巡回指導報告書 4-23
著　者	平成 18 年度学校給食衛生管理推進指導委員会

発生状況　1月25日22時30分にa小学校長からa小学校およびb中学校児童生徒が嘔吐・腹痛症状を呈したとの連絡があった。有症者は児童生徒124名中87名（70％）、教職員30名中19名であった。

本事例は、学校給食の保存食の「大根のナムル」と、有症者2名中11名、および学校給食調理人3名全員からノロウイルス（NV）が検出され、いずれも遺伝子配列が一致したことと、原因となった1月24日の給食を学生および同一業者から同一食品を納入している他調理場（b 調理場）には発症者がいないことから、a 調理場で調理した学校給食が原因と断定した。

事件の経過：1月25日15時00分、初発を探知、a 小学校、b 中学校で児童生徒が嘔吐（20名以上の生徒が発症、数名が入院）。

26日01：00　町教委が有症者33名、うち入院18名を確認
　　08：40　町教委が有症者141名、うち出席59名、欠席82名を確認
　　08：50　保健所が町教委から連絡を受け、町教委に対して11：00から立ち入り調査実施、諸帳簿、検便実施を連絡
　　08：55　道教委が町教委から連絡を受理、聴き取りにより状況を把握

09：00　対策本部を設置
09：20　児童生徒下校、給食の停止、翌27日を休校とする
27日12：00　町教委が有症者141名中受診58名、うち入院19名を確認
13：00　保護者宛に現状報告と二次感染防止啓発文書を郵送
13：00　a調理場、a小学校の消毒を実施
28日、道教委はa町に入り、聴き取り調査実施および調理場視察
13：00　a調理場、a小学校の消毒を実施
15：00　保育園児数名に二次感染の症状のあることを探知、保育園の消毒を実施
18：00　a町全戸に二次感染防止啓発文書を配布
29日、道教委は町教委に対し、電話で二次感染防止に万全を期すことと、学校給食従事者のメンタルケアに十分配慮することを指導
14：00　患者および「大根ナムル」からNVを検出したことから食中毒と断定
15：00　道内全市町村に対し、衛生管理の徹底について文書を通知

30～31日を臨時休校とし、引き続き児童生徒の健康状況の把握、1月30日から2月17日の給食を停止。a調理場、a小学校およびb中学校の消毒を実施。

2月1日、全児童生徒に手洗い・うがい方法の指導を実施。a町全戸に二次感染防止啓発文書を配布。

1月30日から2月15日、高校において、b中学に弟妹のいる数名の生徒が二次感染の症状があることを探知、当該生徒を出席停止措置。aおよびb調理場の給食従事者全員の検便によるノロウイルス検査を実施。b調理場の1名がNV陽性であった。b調理場の消毒、本人および家族の健康観察を実施した上で、検査結果が陰性となるまで就業禁止措置とした。

保健所および道教委を講師に招き、衛生管理の徹底、作業工程、作業動線の改善のための研修会を開催。

2月16日、学校医の意見を基に「対策本部」を解散し、終焉とした。

2月20日、給食を再開。

発生時の問題点：汚染、非汚染作業区域が床のラインで区別されていた。検収室が狭かった。手洗い設備の給水が冷水のみで、手洗いが不十分になる原因となっていた。学校給食従事者専用の便所が検収室から出入りする構造で、個室内に手洗い設備がなかった。下処理用シンクと調理台が離れており、移動する際に水受けの徹底が必要であった。非汚染作業区域に洗米機が設置

されていた。木製の調理器具を使用していた。包丁、まな板、ザル、ボウルの数が少なく、用途わけができていなかった。

| 行政指導 重要事項 | 発生時指摘された点はすべて改善されたのち給食を再開した。
町教委から第一報を受けた道教委は、保健所等関係機関と連携し、迅速かつ適切な対応をした。
a調理場は学校栄養職員未配置で、学校給食調理員は3名全員が臨時職員で、衛生管理者も配置されていなかった。学校給食調理員は衛生管理の知識が欠けていた。しかも町教委は「これまで問題が発生したことはないから大丈夫であろう」との認識から、学校給食実施者としての責務に問題があった。
手洗いには温水が不可欠である。流水では冬期に十分な手洗いができない。 |

タイトル	学校給食で提供されたパンを原因としたノロウイルスによる食中毒事例―北海道
発 生 地	北海道A町、2003年1月24日
原　　因	素手できな粉と砂糖を混ぜ合わせたことによるパンの汚染
文　　献	IASR 24, 315-316（2003）
著　　者	三好正浩、吉澄志磨、佐藤千秋、奥井登代、鹿野健治、他
発生状況	2003年1月24日19時30分頃、北海道A町の町立病院から小学生16名が嘔吐、腹痛等の食中毒様症状を呈し受診している旨、管轄保健所に連絡があった。その後有症者は増え続け、計511名が治療を受けた。

管轄保健所は原因を究明するため、A町と連携して有症者の疫学調査を実施するとともに、学校給食の調理を行ったA町学校給食センター、学校給食センターに納入している米飯およびパン製造施設、麺製造施設の3施設において、調理工程、衛生管理等について聴き取り調査を行うと同時に、保存食および食材の検査、調理従事者の検便を行ったが、病原細菌は検出されなかった。

衛生研究所では、ノロウイルス（NV）を対象とし有症者便23検体、吐物20検体、学校給食センター従事者便13検体、米飯およびパン製造施設従事者便7検体、麺製造施設従事者便5検体、22～24日にかけての保存食および食材35検体について、RT-PCR法で行った。

その結果、電子顕微鏡法では、有症者便8検体、学校給食センター従事者 |

便3検体、米飯およびパン製造施設従事者便2検体からNVが検出され、RT-PCR法では、有症者便11検体、吐物10検体、学校給食センター従事者便3検体、米飯およびパン製造施設従事者便1検体からノロウイルス遺伝子が検出された。

　遺伝子解析の結果、有症者および従事者から検出されたNVの遺伝子型は、一致することが判明した。一方、保存食および食材からはノロウイルス遺伝子は検出されなかった。

　その後、疫学調査によってA町小・中学校16校において有症者が認められ、学校ごとの発症状況には偏りがみられなかったものの、1月23日に学校給食を喫食しなかった中学校生および教職員には発症者が認められないことが判明した。また、A町内では風邪などの流行も認められなかったことから、23日の給食が原因食品として疑われた。23日の給食メニューは、ミニきな粉ねじりパン、昆布入りみそラーメン、アゲと蒟蒻の卵とじおよび牛乳で構成されていた。給食センターにおける調理工程には加熱作業が入り、その後の取り扱いでもNVに汚染される可能性は低いと考えられた。また、従事者は同一の給食を喫食していたことから、給食センターの従事者も同時に曝露された可能性が考えられた。続いて、食品を納入している米飯およびパン製造施設について製造工程の見直しを行ったところ、パンの製造工程において、加熱（油揚）後、パンにきな粉砂糖をまぶす工程があり、従事者がその前段階であるきな粉と砂糖を混ぜ合わせる作業を素手で行っていたことが判明した。

　これらを踏まえ、ミニきな粉ねじりパンに付着したきな粉砂糖を掻き取り、再度遺伝子検査を行ったところ、ノロウイルス遺伝子が検出され、遺伝子型が有症者および従事者のものと完全に一致した。検出されたノロウイルス遺伝子のコピー数は小学生用のパンで800コピー/個、中学生用のパンでは1,400コピー/個と算出された。ミニきな粉ねじりパンには発病させる十分量のウイルスが含まれていたものと考えられた。

行政指導　24日、医療機関から保健所、町役場に食中毒の連絡、町教育委員会から、校長会、学校給食センターに連絡、校長会は保護者に症状のある生徒は医療機関で受診するように指示した。

25日午前、対策本部を設置。朝、夕、防災行政無線で事件の経過と、町民に二次感染防止を呼びかけた。

26日、全校の保護者を対象に父母説明会を開催。

一部の患者からNV検出。

27日、道教育委員会は、外部委託品である麺やパン製造施設についても重点的に調査することを保健所と協議。

2月1日、保存食のきな粉ねじりパンからNV検出。平成15年度学校給食衛生管理推進指導員が、現地調査の同報告書および保健所が以下について指摘した。パン加工工場内に問題があった。工場内の便所は、個室内に手洗いが設置されていなかった。従業員は作業着のまま便所を使用し、作業員の衛生教育が不十分であり、手洗いの重要性が徹底されていなかった。従業員の健康管理ができていなかった。

重要事項 NV食中毒対策の基本は、加熱後の食品に素手で触らないことである。パンからNVを検出できたことが原因解明となった。素手での作業が大きな事件を引き起こすことがある。

タイトル	給食用パンによる小型球形ウイルス（SRSV）食中毒事件
発 生 地	T町、2002年1月28日
原　　因	学校給食のパンを介する食中毒事件
文　　献	福井県における食中毒事件の概要と主な事件例（2002年）、p.8-13
著　　者	福井県
発生状況	T町内の2保育所および1中学校の園児、生徒、教職員が同時期に嘔吐等の食中毒様症状を呈し、調査の結果、T町内のパン製造業者が製造した給食用パンを原因食品とするSRSVによる食中毒と断定した。 最終的には発症者が254名（届け出患者数130名）に上る大規模な集団発生となり、患者の兄弟姉妹（給食パンを喫食していない）から二次感染者39名も確認されている。

表1　潜伏時間

時　間	<9	9〜15	15〜21	21〜27	27〜33	33〜39	39〜48	48〜54	60〜66
患者数	2	2	3	14	76	18	9	1	1

表2　症　状

症　状	腹痛	下痢	嘔気	嘔吐
実　数	42	44	31	124
発顕率	32.3%	33.8%	23.85%	95.38%

D製造所は、A・B両保育所およびC中学校の給食用パンのみを専属的に製造・納入しており、28日給食用パンがA・B両保育所へ、29日給食用パンがA保育所およびC中学校へ、それぞれ納入・喫食されていた。

　A・B両保育所の給食用パン以外の副食は、献立内容こそほぼ同じであるが、食材納入業者も調理過程も別々（それぞれ独立した給食室で調理）であった。C中学校における給食用パン以外の副食は、T町内の他の9小・中学校と同じく、町立学校給食センターで調理されていた（約1,400食）が、他の9小・中学校で発症者はいない。T町内で、患者発生のなかった1保育所・9小・中学校への給食用パンの納入は他の製パン業者が担当していた。

　検査結果は以下のとおりである。

①	喫食有症者の便	14検体	10名からNV（P2-B）を検出
②	喫食有症者の嘔吐物	8検体	5名からNV（P2-B）を検出
③	喫食無症状者の便	3検体	―
④	二次感染者の便	3検体	3名からNV（P2-B）を検出
⑤	従事者の便	2検体	1名からNV（P2-B）を検出
⑥	検食・食材	41検体	―
⑦	拭き取り検体	8検体	1検体からNV（P2-B）、2検体からNV（P2-A）を検出

　喫食有症者の便10検体・嘔吐物5検体、二次感染者の糞便3検体、D製造所従事者の糞便1検体において、GⅡに属するノロウイルス（NV）がRT-PCR法で検出された。計19検体はすべて、P2-B型のNVであることが確認された。

　喫食発症者の糞便由来3検体（A保育所・B保育所・C中学校で各1検体ずつ）、喫食発症者の嘔吐物由来1検体（A保育所）、二次感染者の糞便由来1検体、D製造所従事者の糞便由来1検体の計6検体について検出遺伝子配列の解析を行ったところ、完全に配列が一致し、GⅡに属するNVと確認された。

　D製造所内の拭き取りや調理用物品について検査したところ、作業用手袋1検体から発症者由来配列と完全一致するNVが検出された。また、別の作業用手袋1検体・調理台拭き取り1検体からは、GⅡの別の遺伝子型（P2-A型）に属すると考えられるNV（発症者由来配列との相同性は76.1％）が検出されており、D製造所内がNVにより汚染されていたことがうかがわれた。

　製造所従事者については、遡り2週間について嘔吐・下痢症状はなく健康であった。しかしながら、従事者のうち1名は、糞便（2月1日採取）がNV陽性を示していた。原因食品と目された28・29日給食用パンの製造時点でウ

イルスを排出していたかどうかは定かでないが、汚染源となった可能性も考えられる。しかし、余ったパンを自宅で喫食することが習慣となっており、原因食品と同一ロットのパンの喫食が確認されているので、単なる被害者の可能性も否定できない。

行政指導	原因施設に対し、2日間（2月1日～2日まで）の営業停止処分。
重要事項	学校給食のパンを介するNVの食中毒事件がしばしば発生しており、学校給食ではパンも原因食材として考慮する必要がある。

タイトル	ノーウォーク様ウイルス（NLV）による急性胃腸炎の集団発生について（2001年度）
発 生 地	富山市、2000年5月24日、小学校
原　　因	「縦割り部活動」で、人から人への感染がさらに拡大された
文　　献	富山衛研年報 24, 110-115（2001）
著　　者	長谷川澄代、松浦久美子、中山　喬、安藤秀二、石倉康宏
発生状況	2000年5月24日、保健所に市内のH小学校で「嘔吐、下痢、吐き気」の食中毒様の症状が出ているとの報告が入った。5月22日には在籍者数741名中有症者217名、学年別では4年生119名中49名、5年生は120名中33名、6年生は135名中86名と、6年生が多かった。6年生の患者5名から糞便4件と、急性期と回復期の対血清5件を採取した。電顕法で4名の患者からノロウイルス（NV）が、ELISA法では2件がNLV陽性となった。細胞培養を用いた咽頭ぬぐい液からは、ウイルスは検出されなかった。患者糞便を粗精製してNLVを抗原として免疫電顕法で、急性期と回復期で有意な抗体上昇が認められ、NLV感染が確認された。 　聴き取り調査で、5月10日頃から5年生の中で不調を訴えながら登校している児童が30～37名いたとのことであった。5月19日に4、5、6年生の「縦割り部活動」があり、5月21日から4、6年生に患者が多数発生していたことがわかった。これらの情報から、5月上旬頃に5年生にNLV感染者が出現し、5年生の中で人から人へ感染が拡がっていたが、5月19日の4、5、6年生の「縦割り部活動」で、人から人への感染がさらに拡大され、5年生以外の4、6年生の感染者が爆発的に増え、大規模な事件になったと推定された。
行政指導	なし

重要事項	免疫電顕法で、血清学的に感染を証明されたことに意義がある。
備　　考	学校等では行事の後に集団発生事件が起きることがあるので、多くの学童が集団で何かを行うときにはその前に手洗いすることが必要である。

タイトル	ノーウォーク様ウイルス（NLV）による急性胃腸炎の集団発生について（2001年度）
発 生 地	黒部市内、2000年5月22日、小学校
原　　因	密室に近い環境で人から人へ感染を拡大したと推測された事例
文　　献	富山衛研年報 25, 110-115（2002）
著　　者	長谷川澄代、松浦久美子、中山　喬、安藤秀二、石倉康宏
発生状況	2002年1月20日に黒部市で開催された小学生のドッジボール大会参加者433名中93名が嘔吐、下痢等の胃腸炎症状を呈した。患者の最初の報告は栃波保健所館内のFチームであった。当初、Fチームが20日の夕食を取ったZ飲食店が感染源と考えられ、児童7名と同店従業員から糞便が採取され、ELISA法で患児4名と従業員2名（無症状）からNLVが検出された。しかし、疫学調査では同店で夕食後1時間頃から発症した患者が認められ、同店を感染源と認めるまでには至らなかった。一方、この大会へは県内各地から参加しており、各保健所の調査の結果、患者は全県内に散在していることが判明した。そのため、大会当日の昼食弁当による感染を疑い、上記とは別の患児とFチームが食べた弁当業者の従業員4名について、NLVの検出を行ったところ、患児からNLVが検出されたが、弁当業者の従業員からは検出されなかった。この弁当を食べた児童と食べなかった児童が混在しており、患児の半数は食べていなかった。食材からのNLV検出は困難であり、糞便検査から本事例の感染源・感染経路を特定するにはいたらなかった。 　感染症発生動向調査によれば、本事例の発生時期には富山県全域にNLVによる感染性胃腸炎が流行しており、大会日以前に無症状あるいは軽い症状で大会に参加し、密室に近い環境で人から人へ感染を拡大したと考えられた。
行政指導	なし
重要事項	なし
備　　考	ノロウイルス（NV）の感染拡大は講堂、体育館での行事の後に発生することがある。多くの人が密室に近い状況にあるときには、時々換気を行う必要が

ある。

タイトル	吐物が感染源と推察されたノロウイルス集団胃腸炎事例について
発 生 地	鹿児島県 A 市、1999 年 11 月 18 日、小学校
原　　因	嘔吐物を学童が処理した結果、全校に感染が拡大
文　　献	臨床とウイルス 32, 195-201（2004）
著　　者	新川奈緒美、川元孝久、秋山美穂、加藤由美子、西尾　治
発生状況	

　1999 年 11 月 18 日、児童数 846 人、職員 47 人、計 893 人の小学校で、96 人（11％）の児童が嘔吐を主とした食中毒様の急性胃腸炎を発症し、欠席した。平常時、病気等で欠席する児童は 2％以下であった。

　翌 19 日は 110 人（13％）、20 日には 51 人（6％）が欠席した。しかし、22 日の月曜日には 12 人（1.4％）と通常の欠席数になり終息した。最終的に児童 278 人（33％）、職員 47 人中 7 人（15％）が急性胃腸炎を発症した。学年別欠席者数は、各学年とも、18 日から 19 日にピークがみられ、1 年生に顕著で、1 年 3 組と 1 年 4 組では欠席者がクラスの半数を超えていた。

　疫学調査：発症は一峰性であり、学年別の欠席率は 1 年生が 31％と高率で、2 年生から 6 年生は 8〜12％と低いものの、通常の 6〜10 倍を呈していた。集団発生の 1 日前の 16 日に、1 年 3 組の児童が給食前に教室内で嘔吐していた。嘔吐した児童は自分で吐物を雑巾で拭き取り、その雑巾は教室前の洗い場で水洗後、干した。この洗い場は、1 年 4 組と共同で使用していた。そして、1 時間後、掃除時間にその雑巾を使用した。

　17 日には 1 年 3 組の児童 7 人が、教室のみならず保健室内で給食前から掃除時間にかけて嘔吐し、吐物は担任と養護教諭が雑巾で拭き取り、ゴミ箱に捨てた。この際の吐物の処理は単に拭き取っただけで、使用した雑巾等も消毒せず、水洗しただけであった。患者発生は 1 年 3 組の児童が 16 日に嘔吐してから 1〜2 日後に発症者が集中し、感染は全校に拡大した。

　食品および従事者のウイルス検査：10 日から 17 日の給食 28 品目の喫食状況の調査では、患者と無症状者の間に有意を示すものは認められなかった。給食食材はすべて NV 陰性で、給食を原因とする根拠は得られなかった。給食従事者からも NV は検出されなかった。患者 18 人中 10 人の糞便から NV が検出され、シーケンスの結果、10 株ともすべて一致しており、Hawaii 類似

株であった。

行政指導 なし

重要事項 嘔吐物は学童に処理させないことである。本例は嘔吐物による集団発生事例で初めて報告されたものである。

3.4 飲食店など

タイトル	**サンドイッチにかかわる食中毒事件について**
発 生 地	O市、2007年3月29日、会社他6事業所等
原　　因	サンドイッチによる食中毒事件
文　　献	豊中保健所食中毒報告書
著　　者	大阪府豊中保健所
発生状況	2007年3月29日、卵サンドイッチを食べた社員44名中10名が会社を休んでいるとの届け出が保健所に出された。その後の調査で摂食者数39名、患者数19名であった。患者19名の潜伏期間は21時間から41時間で、平均30時間、嘔吐は47％（平均5.3回）、下痢は100％（平均4.8回）、腹痛は63％に認められた。 喫食調査で、サンドイッチの χ^2 値が0.24、危険率が62％となった。他の食材（おにぎり、弁当、うどん、そば、ラーメン、カレーライス）ではいずれも疑わしい結果は得られなかった。 感染症を疑う要素がなく、27、28日にサンドイッチを食べた社員が多く発症していること、患者19名中14名からノロウイルス（NV）GⅡ/4が検出された。サンドイッチ調理従事者全員（2名）は健康であったが、検便でNVが、うち1名から検出された。 以上の疫学調査成績、患者および調理従事者の検便結果から、NVの不顕性感染者による食品の汚染が原因であったと判断された。 なお、患者便の食中毒原因菌検査では陰性であった。なお、調理過程は2時からレタス洗浄、その後食パンにからしマヨネーズを塗り、市販のミックスエッグ、レタス、ハムをはさみ順次包装。1時間程度で終了し、3時20分頃出荷。15時30分頃納品、食堂で保管、17時頃から喫食したものである。
行政指導	営業停止1日
重要事項	
備　　考	下痢を呈していなくて健康であっても、不顕性感染があり、手洗い不十分でサンドイッチを作る等の調理作業を行うと、NVによる食中毒事件を起こすことになる。実際にサンドイッチ工場ではレタス以外は既製品の食材を使用している。この工場では、健康な調理従事者の便からNVが検出されたことから、工場内でNVの汚染があったと判断された。

タイトル	ノロウイルスを原因とした食中毒・感染事例について
発 生 地	奈良市、2006年12月7日から5日間
原　　因	同一昼食を取ったグループでの感染症と食中毒事例
文　　献	県外発表用ノロウイルス食中毒、有症苦情集
著　　者	市川、福田、東條、山崎（聖）、佐羽
施　　設	飲食店Aで昼食

発生状況

　12月7日からA飲食店で昼食を取ったのは7日C校、8日X、Y校、9日Z校、10日S校、11日M、N校、12日D、B校の9校であった。

　C校は300名中34名が発症したが、Cの発症は飲食店Aを利用した翌日に保健所に届け出があり探知された。保健所等の調査では、初発患者は喫食日の2日前に発症（1名）し、旅行当初新幹線車中でも嘔吐した学生がおり、ピークは12月7日であった。このことから、この学校は感染症と判断。

　8、9日のX、Y、Z校は全員無症状であり、食中毒、感染症から排除された。S校は飲食店Aを利用後Hホテルで夕食・宿泊・滞在。AとHの利用時間の差は約5時間程度であり、Hの調理従事者から4名の健康保菌者が存在、保存検食のノロウイルス検査を実施したが、ウイルスは検出されなかった。当日のホテル利用は1グループのみで、食中毒ではないという決め手はなかったが食中毒と判断した。

　M校は135名中89名（昼食後Mロッジに宿泊）、N校61名中6名発症、B校は137名中47名が発症、そのほかに他のグループも発症あり。M、Nについては、①患者からノロウイルス（NV）検出、②同日の施設利用、③複数グループの発症、④調理従事者からのNV検出、等を根拠に飲食店Aを原因施設とした食中毒事件と断定した。

　D校は3名からNV GⅡが検出されたものの、事前発症があり、修学旅行中の車中や施設等、閉鎖的な空間において感染を引き起こしたとも考えられ、原因を特定できず、感染として処理した。

　C校の患者4名、D校の3名からGⅡ、A飲食店の従事者10名中5名、Hホテルの調理従事者4名からNVが検出された。

行政指導

NV曝露の発端は12月7日に当該施設を利用したCであると推定される。同施設は12月8日および9日とも他校の修学旅行生を受け入れているにもかかわらず、これらのグループでは有症者は確認されていない。

このことから、7日にC校を受け入れた際、施設を汚染させたか、従事者が感染を受け、食品を汚染させてしまったと考えるのが妥当である。当時の人

や環境についてのNVによる汚染状況の再現はできないため、推定の域を出ない。

飲食店Aに関しては、次のような不備な点が見受けられた。

① 保存検食を行っていなかったこと。同地区の飲食店は修学旅行に多く利用されており、今まで多くの食中毒（疑）事例を経験しているにもかかわらず、一部の営業者はその重要性をすぐに忘れることが多く、保健所の継続的な指導が必要。

② 当時NVの集団感染や食中毒事件が多発しており、保健所では「嘔吐に気をつける」とか「殺菌には塩素系薬剤を使用すること」といった啓発を行っていたにもかかわらず、営業者はほとんど知らなかった。

③ 営業者自身が営業優先で、危機管理意識が薄く、本人でさえも少し発症（軟便）していたにもかかわらず作業を続けていた。保健所の検査で、営業者からNV GⅡを検出し、そのことを伝えたにもかかわらず、「私は症状がない」と言い続けていた。

④ 調理場に従事者専用のトイレがないこと。教育・病院・福祉関係等の調理施設については、近年、大量調理施設衛生管理マニュアルに基づいて指導を行ってきたが、民間の施設については強い指導ができていない。

今回のケースでは、飲食店AおよびHホテルともに従事者複数名からNVが検出されたものの、Hホテル管轄の保健所がいち早く検食のノロウイルス検査を実施し、結果が陰性であったと発表したこと、有症者を出している飲食店Aが原因施設として強く疑われたこと等、奈良県側にとってはかなり不利な状況であった。やはり食品中のNVの検査を行うことが必要と考える。

重要事項 食中毒と断定するには食品からのウイルス検出が必要であるが、なかなか難しいのがNVである。

備　考 NVの流行期には、NV感染者が食中毒または感染症の集団発生を起こしており、食中毒事例と思われる事例においても、食中毒を起こす前に食中毒を起こしたグループ内に感染者が存在していたか否かを調査することが重要であることを、この報告は示している。

タイトル	食中毒を疑われたノロウイルス感染事例
発生地	奈良県A市、2006年、飲食店
原因	一見、食中毒と思われたが、乳幼児のオムツ便からの感染症
文献	県外発表用ノロウイルス食中毒、有症苦情集
著者	市川、福田、東條、山崎（聖）、佐羽
発生状況	市民Bから、×月×日法事で親族等32名（子供含む）が飲食店Kを利用したところ、2日後に21名が嘔吐、下痢等の食中毒様症状を呈したとの連絡があった。 保健所が19患者便のうち16からノロウイルス（NV）GⅡを検出した。 飲食店Kの食事が原因とした場合、潜伏期間は39.6時間であった。同日の店の利用者は約447名であったにもかかわらず、他には苦情や届け出はなかった。K店の調理従事者の検便、同日に同じメニューを提供したグループからNVは検出しなかった。 法事の参加者の中に幼児Cがいて、Cは1週間前から下痢をしており、当日もB宅、飲食店Kで下痢をしたため親戚の人がオムツの交換をしたほか、送迎中にマイクロバスの車中において下痢をしたため、抱いていた親戚の人のズボンを汚したことがあったとの証言を得た。Cは飲食店では全く食事を食べておらず、Cの家族の協力でオムツの便を検査することができ、その便からNVが検出された。 以上のことから、幼児Cからの感染事例であると判断した。
行政指導	なし
重要事項	下痢の幼児が飲食店Aの施設を汚染させていたら、次にこの施設を利用した客と従業員がNVに感染し、食中毒様症状を引き起こすが、実際は感染症である。食中毒事件として処理する危険性がある。
備考	食中毒の時には同じ食事を取った人のすべてを調査したこと。食事を取っていなかった人にも調査したことが原因究明につながった。また、幼児の患者の存在を突き止めたことが本事件の原因究明につながったと言える。

タイトル	ノロウイルス（NV）による食中毒事例における感染経路の究明と糞便中の NV の排泄期間
発 生 地	宮崎県内、2004 年 4 月
原　　因	ノロウイルスに感染している子供を弁当店に連れて行き、起こした食中毒事件
文　　献	宮崎県衛生環境研究所年報 16, 41-44（2005）
著　　者	岩切　章、元明秀成、山本正吾、平崎勝行、鈴木　泉、他
発生状況	調理従事者の子供が 4 月 3 日から下痢、発熱等の症状を呈して保育園を休み、親（調理従事者）がその子供を弁当店内に連れて来ていた。調理従事者 5 名のうち 3 名が 4 月 5 日に下痢、発熱、吐き気等の食中毒様症状を呈していた。なお、便所と厨房内には固定手指消毒器が設置されていたが、調理や盛り付けは素手で行われており、手袋、マスク等を使用していなかった。弁当を取った 136 名のうち 83 名が嘔吐、下痢等の症状を呈した。 　検査した 30 名のうち、患者 13 名と調理従事者 3 名（発症者）および子供（発症者）からノロウイルス（NV）GⅡが検出された。調理従事者で非発症者 2 名からは NV は検出されなかった。患者、調理従事者、調理従事者の子供から検出されたそれぞれの NV の塩基配列（291 bp）は 100％一致し、NV GⅡ/Saitama 類似株であった。 　発症後のウイルス排泄は、リアルタイム PCR 法では、10 名のうち 3 名から発症後 13〜16 日後まで NV 排泄量：10^3〜10^5 copies/g、4 名から 21〜23 日後まで同：10^4〜10^7 copies/g、さらに、患者 1 名と調理従事者（発症者）の 1 名からは、34〜35 日後まで同：10^4〜10^6 copies/g の NV が検出された。 　今回の事例では、疫学調査の結果から、まず、調理従事者の子供が NV に罹患し、子供から調理従事者へ感染し、さらに手指等により食品を汚染して多数の摂取者へと感染が拡大したと推定された。また、検出された NV の塩基配列の相同性が 100％一致したことからも、同一ウイルス由来であることが確認された。疫学調査の結果から、調理従事者の子供が NV に罹患し、子供から調理従事者が感染し、さらに手指等により食品を汚染して多数の摂取者へと感染が拡大したと推定された。
行政指導	不明
重要事項	ウイルスの排泄は 35 日まで認められたことから、症状消失後も 1 カ月間程度は厳重な手洗いが必要である。

タイトル	長崎市「レストラン十六番館食中毒事件」報告書
発生地	長崎市、2003年11月19日、レストラン
原因	調理従事者が調理室を汚染させた
文献	長崎市「レストラン十六番館食中毒事件」報告書2004年3月
著者	長崎市「レストラン十六番館食中毒事件」原因究明委員会
発生状況	2003年11月19日22時00分、熊本県から「修学旅行で長崎市方面を経由して阿蘇に宿泊中の高校生、教諭等が食中毒様症状を呈している」との連絡が、23時00分に福岡市から「修学旅行で長崎市を訪れた福岡市内と鹿児島県内の中学校の2団体の生徒、教諭等が食中毒様症状を呈している」との連絡が長崎市に入った。

19日、長崎市食品衛生課が修学旅行の行程表を調べたところ、市内のレストランで昼食を取っていたこと、これ以外に共通の食事場所がないことが判明。

20日に、同施設が原因となって食中毒様症状を発生させたとの疑いの下、当日の昼食の自粛と調理の中止を要請。

同施設は団体予約専門店であり、修学旅行や団体ツアー客にお土産や昼食の提供を行っていた。15日から17日は1団体ずつ30名以下、18日は5団体593名、19日は7団体931名であった。20日までに長崎県内に修学旅行、ツアー旅行に来て食中毒症状を呈している団体があるとの複数の連絡があり、いずれも同施設で昼食あるいは弁当を喫食していた。保健所は同施設を食中毒の原因施設と特定し、被害拡大防止のため、自主休業に引き続き、21日から26日までの営業停止処分とした。

21日には、患者が広域・多数に及ぶ食中毒事件へと展開する様相を呈し、保健所内に「対策本部」を設置した。熊本市、熊本県から患者の糞便、嘔吐物からノロウイルス（NV）が検出されたとの連絡が入り、原因物質はNVが濃厚となった。有症者は7団体454名となった。

また、23日には同施設の従事者の便および調理台の一部からノロウイルスが検出され、同施設が原因と断定した。

11月21日および22日に採取した従業員10名（調理人2名、配膳係8名）のうち5名（調理人2名、配膳係3名）からNVが検出され、ウイルス量は糞便1g当たり3億個～100億個であり、盛り付け台からは1cm^{2}当たり62個であった。

従事者の便5検体および盛り付け台から検出されたウイルスと、各自治体

の患者便および嘔吐物から検出されたウイルスは、Capsid 領域の塩基配列からgenogroup Ⅱ Mekico に属する株で、塩基配列はすべて完全に一致した。なお、食品69件はすべて NV 陰性であった。

　疫学調査の結果は3点に要約された。①症例が出た団体はすべて同施設が調理したものを食べていた。②同時期に長崎県内を訪れ、他の飲食店や旅館を利用した計44団体2,371名からの有症苦情はなかった。③症例の出た団体が利用した長崎県内の飲食店、旅館で有症苦情はなかった。

　食品ごとのオッズ比を推定したところ、A 高校では春巻き、B 小学校では皿うどん、C 高校ではブロッコリーのオッズ比が1より有意に大きい食品であった。昼食に出された春巻きとうどん麺は素手で扱っており、ブロッコリーは茹でたあと水をさらす時、素手で行っていた。

　感染した調理員がどこで感染したか、誰が先に感染して、従事者の間で感染が起きたのか解明することはできなかった。従業員は明らかに下痢や嘔吐等の消化器症状を発症していなかった。家族に幼児のいる従事者はいなかった。従事者5名は18日から19日に何らかの賄い食を食べていた。

　本事例は、調理員が調理の過程で恐らく食品を素手で取り扱うことにより汚染された可能性が最も高い。その要因として以下の点が挙げられる。

　喫食調査で共通する原因食が特定されなかった。調理員は手指の洗浄を野菜や器具を洗浄するシンクで行っていた。洗った手は前掛けなどで拭いていた。出来上がった食品を素手で取り扱うことが多かった。出来上がった食品を入れる容器と、原材料を入れる容器との区別がない。調理員がよく作業を行う盛り付け台から NV が検出された。まな板も用途別に用意していない。事件が起きる1週間前に調理員の1名が辞めたため、仕事量が1.5倍になっていた。

　本施設は、トイレの周りを調理場が囲むような構造となっており、調理場とトイレが隣接しており、従業員専用がなく客と兼用であり、履物の交換もない。トイレでの交差汚染も考えられたが、拭き取り検査で陰性であった。

行政指導　重要事項　6日間の営業停止。なお、同施設は営業停止解除後、廃業した。

この事件後、厚生労働省は飲食店等ではトイレを従業員と客用とは別にすることを推奨している。

今回の原因物質の NV はキャプシド領域が GⅡ/3 の MX 型で、ポリメラーゼ領域は GⅡ/4 の、リコビナント株であった。このことで、感染力が強かったとも考えられる。

タイトル	寿司店による食中毒事件
発 生 地	F市、2003年4月12日、寿司等の料理
原　　因	寿司等の料理を介する食中毒事件
文　　献	福井県における食中毒事件の概要と主な事件例（2001年）、p.8-13
著　　者	福井県
発生状況	

　2003年4月12日午後2時頃、F医療機関から「食中毒症状を呈した患者4名を診察した」との連絡が福井健康福祉センター（F保健所）にあった。

　患者および有症者の共通食は、4月6日に寿司店が調理提供した寿司などの料理のみである。当該飲食店は、当日他に25人の来客があり、食材は共通のものであるが、同一献立の提供は当該団体14人に対してのみである。

　寿司等の料理内容：寿司（イカ、マグロ、カンパチ、エビ、アナゴ、タコ、カジキ、ツブ貝）、酢ガキ、トリ唐揚げ（鶏肉、キャベツ）、サーモン焼き、つきだし（ホタテ）、トリ軟骨、野菜サラダ（キャベツ、キュウリ、トマト）、漬け物（しば漬け）であった。

　原因食品の特定は、検食が残っていなかったためできなかった。しかし、喫食調査結果からχ^2検定を実施したところ、1％危険率で有意差が認められ、「酢ガキ」が原因食品として推定された。

　（参考）χ^2値：「酢ガキ」7.02、「キャベツ」2.46で、他食品は0.3以下であった。

　食品取り扱い施設および従業員については、以下の状況であった。

　食品取り扱い施設の衛生状況：原因施設の衛生状態は、手洗いの消毒液が補充されていなかったが、概ね良好であった。

　給・排水の状況：調理施設で使用している水は上水道水（直結）であった。

　従業員の健康状態：調理従事者3名は、手指に創傷もなく健康状態は良好であった。

　病因物質の特定：食材が残っていないため、食材からの病因物質の特定はできなかった。便検査を実施した結果は、調理従事者からは、2名からウェルシュ菌、1名から黄色ブドウ球菌が検出され、また喫食者からは、2名からウェルシュ菌、1名から黄色ブドウ球菌が検出されたが、いずれも毒素は検出されなかったことから、細菌性病因物質による食中毒ではないと断定した。

　また、調理従事者1名、喫食者4名からSRSVが検出されたが、調理従事者と喫食者から検出されたものとを比較したところ、その遺伝子型は異なっていた。

以上のことから、喫食調査結果で「酢ガキ」が原因食品として推定され、SRSVが自然環境で生ガキに濃縮されることが知られていることと、喫食者4名からSRSVが検出されたことから、SRSVを本食中毒事件の病因物質として断定した。また、患者および有症者の共通食である寿司等の料理を原因として特定した。

本事件は、寿司店で会食をした14名の会社従業員のうち、患者5名を含む有症者12名が確認されており、また、その会食に参加していない従業員には有症者がいないこと、他に共通食がないことから、共通食である会食の料理を提供した「寿司店」を本食中毒の原因施設と特定するに至った。

原因食品については、有症者の発生から探知までの日数が経っており、また提供した食数が50食未満のため検食が残されておらず、微生物学的検索からは原因食品を特定できなかった。しかしながら、喫食調査結果からχ^2検定を実施したところ「酢ガキ」が原因食品として推定された。原因施設の衛生状態は概ね良好であったが、調査時点で手洗いの消毒液が補充されていなかった。

調理従事者と喫食者から検出されたSRSVの遺伝子型が異なっていたことから、今回の事件とは直接因果関係はないものと思われるが、従事者にウイルス保有者がいたことや生ガキの取り扱いを行っていたことから、手洗いの不備により他の食品への二次汚染が起きうる状況であった。

調理従事者の定期的なSRSVを含めた検便の実施と体調管理を徹底するとともに、手洗いを励行するなど個人衛生の徹底を促すこと、生ガキの成分規格にウイルスが入っていないことから、食材の二次汚染に注意して食材を取り扱うこと、調理器具を介した二次汚染を予防するため、調理後の器具は煮沸や薬品を用いて消毒すること等を強く指導する必要があると考える。

行政指導 4月13日から14日まで計2日間の営業停止処分とした。なお、この期間中に、施設の清掃消毒および調理器具の洗浄消毒を実施させた。また、再発防止のため、衛生教育を実施した。

二枚貝の事件では原因食材のカキからと患者から検出される遺伝子型が一致することは稀であり、通常は一致しない。

タイトル	会席料理による SRSV 食中毒事件
発 生 地	T 市、2001 年 12 月 5 日、飲食店
原　　因	調理従事者から手指を介した会食料理への二次汚染が原因と推定された事件
文　　献	福井県における食中毒事件の概要と主な事件例（2002 年）、p.2-7
著　　者	福井県
発生状況	会社の忘年会で会食した 43 名中 31 名が食中毒症状を呈した。症状は下痢、嘔気、嘔吐ともにほぼ 50％であった。調理従事者（2 名）、有症者（8 名）の便 10 検体を検査した結果、9 検体がノロウイルス（NV）陽性となった。また、施設拭き取り 2 検体（調理台、食器棚取っ手）から NV が確認された。NV 陽性となった拭き取り検査（2 検体）、調理従事者便（2 検体）、喫食者便（5 検体）から検出された遺伝子塩基配列をダイレクトシーケンス法により決定し、解析を行った結果、9 検体に由来する遺伝子塩基配列がすべて完全一致し、G II に属する NV に特異的な塩基配列であることも確認された。 　以上のことから、NV による食中毒と断定した。調査結果から、有症者の発生状況が明らかな一峰性を示し、単一曝露と考えられ、また、検出された NV の遺伝子配列パターンが完全に一致したことから、同一の汚染源である可能性が高いことが判明した。H 飲食店では、経営者本人が調理行為のほとんどを行っていたが、数日前から水様性下痢を呈していたこと、また、事件当日は処理能力以上の団体客を引き受けたことから、多忙により用便後の手洗いが不十分なままで盛り付け作業に従事し、一部の盛り付け行為は素手で行っていたことが判明した。調理従事者・有症者の便、施設拭き取り検体から検出された NV の遺伝子配列パターンが一致したことから、調理従事者からその手指を介した会食料理への二次汚染が原因として推定された。
行政指導	原因施設に対し、2 日間（12 月 19 日から 20 日まで）の営業停止処分。
重要事項	NV 食中毒事例の場合の二次汚染防止策としては、以下のことが必要であると考える。 NV 感染者から糞便中への NV 排泄が 2〜3 週間にわたったという報告がある。今回の事例でも、営業者が発症後 2 週間にわたり NV を排出し続けたと考えられることから、症状の有無にかかわらず、特に用便後の手洗いが重要である。 また、営業者の家族も含めた健康状態を把握し、下痢・嘔吐等の症状がある場合には調理行為をしないようにするとともに、症状回復後も、少なくとも 2 週間は手袋を着用し、食品等を汚染しないようにする。

食材ごとの調理器具の使い分けや十分な加熱、調理従事者が接触する調理器具類（食器棚・冷蔵庫取っ手など）の消毒を適時実施するとともに、盛り付け行為における素手の厳禁、および清潔区域を確保してから行うこと。

タイトル	SRSV食中毒に続発した感染症事例と二次感染の防止に関する検討
発 生 地	2001年1月13日、1月27日から2月3日、ホテル
原　　因	食中毒後、施設の消毒が不十分で集団発生を起こした事例
文　　献	食品衛生研究 52, 65-72（2002）
著　　者	堀切　敏、宮川幸二、清沢哲郎、白石寛子、小林文範、佐藤彰一郎、他
発生状況	2001年1月19日、ホテルに宿泊したA高校の生徒308名中174名が、嘔吐を主とする急性胃腸炎を起こした。患者発生が19日に集中していたこと、喫食調査により17日夕食のチーズケーキのアプリコットソース添えが相対危険（95%信頼区間）で、原因食品として疑われた（SRSVのRT-PCR法は陰性）、患者7名中6名の便がSRSVのRT-PCR法で陽性となったことから食中毒とした。

当該ホテルは営業停止期間を含め、6日間休業（1月21～26日）。1月26日に消毒業者により、厨房、コンベンションホール、玄関ホール、リネン類を60%エタノールで計581回噴霧を行い、翌日から客を受け入れた。なお、19日の深夜から20日の早朝に集中的に患者が発生し、通路、部屋およびコンベンションホール等で多数の患者が発生し、激しい嘔吐をしていた。

再開後、1月27日から2月3日までの宿泊者57グループ789名中26グループ309名が急性胃腸炎症状を呈し、患者便89検体中52検体からSRSVが陽性であった。最初のA高校のSRSVと営業再開後のSRSVの遺伝子配列は一致した。

営業再開後は患者の宿泊日は一致しておらず、疑われる共通食も認められなかった。再開後の集団発生は施設の環境が感染源として疑われた。当該ホテルは約1カ月間自粛し（2月4日から3月2日）、再度、施設の消毒を中心とする衛生改善を図った。

2回目の消毒は2月6日に実施、消毒場所は全館とし、部屋、通路、ホールはグルタラール（噴霧0.5%、7ml/m^2）、厨房は次亜塩素酸Na（噴霧150ppm、7ml/m^2）、器具（ドアノブ等）は70%エタノール（清拭）、リネン類は熱風乾

燥（100℃、40分間）した。なお、グルタラール噴霧後では、3日間は刺激臭が残り、施設の使用は不可能と思われた。

消毒後24日間休業。その後再開にあたり、親戚の人8名によく説明の上、ホテルに2～3泊させ、発症のないことを確認した。

消毒について、本事例では1回目の消毒では60％エタノールの噴霧で、限定した場所のみであったことから、消毒の効果がなく、また施設が汚染された直後に消毒を行わなかったことにより、ウイルスを飛散させた可能性があり、ウイルスが残存していたことから二次感染を起こしたものといえる。

従事者にかかわる感染状況：従事者39人中15名に胃腸炎症状があった旨の申告があり、6名はA高校の患者と同時に、9人が20日13時から22日4時に発症した。なお、吐物を処理または介抱した従事者13名のうち7名（54％）が発症し、44％からSRSVが検出されている。一方、吐物および介抱しなかった従事者15名のうち1名が発症し、ウイルスが検出されたのは1名であった。

また、A高校の事件後7日以内の従事者検便で37検体中10件が、同事件26日後の18検体中2検体がSRSV陽性であった。

行政指導	食中毒事件後4日間の営業停止。その後の感染症集団発生後は約1カ月間の営業自粛。
重要事項	食中毒後の嘔吐で施設全体が汚染され、消毒不十分で感染症を引き起こした。
備　　考	ノロウイルスを、消毒用アルコールでの消毒では完全に死滅させることができなかった事例で、その後感染症を起こした。従って、ノロウイルスによる食中毒後、患者の嘔吐物の処理、施設の消毒を的確にしないと、今度は感染症を引き起こす。

タイトル	感染経路が解明された *Norwalk virus* 食中毒事例
発生地	広島県
原因	調理従事者便→手指→食品→摂食者でのNVの伝播
文献	広島県保健環境センター研究報告 10, 15-18（2002）
著者	福田伸治、高尾信一、河崎智彦、山本一夫、住井賢一、他
発生状況	2000年12月6日、県北の開業医からT中学校生徒および教職員に多数の食中毒様症状を呈する患者を診察した旨の連絡が所轄保健所にあった。調査

の結果、患者は共通して12月4日および5日に仕出し弁当屋が調製した昼食弁当を喫食していることが判明した。本事例は摂食者数が257名、患者数89名であった。

検査には患者便54検体、調理従事者便7検体、調理従事者の手指拭き取り4検体、食品15検体および器具拭き取り検体の計83検体を供した。NVは患者便31検体、調理従事者便2検体、調理従事者の手指拭き取り1検体および食品2検体から検出された。手指拭き取りからNVが検出された調理従事者は、その便からもNVが検出された。NVが検出された食品はアジフライ（調理品）およびシューマイ（調理品）であった。12月4日には、ハヤシライス、チキン唐揚げ、たこ焼き、千切りキャベツ、みかん、牛乳および漬けものが、12月5日には、アジフライ、シューマイ、味まめ、ほうれん草のおひたし、千切りキャベツ、ごはんおよび牛乳が提供されていたが、χ^2検定では、4日のハヤシライス、チキン唐揚げ、5日のほうれん草のおひたしに有意差（$p<0.05$）が認められた。χ^2検定および検査結果から、両日にわたり原因と考えられる食材が存在しており、患者発生も二峰性を示していた。すべての食材が検査に供されていないが、χ^2検定結果と検査結果は一致しなかった。

患者便、調理従事者便、調理従事者の手指拭き取り、アジフライ（調理品）およびシューマイ（調理品）から検出した5株とも同一の塩基配列を示し、標準株であるTorontoと95.8％の相同性を示した。

行政指導	なし
重要事項	本事例では患者発生が二峰性を示しており、2日間にわたり食材が汚染されていたことも否定できない。本事例のように、系統立って検体が確保される事例は少なく、感染経路を究明する方策の1つとしては、広く検体を確保することが重要と考えられる。 NVの感染経路が解明できた事例を経験した。この事例では患者便、調理従事者便、手指拭き取りおよび調理済み食品から遺伝子学的に同一のNVが検出され、調理従事者便→手指→食品→摂食者へと伝播したことが強く示唆された。

3.5 飲料水など

タイトル	井戸水からノロウイルスが検出された食中毒事例
発 生 地	長野県A市、2004年5月31日、旅館
原　　因	井戸水のノロウイルス汚染による食中毒事件
文　　献	感染症学雑誌80(3), 238-241（2006）
著　　者	徳竹由美、小林正人、秋山美穂、愛木智香子、西尾　治
発生状況	事例概要：2004年5月31日、長野県の旅館を利用した後、グループが急性胃腸炎症状を示していると連絡が入った。5月22日以降の利用者から発症者が確認され、26グループ160名中18グループ65名（40.6％）が発症していた。患者は当該施設全館にわたって発症が認められ、いずれも施設利用後に発症していた。また、施設を吐物等で汚染した状況はなかった。潜伏期間は利用日ごとの朝食を曝露点とすると平均27時間、夕食を曝露点とすると平均38時間30分であった。

患者および従事者からノロウイルス（NV）が検出され、疫学および喫食調査から、当該施設で提供した食事を原因とする食中毒事件と断定された。摂食状況調査の結果、日ごとのメニューに有意差が認められるものはなかった。また、この施設では自家水として井戸水を使用していたことから、自家水の調査および検査を行うことにした。

当地域では、井戸を深く掘ると温泉が出るために井戸の深さは浅く、当該施設の井戸も地下10m程度と推測された。自家水は、一本の井戸から屋上の貯水槽に汲み上げており、塩素の注入は貯水槽上部から滴下する方法で、貯水槽内部は清潔であった。調理コーナー以外の厨房内、各階パントリー、全客室、各階トイレ、浴室の蛇口等すべてで自家水が使用され、客の飲用水、製氷機にも用いられていた。

残留塩素の測定は厨房内洗い場、給水栓でほぼ毎日行っており、5月9日以降0.05 ppmと低い状態が続いており、保健所は塩素注入機の調整を行うよう指示した。6月3日測定の残留塩素濃度は、貯水槽内の水0.22 ppm、浴室給水栓0.13 ppmであった。

ノロウイルス検査成績は、次のようであった。

糞便検査：患者38名中28名（長野県在住者9名中8名、他都道府県在住者29名中20名）、調理従事者を含む従事者13名中6名からNVが検出され

た。

　自家水検査：RT-PCR法で、6月3日採水の客室洗面所および6月9日採水の貯水槽原水（消毒前）からNVが検出された。リアルタイムPCR法で検出された1ℓ中のノロウイルスコピー数は、6月3日採水の客室洗面所が、超遠心法で31,000コピー、ビルコン濃縮＋超遠心法で170コピー、6月9日採水の貯水槽原水は、超遠心法で710,000コピー、ビルコン濃縮＋超遠心法で3,100コピーであった。

　食品検査：食品3件からはNVは検出されなかった。

　遺伝子解析：患者便、従事者便、6月3日採水の客室洗面所および6月9日採水の貯水槽原水について遺伝子配列を決定したところ、すべて同一でGⅡのLordsdale類似株であった。

　細菌の検査成績：6月3日採水の客室洗面所の自家水から食中毒菌は検出されず、一般細菌、大腸菌群が30個/ml以下であった。6月9日の採水の貯水槽原水では一般細菌は30個/ml以下で、糞便性大腸菌群が陽性であった。

　当該施設で用いられている自家水（井戸水）がNVに汚染されていたこと、この自家水が調理コーナー以外の厨房内、各階パントリー、全客室、各階トイレ、浴室の蛇口等すべてで使用され、客の飲用水、製氷機にも用いられていたことから、自家水が食中毒の原因水として推察された。

　検出された遺伝子型は、同時期に欧米および全国的に流行しているLordsdale類似株であった。

　自家水の細菌検査で貯水槽原水から、糞便性大腸菌群が検出されたことから、井戸水の糞便による汚染が考えられ、井戸水がNVに汚染された時期はNVの流行の後期であり、大量にNVを含んだ糞便等による原水の汚染があったものと推察された。しかし、汚染場所を特定することはできなかった。井戸水が大量のNVに汚染された要因の1つに、当地域では、井戸を深く掘ると温泉が出ることから、井戸の深さが10ｍ程度と浅いことが考えられた。

　今回の事例では、多くの食中毒患者が井戸水を介して発症したと推察されるものの、調理従事者からもNVが検出されていることから、中には調理人を介しての食中毒患者も含まれていた可能性も示唆されたが、本食中毒事件は井戸水が発端であったと考えられる。近隣ホテルからの井戸水原水2件からはNVが検出されなかったことから、当該施設の井戸のみが汚染されたものと推測される。

行政指導 井戸水の使用を禁止、行政処分は不明。
重要事項 井戸の水源が糞便等に汚染されない環境を作ることが必要である。

| 備　　　考 | 旅館の裏側に生活排水の流れている川があった。 |

タイトル	飲料水が原因のノロウイルス食中毒事例—新潟県
発 生 地	2003年3月22〜27日、29日、カラオケハウス
原　　　因	飲料水（井戸水）による食中毒事件
文　　　献	IASR 26, 330-331（2005）
著　　　者	田村　務、西川　真、飯田和久、新井田良平、紫竹美和子、角田由紀子、西尾　治
発生状況	事件の発端は43名が一次会でカキ鍋を喫食し、二次会でカラオケハウスを利用した。3月24日に行われた行事に参加した43名中28名が、24日から26日にかけて嘔吐、下痢等の食中毒症状を呈し、医療機関を受診した旨、27日に保健所に届け出があった。このグループは、一次会の飲食店でカキ鍋を喫食し、二次会でカラオケハウスを利用していた。一次会のみ出席した11名は発症せず、また28日以降、同じカラオケハウスを利用した4グループから食中毒の届け出があった。そこで、カラオケの予約受付簿と会員登録情報から施設の利用者を把握し、主要なグループについて調査を行った。調査の結果、摂食者は27グループ227名で、患者は151名となった。当カラオケハウスでは、飲料水として井戸水を使用しており、井戸水はジュースディスペンサーと製氷器に直結し、チューハイやジュースに供給されていた。ジュースやチューハイ等の井戸水が含まれる飲物で最も高いχ^2値47.81を示し、99.9％の確率で有意性を示した。これらの調査により、カラオケハウスが原因施設で、飲料水が原因食品であることが疫学的に推定された。

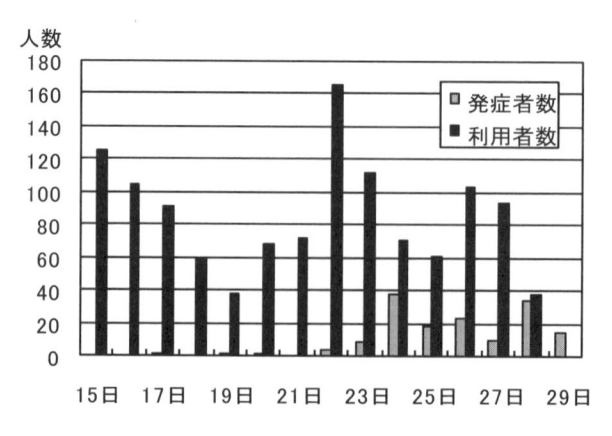

患者発生曲線は翌々日に形成され、3つのピークを形成した。患者の発症ピークは、利用者の多い翌々日に形成され、潜伏時間は多くが30～36時間であった。患者が連続して発生したのは3月22日以降であり、29日まで連続して患者が発生した。この原因として井戸水がノロウイルス（NV）により汚染されたのは、3月20日から21日の間と推測された。

現場確認当時、塩素滅菌器の次亜塩素酸ナトリウムは空になっていた。浅井戸で、蓋を開けると水面が容易に確認できる深さであった。井戸水の汚染源は調査できなかったが、受水槽は老朽化のため、本体の破損があり、周囲の点検スペースまで水があふれた状態で、井戸水には褐色の浮遊物が確認された。浄化槽から漏出した汚水により、井戸水がNVに汚染された結果と推測された。

井戸水がNVによる汚染を受けた場合、NVに対しては水道水の水質基準程度の次亜塩素酸ナトリウム濃度（0.1 ppm）では短時間で不活化はできないので、食中毒の発生を防止することは困難である。感染性胃腸炎の集団発生の際には、井戸水等の飲料水が原因となることも考慮して調査を行う必要がある。

検査結果：井戸水の細菌検査では、患者便23件中5件からウェルシュ菌が、23件中2件から黄色ブドウ球菌が検出された。井戸水からカンピロバクター菌、大腸菌が検出され、一般細菌数は$5.0×10^2$/mlで、井戸水の糞便汚染が疑われた。4名の調理従事者はNV陰性であった。患者便9検体について、9件中6件がGⅠ陽性、1件がGⅡ陽性、2件がGⅠ、GⅡとも陽性となった。井戸水はリアルタイムPCR法で、GⅠは100 ml当たり$9.6×10^2$コピーであったが、GⅡはサンプル量がなく実施できなかった。塩基配列の解析を行ったところ、井戸水から検出されたGⅠグループのKY89株97.7％の相同性があり、患者便検出株と100％一致した。患者便検出株は、SRSV-KY89株とGⅡグループのSaitama U25株（Ac.No.AB039780）に近縁のクラスターに分けられ、2つの遺伝子型が関与していたことが判明した。

行政指導 事件後の措置として、井戸水の使用を中止し、水道を施設配管に直結し、給水するよう改善した。

重要事項 飲料水の事件では患者発生が続くことが、1つの特徴である。また、塩素消毒が不備なときには大腸菌が検出され、糞便汚染が明らかとなる。

備　考 一次会でカキ鍋を喫食したことから、単純に考えればカキ鍋が原因と即断し、誤る可能性があった。二次会でカラオケハウスに行った人にのみ患者がみられ、疫学調査の徹底が本事件の解決につながったと言える。

3.6 二枚貝

タイトル	**食中毒事件報告書について**
発 生 地	M市、2006年4月3日、飲食店
原　　因	セル牡蠣による食中毒事件
文　　献	大阪府守口保健所食中毒報告書、2006年、6月7日
著　　者	大阪府守口保健所

発生状況　2006年4月3日、飲食店で3月28日の送別会会食に参加した23名のうち10名が3月30日から嘔吐、下痢等の症状を呈しているとの連絡が入った。

　営業者が事情を聞いたところ、発症者は当日提供したセル牡蠣（生牡蠣）を喫食していることがわかったため、4月5日に保健所に相談のため届け出た。

　潜伏期間は5時間から57時間で平均37.3時間、症状は下痢（1〜7回、平均4.2回）、腹痛、嘔吐（1〜6回、平均3.2回）であった。発症率は54.5%で、嘔気および発熱（37〜39℃以下、平均37.9℃）は63.6%に認められた。

　4月5日、保健所が会社に出向き調査を行ったところ、当日は送別会として会食を行い、他の同一行動はなく、共通食は当日の会食のみであった。参加者は2つのフロアに分かれており、同一フロアには参加者以外の有症者はいなかった。

　4月6日、参加者検便7検体、従業員便3検体を採取し、衛生研究所に検査依頼した。

　4月7日、患者7名中6名からノロウイルス（NV）GⅠ/8型を検出。従業員3名中1名からNV GⅠ/8を検出。なお、細菌検査では食中毒菌は検出されなかった。

　4月7日18時、営業停止の処分を行った。

行政指導　営業停止1日間、調理状況の調査、施設の清掃の指示を行い、調理器具の保管方法の指導を行った。

重要事項　営業者がNVの食中毒について十分に知識を持っていなかったために、新鮮なセル牡蠣であれば食中毒の発生は起こらないと思い、生食用としてセル牡蠣を提供し、これを喫食した客と、客が食べ残したセル牡蠣を喫食したアルバイトの配膳者1名の便からNVが検出された。

備　　考　生食用牡蠣には細菌（一般細菌、大腸菌、ビブリオ菌属）の規格基準がある

が、NVの規格基準はいまだなく、牡蠣はNV汚染がないとは必ずしも言えない。

タイトル	シジミ醤油漬によるノロウイルス食中毒事件に対する一考察
発 生 地	千葉市内の飲食店、2005年4月7日
原　　因	シジミ醤油漬によるノロウイルス食中毒事件
文　　献	千葉市環境保健研究所年報 13, 49-54（2006）
著　　者	横井　一、田中俊光、秋元　徹、三井良雄、小川原義博、池上　宏
施　　設	

　事件の発端は、2005年4月7日に千葉市内の飲食店を利用した2家族6名が、8日から下痢、嘔吐、発熱等の消化器症状を呈し、4月13日に患者を診察した医師から保健所へ食中毒の届け出があった。

　患者6名のうち5名がシジミ醤油漬を喫食していた。患者6名のうち5名は4月8日から9日にかけて発症していたが、残り1名は4月12日であった。

　保健所が採取した患者6名の糞便、市内医療機関から搬入された採取日の異なる同一患者（患者6名のうち1名）の糞便、調理従事者の2名の糞便、および患者が喫食したものと同一ロットのシジミ醤油漬の計10件を検査した。その結果、すべての患者から $3.1\times10^4 \sim 5.9\times10^8$ copy/g の遺伝子が検出され、4名からノロウイルス（NV）GⅠとGⅡ遺伝子の両方が、従事者2名からも $2.7\times10^5 \sim 5.9\times10^6$ copy/g の遺伝子が検出された。シジミ中腸腺からは 3.9×10^3 copy/g、シジミ醤油漬の漬け汁からは 1.5×10^2 copy/g の GⅠ、5.58×10^2 copy/g の GⅡ の遺伝子が検出された。RT-PCR法で増幅された遺伝子のダイレクトシーケンスでは患者1名からのGⅠ、2名の患者のGⅡ、シジミ由来のGⅠとⅡは塩基配列を決定することができず、サブクローニングが必要であった。

　最終的にGⅠで13株（患者由来8株、従事者1株、シジミ4株）、GⅡでは（患者由来8株、従事者1株、シジミ4株）の塩基配列が決定された。GⅠは8種類、GⅡでは6種類の遺伝子型が存在した。GⅠでは患者1名とシジミから4種類の遺伝子型が存在し、GⅠ/2に分類された患者2株とシジミの1株の遺伝子配列が完全に一致した。GⅡでは患者2名から2種類、シジミから4種類の遺伝子型が存在し、患者の5株とシジミ1株の塩基配列が完全に

一致した。従事者はGⅠ/10とGⅡ/11が検出され、これは患者、シジミでは存在していなかった。

発生状況	不明
行政指導	NVの食中毒の際には、リアルタイムで早期に原因ウイルス（NV）を特定し、同時に遺伝子解析に必要なRT-PCR法によるシーケンスを行うことで食品の特定ができた。
備　　考	生食用カキには細菌（一般細菌、大腸菌、ビブリオ菌属）の規格基準があるが、NVの規格基準はいまだなく、カキは必ずしもNV汚染がないとは言えない。 二枚貝事件では、二枚貝および患者から多くの遺伝子型が検出される。本事例のように、原因の二枚貝と患者から一致する遺伝子型が検出されるのは稀である。

タイトル	加熱調理済みカキによるノロウイルス食中毒事例—兵庫県
発 生 地	兵庫県内、2003年2月4日〜7日、自宅
原　　因	加熱調理済みカキによるノロウイルス食中毒事例—兵庫県
文　　献	IASR 24, 313-316（2003）
著　　者	池野まり子、押部智宏、近平雅嗣
発生状況	カキ加工所で生食、あるいは購入後に自宅で生食したカキや加熱調理済みカキを喫食した42名中38名がノロウイルス（NV）による食中毒を発症した。 2003年2月2日〜3日に、広島県方面へバス旅行をした、グループ15名のうち11名が、2月4日〜7日に嘔吐、下痢、腹痛、軽度の発熱を主徴とする嘔吐下痢症を発症した。調査では、旅行参加者の家族や知人、バスの運転手も発症していることが明らかになった。これらの発症者に共通する食品は、旅行中に立ち寄ったカキ加工所で生食したカキと、そこで土産として購入し、自宅で喫食したカキであった。試食または購入したカキはいずれも加熱調理用カキで、購入したカキは自宅で生食、フライ、焼カキ、鍋もの、ムニエル、カキ丼、天ぷら等に調理し喫食されていた。発症者38名中26名は、現地あるいは自宅で生食もしており、加熱調理済みカキのみを喫食したのは16名で、このうち12名が発症し、平均潜伏時間は42時間であった。 　検査の結果、患者糞便17検体中14検体、カキの残品5検体中5検体から

ノロウイルスが検出されたことから、カキを原因食品とする食中毒と特定された。患者糞便 17 検体、購入後自宅で保存されていたカキ残品 5 検体について検査した。食中毒細菌は、すべての患者糞便およびカキ残品から検出されなかった。ノロウイルス遺伝子は、17 名の患者中 14 名が、5 検体のカキ中 5 検体が陽性となった。患者から検出された NV の遺伝子型は genogroup (G) I が 2 名、GⅡ が 4 名、8 名からは GⅠ と GⅡ が同時に検出された。カキでは GⅡ が 4 検体、1 検体からは GⅠ と GⅡ が同時に検出された。増幅した 10 名の患者由来の NV の DNA（292 塩基）から、6 種類の塩基配列が確認された。加熱調理済みカキだけを喫食した、6 名中 5 名からノロウイルス遺伝子が検出されたことから、加熱調理済みカキからの感染が確認された。加熱調理済みのカキだけを喫食した 16 名のうちで発症者は 12 名と、高い発症率（75％）を示し、その喫食メニューはフライ、焼カキ、鍋もの、ムニエル、カキ丼および天ぷらであった。このため、調理によって NV を不活化するには、十分な加熱が必要と思われた。

行政指導	なし
重要事項	カキによる食中毒事件では、患者から様々な遺伝子型が検出される。

タイトル	ノロウイルス（ノーウォーク様ウイルス）と A 型肝炎ウイルスに汚染されたウチムラサキ貝による食中毒事件
発 生 地	浜松市、2001 年 12 月 11 日（ノロウイルス）、1 月 11 日（A 型肝炎ウイルス）、飲食店
原　　因	輸入大アサリ（ウチムラサキ貝）によるノロウイルスと A 型肝炎の食中毒事件
文　　献	感染症学雑誌 77, 89-94（2003）
著　　者	古田敏彦、秋山美穂、加藤由美子、西尾　治
発生状況	2001 年 12 月 11 日に、浜松市内の飲食店で喫食した 1 グループ 57 名中 22 名が、翌日から下痢・嘔吐・発熱等の急性胃腸炎症状を呈し、診断した医師から保健所に食中毒の届け出があった。患者は全員が冷凍中国産大アサリの辛子蒸しを喫食していた。 　患者 16 名中 4 名の便から EIA 法でノロウイルス（NV）の GⅠ と GⅡ の両方の抗原が検出され、RT-PCR 法でも同様の結果であった。ウチムラサキ貝

からも GⅠ、GⅡが検出された。GⅠは患者4株、ウチムラサキ貝2株、GⅡは患者4株、大アサリ1株の計11株の塩基配列を決定した。ダイレクトシーケンスで決定できたのは3株のみで、8株はサブクローニングが必要であった。GⅠおよびGⅡ共に4つのクラスターが存在した。患者とウチムラサキ貝では、GⅠは1株が99％の相同性を示したが、GⅡはすべて83％以下の相同性であった。

原因食品は、4名の患者から NV が検出され、飲食店から収去したウチムラサキ貝から NV が検出されたことから、「大アサリ」が原因食品と判断した。

12月8日から12日までに、他のグループではウチムラサキ貝の辛子蒸しは提供されておらず（10団体、178名）、患者発生もなかった。患者が大アサリの辛子蒸しは「生」のようであったと話しており、加熱不足が推測された。

調理従事者を含む飲食店従業員は、12月11日前後の健康状態は良好であり、便から NV は検出されなかった。

調理室の広さは 224 m² で広さは確保されていたが、汚染・非汚染作業区域や清潔・準清潔作業の区別はなかった。

調理室および食品保管庫の床や棚等の汚れが顕著であった。

調理室内の手洗い施設の一部が故障し、手洗いのための十分な水量が確保できず、消毒剤の設置もされていなかった。

一部の食品や調理器具が、調理室や冷蔵庫内の床に直置きされていた。また、一部の調理器具が床面に近いところに露出して保管されていた。

従業員専用のトイレに手洗いはあったが、専用の履物は用意されていなかった。従業員の健康チェックは実施されていなかった。

使用水は上水道を使用しており、手洗い施設を除いて特に問題はなかった。

当該飲食店調理室19カ所について拭き取り検査を実施したところ、3カ所（野菜用まな板、冷蔵庫の取っ手、配膳台（木製））からセレウス菌が検出されている。

その後、2002年1月11日から16日に、同じグループの4名がA型肝炎ウイルスを発症した。患者および大アサリからA型肝炎ウイルスが検出され、患者およびウチムラサキ貝から検出されたA型肝炎ウイルスは1A型であった。患者の糞便中のウイルス量は1g当たり $1.5 \times 10^8 \sim 3.7 \times 10^9$ コピーであった。

本事例のウチムラサキ貝は、2001年5月24日に中国より 2,700 kg 輸入されたものの一部である。

行政指導 指導：調理室の清掃、消毒（200 ppm の次亜塩素酸ナトリウム）の実施の指

導。手洗い設備の改善、従業員用トイレに専用の履物を設置する。適切な加熱調理。

本事例発生後、同ロットの貝から基準を上回る麻痺性貝毒が検出され、食品衛生法第4条違反により回収命令が出された。

12月16日から3日間の営業停止。

重要事項	輸入二枚貝によるA型肝炎の発生が証明された最初の事例である。 本件と同一ロットの大アサリが原因として疑われるNV事件が都内において発生し、東京都は当該喫食者がHAVに感染する可能性があるとして家族内二次感染防止の講習会を実施した。 大アサリの同一ロットから麻痺性貝毒が検出され、回収が指示された。厚生労働省は各検疫所長宛に、中華人民共和国産大アサリの輸入業者は、調理時に十分加熱する旨の表示を当該包装に行うことを指導するように通知した。
備　　考	二枚貝の事件では、貝と患者から検出されるNVの遺伝子型は一致しないことが多く、一致することはまれである。この例のように、患者と原因食材で99％の相同性が見られることは極めて少ない。

3.7 宴会場

タイトル	披露宴会場における集団感染事例について
発 生 地	東京都内、2006年12月5日、ホテル
原　　因	嘔吐物によって汚染された廊下絨毯からの塵埃感染
文　　献	第19回ウイルス性下痢症研究会抄録集、p.12（2007）
著　　者	林　志直
発生状況	2006年12月に、東京都豊島区内のMホテルにおいてノロウイルス（NV）による集団胃腸炎が発生した。

事件の概要：2006年12月5日、保健所はMホテルから12月2日、3日の宴会等の利用客で複数グループから嘔吐・下痢等の症状を呈している者がいるとの報告を受けた。食中毒および感染症の両面から、12月6日より2階から4階の宴会場、3階に主厨房、25階レストラン等の営業を自粛し、体調不良従業員の出勤停止、数回に及ぶ全館の消毒を実施した。利用者・ホテルの従業員の健康調査の結果、12月2～10日の利用者364名（2日・3日の利用者300名、利用階は3階164名・25階190名）および従業員72名、計436名の発症者であった。12月2日にホテルの利用客の1人が、発症者が集中している3階と25階の両フロアで、宴会場前の通路の絨毯の上に嘔吐し、嘔吐物の処理は洗剤で行われていた。患者92名中71名、従業員98名中15名の糞便からNV GⅡが検出され、患者44名と従業員15名はすべてGⅡ（2006EUb）で、残りの患者はポリメラーゼ領域がSaitama U1に類似していた。

本事例は、患者が3階と25階利用者に集中していたが、3階の主厨房と2階レストラン厨房は独立しており、共通食は認められなかった。嘔吐物によって、汚染された廊下絨毯から塵埃感染が発生したものと推測された。2、3階の厨房は13日、25階レストランは14日に営業を再開した。 |
| 行政指導 | 保健所は館内の消毒、従業員の健康管理の徹底を指示。 |
| 重要事項 | ホテルの廊下は換気が悪いので、塵となったウイルスが長期間そこに留まり、感染拡大が続く。 |

タイトル	披露宴会場における集団感染事例について
発 生 地	東京都内、2006年11月11、12日、結婚式場
原　　因	嘔吐による環境汚染による集団発生
文　　献	第19回ウイルス性下痢症研究会抄録集、p.13（2007）
著　　者	林　志直
発生状況	

　2006年11月11、12日に結婚式場を利用した複数グループから食中毒様症状を呈したとの連絡が保健所に入った。施設には地下1階と2階に宴会場、宴会用厨房2カ所（洋食と中華厨房）と、一般利用者向けのレストランがある。結婚式場は14日に洋食、15日中華厨房、18日に全館の営業自粛を行った。

　11日に地下1階2会場（洋食）と2階2会場（洋食と中華）、12日に地下1階会場（洋食）の利用者5グループ133名と結婚式場従業員29名、計162名に胃腸炎症状が確認された。11日には8組449名とレストラン217名、12日には3組294名とレストラン253名の利用者を確認したが、発症者は5組に限定され、レストラン利用者の苦情は認められなかった。利用者の施設内における嘔吐が、次の3カ所で確認された。① 11月11日12：30、地下1階更衣室前通路、② 11日15：00、地下1階披露宴会場内、③ 11日20：30、男性トイレ（2階）洗面所。①と②は同一人物であることが判明した。

　ウイルス検査は患者94名中78名、発症従事者29名中15名、非発症者従業員97名中5名からノロウイルス（NV）GⅡが検出された。検食50件、吐物を拭いたおしぼり3件、掃除用モップ2件、吐物汚染が考えられる絨毯、掃除機の塵2件を検査したところ、おしぼり2件と掃除機の塵1件からNV GⅡを検出した。

　ウイルスの遺伝子解析は、グループの患者由来31株、従業員16株、おしぼり2株、掃除機塵1株、計50株を実施した。すべてGⅡ/4（2006EUa）で、患者材料には上記①と②で嘔吐した利用者の糞便も含まれている。

　本事例の施設には3カ所の厨房があり、宴会料理の洋食、中華の利用者から発症者が認められ、一般利用者のレストランは苦情が発生しなかった。施設内の嘔吐①と②によりウイルス汚染が発生し、感染症集団発生に至ったものと考えられた。嘔吐③は、1月11日の披露宴4グループの利用終了後であり、集団発生とは関係ないと判断された。

　施設は営業自粛期間内に全館消毒、全従業員のウイルス陰性を確認し、12月1日より営業を再開した。

行政指導	なし
重要事項	掃除機の塵からウイルスが検出されたことは、ウイルスが塵となって浮遊することを示している。

タイトル	2006年に大阪市内の食中毒原因調査において検出された下痢原性微生物と主な事件の概要．市内の一ホテルにおいて連続して発生したノロウイルス（NV）集団胃腸炎事例
発 生 地	大阪市、2006年1月4日、ホテル
原　　因	宴会場の絨毯、同宴会場の空調機フィルターがノロウイルスに汚染
文　　献	平成18年度大阪市立環境科学研究所調査・研究年報　第69集
著　　者	長谷ら
発生状況	2006年1月4日から8日までの5日間に、市内の一ホテルを利用したグループに嘔吐、下痢を主症状とする集団胃腸炎が連続して発生した。患者発生は毎日1グループであり、合計5グループ160名であった。本5グループは、同じ宴会場を利用しており、同ホテルの他の宴会場を利用したグループに患者発生は認められなかった。 　当所に搬入された検体（糞便、食品、施設拭き取り水など）について食中毒菌検査およびノロウイルス検査を実施したところ、患者便60件中35件からノロウイルス（NV）（GII）が検出された。ホテル調理人の糞便検体、食品・水、施設拭き取り水からNVは検出されなかった。また他の原因となる食中毒菌も搬入検体から検出されなかった。 　一方、患者発生が認められたグループが利用していた宴会場の絨毯を掃除した掃除機内のごみ、および同宴会場の空調機フィルターについてノロウイルス検査を実施したところ、いずれの検体からもNV（GII）が検出された。 　以上の疫学情報および検査結果から、今回の事例は、何らかの原因で宴会場の絨毯がNVによって汚染され、絨毯の上の歩行や掃除などでウイルスが飛散し、同宴会場を利用したグループのみに感染が拡がった可能性が示唆された。
行政指導	なし
重要事項	環境汚染がNV感染を起こした可能性が示唆された。
備　　考	NVは粉塵と共に塵となり、舞い上がるので、施設全体を汚染するので注意を

要する。また、空調を介して施設全体にウイルスが拡散する。ホテル等では窓が開けられない構造になっており、ウイルスが長期間存在することになり、次から次へと患者発生が続くので、早期に感染防止策が必要であり、そのような施設ではフィルターの交換も行わなければならないことを示している1例である。

3.8 避難所

タイトル	中越大地震の避難所におけるノロウイルス患者集団発生
発 生 地	新潟県O市、2004年11月、地震の避難所
原　　因	避難所での濃厚接触による発生
文　　献	健康危機管理事例集（投稿中）
著　　者	田村　務、西川　真、他
発生状況	2004年10月23日17時56分に、新潟県中越地方の深さ13 kmでマグニチュード（M）6.8、新潟県の川口町で最大震度7の地震が発生した。震災により、49名が亡くなり、重軽傷者4,794名、住宅被害は全壊3,185棟、大規模半壊・半壊・一部損壊は117,206棟に及んだ。この震災の後、避難者は99,000人以上に達し、600を超える避難所が各地に設けられた。 有症者が発生した避難所は市の体育館で、避難者は11月9日時点でも600名を超えていた。有症者は3家族9名と3名の計12名で、嘔吐、下痢の症状があり、濃厚接触のある家族内感染が疑われた。有症者は、6カ所の会議室等の部屋に11名、アリーナに1名であった。 6名の患者（11カ月女児、16歳女性、25歳男性、65歳男性、65歳女性、94歳女性）の検便を行い、ノロウイルス（NV）の検索を行った。このうち、3名からGⅡ-3のArg320/95/AR（AF190817）株に近縁のNVを検出した。
行政指導	避難所における個別の患者対応は、訪問医療チーム等により行われるが、総括的な避難所の保健医療状況の把握、疫学調査、衛生指導は、保健所長を中心とした保健所チームが行った。
重要事項	不衛生な環境での炊き出しなどが行われ、食中毒発生の危険はあった。弁当による食中毒様事例も発生した。遠隔地で作られた弁当が運ばれ、避難者に配布された後、避難者が食料の確保のため、すぐに食べずに保管しておく場合があり、そのようなことがないよう、弁当はすぐに食べるよう指導がなされた。 避難所では、普段の生活で想像できない事態が起こるので、現場での衛生指導は重要であると思われた。
備　　考	保健所の徹底した手洗い指導と、病院へ患者を収容したことにより、患者の発生は12名で抑えられた。冬期にはインフルエンザの流行にも留意しなければならない。

3.9 その他

タイトル	菓子製造業者が製造した菓子パンによる食中毒事件
発 生 地	O市内、2007年3月19日、公共施設、老人福祉施設、病院等
原　　因	広域に発生した菓子パンによる食中毒事件
文　　献	食中毒の発生について、2007年9月26日
著　　者	大阪府守口保健所
発生状況	

　初発は3月23日15時30分に、大阪市内集団給食施設の利用者数名が食中毒様症状を呈し、共通食の1つにK社製造のパンがあるとの連絡があった。直ちに調査を行ったところ、自販機用に1日約1万個のパンを製造しており、他に同様の苦情はないが、従業員に体調不良者が数名いるとの回答を得た。

　翌24日、I市内集団給食施設の利用者数名が食中毒様症状を呈しており、喫食メニューにK社製造のパンがあるとの連絡があった。直ちに、K社に販売先リスト、14日から24日までの日別製造パンの種類および個数のリスト、従業員名簿の提出を指示した。また、K社製造のパンが食中毒の原因食品である可能性が高まり、営業の自粛および商品の自主回収を要請した。K社は直ちに翌日からパン製造を自粛すると共に、24日以前製造の全商品の回収を決定した。

　25日9時頃、当該施設に立ち入り、菓子パンの製造工程の聴き取り、従業員全員の症状調査および検便を依頼した。当日採取できた従業員便3検体を衛生研究所に搬入した。

　26日、引き続き従業員便34検体を回収していたところ、衛生研究所に検査依頼した25日搬入の従業員3検体中2検体からノロウイルス（NV）を検出したという報告があった。さらに、T市内の老人保健施設、O市内の医療機関および老人福祉施設においても同様の事例があるとの連絡を受けた。

　27日、前日までに被害の拡大が見られたことから、K社製造のパンの全商品の一次出荷先（11件）に対して苦情の有無の調査を実施したところ、上記食中毒発生疑い5施設のうち4施設の患者便22検体中17検体、およびK社従業員便37検体中15検体からNVが検出されたことが判明した。同4施設の共通食はK社製造パン以外にないこと、発症状況が類

似していること、医師からの届けがあったことから、K社製造のパンを原因とする食中毒事件と断定し、3月28日から2日間の営業停止処分および調査途上であったが、3月24日以前製造分のメロンパン、フランスチョコ、うぐいすパンの3種のパンについて回収を命じた。

　当営業者は菓子パン等140〜180種類（約13,000個/日）を製造し、一次卸先等（11件）を通じ、近畿地区の福祉施設・企業等685施設に朝食用等で提供している。

　2007年3月23日にO市の食中毒関連調査依頼に始まり、その後、近畿地区の複数の自治体47施設で食中毒が発生し、いずれも共通食に当該施設で製造した菓子パンがあることが判明した。製造日は異なるが、いずれの菓子パンも3月18日〜23日に同製造所で製造されたものである。

　3月18日に焼き上げた後の包装作業に、6時から社員1名（チーフ）と補助員4名が従事しており、使い捨て手袋は異物混入の原因となるとしてパンを素手で取り扱っていた。包装場で使用されていたタオル数枚は共用で、包装作業時、パンに使用したチョコレートなどで汚れた手や作業台を拭いたりしていた。また、3月18日にチーフが体調不良で午後から休みを取っており、その後、3月19〜22日にかけNVを原因とする症状を発症した従業員がいる。なお、このチーフの便からNVは検出されなかった（チーフの便は26日採取、完治していた可能性がある）。チーフはその後退職のため、前後の詳しい事情は聴けなかった。

　以上より、特定の種類のパン汚染でなく、18日を始めとして当該施設で製造されたパンが、人の手およびタオルを介して広範囲に汚染されたと思われる。さらに、二次感染したと思われる従事者と食中毒患者の便から検出されたNVの塩基配列が一致したことから、両者の感染源（推定18日作業のチーフ）は共通と思われる。

行政の指摘事項　施設：施設内の清掃不良、施設が狭い。
食品取り扱い者：従業員の手洗いの不徹底、手拭いと器具類の拭き取りを兼用するタオル等の衛生管理の欠如、加熱後の商品の包装を素手で行う等の衛生知識の欠如、中国人の作業者のため衛生管理について意思の疎通がなかった。従事者の健康等のチェックマニュアルの不備。
検査成績：患者便97検体中68検体、当該施設従事者39検体中8検体、販売先従事者・従業員39検体中8検体からNV検出。食品19検体、拭き取り14検体は陰性。喫食者数80,720名（18日から23日までの販売数を摂食者数とした）のうち発症者数323名（0.4%）、死者0名であった。

行政指導	3月28日から2日間の営業停止処分、および24日以前に製造されたメロンパン、フランスチョコ、うぐいすパン等の回収を命じた（製造者は24日夜より営業自粛と自主回収を実施していた）。食品衛生指導票を交付し、施設の改善を求めた。責任者の衛生教育の実施。
重要事項	
備　考	食品の大量生産が多くなっているが、そのようなところで、NVの汚染を起こすと、事件は広範囲、大規模となり、各自治体の協力が事件の解決に必要である。

タイトル	饅頭を原因とした食中毒事件
発生地	S市内、K市内、2007年2月7日～20日
原　因	饅頭製造過程でのノロウイルス汚染による食中毒事件
文　献	岐阜県食品衛生監視員研修会資料、p.6-11（2007年6月20日）
著　者	岐阜県西濃保健所
発生状況	2007年2月13日に、11日から12日朝にかけて下痢・嘔吐等の食中毒様症状を呈する者がいるとの届け出があり、患者の共通食は入学試験の際に提供された昼食用弁当であることが判明した。 　2月15日、O府から饅頭の製造数、販売数、他の苦情の有無について、製造所を所管するS保健所が調査を開始した。 　2月16日、I市内の老人福祉施設においても同様の食中毒症状を呈し、当該饅頭を喫食しているとの情報を得た。 　その後の調査で、8施設で喫食者数552名、患者数198名、死者数は0名であった。 　調査の結果から、1月9日製造饅頭（冷凍）を喫食した食中毒事件と断定した。 　患者59検体中33名からノロウイルス（NV）GⅡ型を検出、饅頭からもGⅡ型を検出。5ケースごと（1ケース20個入り）のNV汚染率は13個（65％）～4個（20％）であった。なお、饅頭の検査は饅頭表面を生理食塩水で洗い流し、その洗浄液からNVの検出を行った。このことから饅頭表面に感染力のあるウイルスが存在していたことが確認された。 施設の不備の指摘項目：1）トイレの出入り口が2カ所あり、施設内部が

汚染されやすい構造となっていた。2) トイレ専用の履物を設置していなかった。3) トイレ用の手洗い器が小さいため、使用しづらかった。4) 包装室の手洗い器が故障していた。5) 包装室と製造室とを区画する半自動扉が壊れていた。6) 木製の機械器具が多く、十分な洗浄消毒ができていなかった。7) 更衣室が製造施設の2階にあり、製造場所を通過しないと入れない構造になっていた。

給排水の状況：使用水は井戸水で受水槽はなく、ポンプで直接供給されていた。製造開始前に残留塩素濃度を確認しているとのことであったが、管理記録がないため、確認できなかった。

従業員の状況：従業員の中で、1月9日前後に病気等で欠勤や体調不良を訴える者はいなかった。2月17日に饅頭の製造に携わった5人に検便からのノロウイルス検出を行ったが陰性であった。40日近く経過しているので、この成績から当時感染していなかったとは言えない。

従業員の衛生管理：1) 手洗いマニュアルは作成されておらず、適切な手洗いがされていなかった。2) 包装工程に携わる作業従事者は、素手で饅頭に触れていた。このことが食中毒発生の原因であると考えられた。

行政指導 食品衛生法第54条の規定に基づき、2007年1月9日に製造した饅頭（冷凍品3,400個、賞味期限2007.10.6、生製品339個、消費期限2007.1.12）を2月28日までに回収することを命じた。

食品衛生法第55条の規定に基づき、2月17日から21日までの5日間営業停止処分とした。

再発防止の改善指導：1) 製造施設内の清掃、洗浄消毒を行うこと（ATP測定装置および清浄度測定試薬キットを活用し指導）。2) トイレの出入り口を1カ所とすること。3) トイレ専用の履物を用意すること。4) トイレ用の手洗い器は、使用しやすい大きさのものを設置すること。5) 包装室の手洗い器を補修すること。6) 包装室と製造室とを区画する半自動扉を補修すること。7) 機械器具類は、できる限り洗浄消毒しやすい材質のものを使用すること。8) 更衣室が製造施設の2階にあり、1階の製造室を通過しないと入れない構造になっていたため、場所を変更すること。

重要事項 原因の究明のため、2月20日に当該品を同一製造方法で製造し、検証を行った。その結果、蒸煮後放冷はラックごと取り出し放置しており、この間までは汚染は考えられなかった。しかし、その後、ラックから取り出し、自動包装機にセットする際、金網の上の饅頭は素手で取り扱っていた。他の製品は合成樹脂製の手袋を使用していたが、饅頭は粘着性が

強く、手袋をした場合、包装作業効率が低下するためであると考えられる。

| 備　　考 | NV は冷凍によって感染力が長期間保持するので、食中毒事件はいつまでも発生する。 |

4. 国内での事例―要約版―

4.1 高齢者福祉施設

4.1-1 ノロウイルス陽性の調理人から食品調理時の二次汚染が原因の食中毒
(千葉市、2005/11)

11月26日に、市内の特別養護老人ホームにおいて集団感染が発生した。発症者は58名(入所者51名、職員7名)であり、原因食品として当該老人ホームの給食施設で調理、提供された食事の関与が示唆された。11月23日昼食のメニューの調理工程には、加熱調理があり、ノロウイルス(NV)に汚染される可能性は低いと考えられたが、「かやく御飯」、および「かやく御飯のおかゆ」の調理工程は、「御飯」と「おかゆ」を別々に加熱調理した後、あらかじめ調理した共通の具材をそれぞれに混ぜ合わせるものであった。さらに、具材の調理はNVが検出された調理従事者が行っており、11月23日の昼食を喫食していなかった。NVが検出された食品は「かやく御飯のおかゆ」のみであったが、具材が当該調理従事者によってNVに汚染され、その具材がさらに「御飯」と「おかゆ」を汚染したことが調理工程の調査結果から推定された。
[IASR, 27(6), 156–157 (2006)]

4.1-2 夏に発生した人―人感染
(堺市、2005/7)

7月15日、市内の介護老人福祉施設(入所者120名、職員100名)で、入所者1名が嘔吐症状を呈し、翌日には職員2名が嘔吐、下痢を呈した。その後、発症者は増加し、17日〜23日にかけて入所者20名、職員14名が発症し、有症者は入所者21名、職員16名、合計37名となった。この施設の食事は併設施設内の調理場で調製したものを配食しており、両施設とも同じメニューで職員にも提供されていた。併設施設での発症者がみられないこと、給食を喫食していない職員も発症していること、患者の発生状況から、今回の事例は給食による食中毒ではなく、人→人感染によるNV集団感染事例と考えられた。
[IASR, 26(11), 300–301 (2005)]

4.1-3 片方の棟に限定して発生した集団感染
（山梨県、2005／1）

2棟の老人ホームと、1棟の診療所からなる3棟の独立した建物の施設で、片方の棟に限定した集団感染が発生した。初発は1月12日で、1月19日までに入所者20名、ショートステイ3名、職員8名、計31名（47％）の発症者がみられた。給食は2棟共通であることから食品媒介ではないと考えられた。本事例では初発者が居室内移動制限を受け、その他の発症者も行動を制限されていたことから、入所者の多くが使用しているオムツ等の処理を常時行っている介護職員を介して感染が拡大していった可能性があると思われた。
[山梨県衛生公害研究所年報, (48), 23-27 (2005)]

4.1-4 高齢者施設内集団発生
（京都市、2005／1）

2005年1月14日午後2時頃、入所者AがNVに感染した。その後16日に同じセクションで入所者B、18日にC、19日にD、E、F、職員にも感染した。合計5人が入院し、入院後の経過は順調で、一週間くらいで退院した。疾患そのものは2、3日で自然治癒する良性疾患であるが、感染力が強く、施設内で利用者と介護者の双方に拡大し、高齢者は感染して脱水症状が強くなれば命取りになりかねない。感染の拡大防止は、手洗いの徹底と汚染物の処理、環境整備である。早期に拡大防止対策を実行しなければ施設内へ蔓延し、長期化する可能性があるので注意する。
[日本医事新報, (4229), 28-32 (2005)]

4.1-5 施設内への感染の拡大と非発症者のNV感染
（山梨県、2004／12）

12月14日から24日にかけて、入所者、職員等施設関係者164名中78名が発症した。初発患者は3階の入所者で、当初は3階のみに発症者がみられていたが、徐々に他のフロアに拡まっていった。この施設は2階から4階に入所者が居住しており、入所者が居室以外のフロアに行き来することはほとんどなかったが、職員は日勤時間帯は担当フロアが決まっているものの、夜間は複数フロアを受け持っていた。全介護者10名中8名がNV陽性、フロアごとの入所者と職員の日時別発症者数の推移から、職員が感染拡大に関与したと思われる。また、38名の非発症者から10名ものNV感染者が認められた。このような非発症者は自身が感染に気づいていないため、感染源になりやすく、特に調理従事者や

介護職員は十分に留意する必要がある。
[山梨県衛生公害研究所年報, (48), 23–27 (2005)]

4.1-6　発症職員から施設内への感染の拡大
　　　　　（大阪府、2004／12）

泉大津市の高齢者社会福祉施設にて 12 月 24 日、職員 1 名が下痢、嘔吐症状を呈し、次いで 26〜28 日にかけて入所者 5 名に下痢症状を認めたが、いずれも加療によって軽快傾向にあったところ、初発から 5 日目の 29 日に入所者 9 名、職員 5 名が新規発症した。当施設では入所者と職員は同じ食事を取っていたが、3 フロアからなる施設において発症した入所者と職員が 2 階に限局されていたことから、人→人感染と判断した。31 日には 3 階のフロアにも感染が拡大した。29 日に発症した職員のうち 3 名が、2 階と 3 階を往来する職員であったことが 3 階への感染を拡大したものと考えられた。発症者数は入所者 60 名、職員 17 名の合計 77 名であった。
[IASR, 26(4), 98–100 (2005)]

4.1-7　1 人の嘔吐から施設内に感染の拡大
　　　　　（大阪府、2004／12）

茨木市の高齢者社会福祉施設において、12 月 3 日にショートステイ利用者 1 名が、ショートステイ利用者集会室にて嘔吐した。5 日に別のショートステイ利用者 1 名が嘔吐、職員 2 名も発症し、6 日には 1 階利用者に新たに 5 名、2 階利用者に 1 名と職員の 3 名が発症した。8 日には施設利用者 13 名、職員 3 名が発症し、第 1 回目の発生ピークとなった。施設は風邪予防対策を強化（手洗い励行、消毒剤の携行）したが、13 日には第 2 回目の発生ピークとなった。この段階で、NV の可能性が高いことから消毒薬を次亜塩素酸ナトリウムに変更した。発症者数はデイケア施設、グループホーム利用者にも拡大し、利用者 65 名、職員 40 名、計 105 名に上る大規模な発生となった。嘔吐現場が多数の利用者の集まる場所であったこと、嘔吐物の処理が NV の対応に準じていなかったことなどが感染を拡大する要因になったと思われる。
[IASR, 26(4), 98–100 (2005)]

4.2 病　　院

4.2-1　病院での人―人感染
　　　　（大阪市、2004／10）

10月18日～22日にかけて、市内の病院において30名の集団発生が認められた。患者は主に小児科の入院患者であった。今回の事例については、他病棟を含む患者の喫食調査等の疫学調査の結果、食中毒ではないと判断され、人から人へ感染が拡がった事例であると考えられた。施設内の消毒、本疾病が疑われる患者の吐物や糞便の適切な処理、手洗いの励行などの衛生指導を速やかに行うことにより、施設における流行は短期間に終息した。
[IASR, 25, 337 (2004)]

4.2-2　精神病院における集団感染
　　　　（富山県、2003／2004）

12月29日～1月5日にかけて、富山市内の精神病院で入院患者、看護職員61名が発症した。患者3名の糞便から同じ型のノロウイルス（NV）が検出され、塩基配列が一致した。初発患者の糞便、嘔吐物が適切に処理されなかったため看護人の手指を介して感染が拡大していったと考えられたが、感染源は特定できなかった。
[富山県衛生研究所年報, (27), 106-111 (2004)]

4.2-3　院内感染事例とその対応
　　　　（新潟県、2003／12）

12月30日、新潟市民病院の神経内科と整形外科の混合病棟の入院患者47名中13名に下痢、嘔吐の症状が出現した。準夜勤務者（3名）や出勤していないスタッフにも同様の症状が多いことがわかった。患者隔離・スタンダードプリコーションの徹底および厳重な接触感染予防策が実施された。1月8日には有症状患者は0となり、10日には患者の隔離解除・平常業務体制となった。NVによるアウトブレイクは病院機能を一時的に麻痺させるといわれる。比較的速やかに収束できた要因として、連日対策会議で検討・決定したことが現場のスタッフに確実に具体策として情報提供され混乱がなかったこと、スタンダードプリコーションのための物品の速やかな供給、年末年始で検査・手術がなく新入院患者

の制限など、隔離が容易にできたことなどが考えられる。
[環境感染, 20(3), 184–187 (2005)]

4.2-4　病院給食による食中毒
(福岡市、2003／5)

5月13日、市内の医療機関より病院内の飲食施設を利用している病院職員22名が嘔吐・下痢等の食中毒症状を呈したと管轄保健所へ届け出があった。調査の結果、有症者は全員が病院職員であり、初発は5月5日で、7日には有症者数が15名と最大になり、最終的には31名となった。有症者12名と調理従事者2名からgenogroup(G) Iが検出された。本事例では、有症者および調理従事者から共通してNV（GI）を検出し、有症者の大多数が同時期に発病したこと、そして有症者全員が発病数日前に同飲食施設で喫食していたことから、病院内の飲食施設を原因施設とするNV食中毒と判断した。
[IASR, 24 (12), 316–317 (2003)]

4.2-5　3名の初発患者からの院内への感染拡大
(兵庫県、2003／1)

一般病院で、1月30日に嘔吐や下痢を主徴とした患者が3階の病室に入院し、31日には軽快退院した。2月1日にはこの患者と同室の1名と、2階の入院患者など計3名が同様の病状を呈し、その後は、5日をピークに4日〜12日にかけて職員を含めた54名が発症した。本施設の11名の調理従事者の2名も発症し、そのうちの1名と未発症の調理人1名からNVが検出された。しかし、2名の調理従事者の発症は流行が終息を迎えた10日であった。さらに、職員は病院給食を取っておらず、患者によっては特別食が与えられているなど、そのメニューはまちまちであることから、給食を原因食とする食中毒は否定された。
[IASR, 24 (12), 319–320 (2003)]

4.2-6　外部からの院内への持ち込みによる集団感染
(東京都、1999〜2000)

東京女子医科大学付属病院において、1999年11月から2000年4月の間に、病院外から持ち込まれたNLVが原因と考えられた急性胃腸炎の院内集団発生を4病棟で経験した。NLVによる急性胃腸炎を発症した計56名（患者32名、ナース19名、医師5名）の患

者・スタッフのうち、46名（患者27名、ナース15名、医師4名）からの便60検体および吐物1検体について、RT-PCR法による検査を施行した。61検体のうち、28名40検体よりNLVが検出された。侵襲率は患者が0.19、看護師が0.15、医師が0.07であった。集団発生のコントロールにはスタンダードプリコーションの徹底および便・吐物に対する感染防御を呼びかけた。人一人感染が主な感染経路と考えられた。看護師は患者同様、感染の危険が高かった。コントロールは難渋を極め、感受性を有する患者の多くが罹患したところで流行が沈静化した病棟もあり、さらに厳格な防御策の適用が必要と考えられた。
[感染症学雑誌, 76(1), 32-40 (2002)]

4.2-7 病院給食が原因と推測される集団感染
（富山県、1997）

11月27〜28日にかけて、県内の整形外科病院で入院患者34名中11名が発症した。患者3名、無症状の調理従事者2名の糞便からSRSVを検出。11月26、27日のメニューには生で食する食品の提供はなく、原因食は特定できなかった。患者、調理従事者が同一の給食を摂食しており、どちらからもウイルスが検出されており、感染源の特定はできなかった。病院内での給食が介した集団発生事例と推測された。
[IASR, 18(5), 106 (1997)]

4.3 障害者施設・福祉施設

4.3-1 サポウイルスによる感染性胃腸炎集団発生
（宮崎県、2005／5）

5月11日～23日にかけて県北部の中学・高校生を対象とした知的障害者厚生関連施設で発生した。発症者数／入園者数は20/44名で、介護職員にも下痢・嘔吐等を呈した者が確認されたが、調理従事者には有症者はなく、サポウイルスも検出されなかった。患者の発生状況や食品の調査等から感染症事例として対応された。
[IASR, 26(12), 338-339 (2005)]

4.3-2 知的障害者施設におけるサポウイルスの集団発生
（千葉県、2005／2）

2月中旬、千葉県内の知的障害者厚生施設で急性胃腸炎の集団発生、との届け出があった。当該施設は入所者50名（19歳～56歳；男性35名、女性15名）、職員30名で、そのうち入所者17名、職員5名が発症した。2月17日に1名の発生があった後、20日7名、21日6名をピークとし、26日まで患者発生が続いた。20日、21日の大きなピークは単一曝露が考えられた。施設の建物は2階建てになっており、すべての部屋は2人用で、1階に16室、2階に12室であった。入所者は同じ食事を取っているにもかかわらず、患者発生は1階の部屋に限られており、このことから食事との関連性は薄いと考えられた。施設で行っている作業工程と患者発生にも関連性はみられず、感染源を特定できなかった。また、22日～26日の患者発生は二次および三次感染と思われた。
[IASR, 26(4), 100 (2005)]

4.3-3 自宅から施設に持ち込み、感染が拡大
（富山県、2004／5）

入園者50名、職員25名、臨時職員6名の施設で5月5日～14日にかけて下痢・嘔吐の患者が14名発生した。患者は男子棟に限られていた（14/25）。入園者は連休中全員帰宅しており、5月5日の夕方に初発患者が発生した。本事例は帰宅中にノロウイルス（NV）感染した患者が施設に戻って発症し、感染源となった人―人感染と考えられた。

[富山県衛生研究所年報, (28), 93–98 (2005)]

4.3-4 施設内での集団感染
（富山県、2001／11〜12）

小杉町の重症心身障害者施設の入所者（19/52）が11月30日〜12月3日にかけて発症した。患者（4/4）からNVを検出した。頭初、食中毒を疑ったが、患者が入所者に限られており、同じ食事を取った職員からの発症者がいないことから食事による感染とは特定できなかった。入所者の居室14室のうち9室で患者が発生しており、その位置関係は隣り合わせ、または隣接していた。このことから、本事例は単一曝露型の感染で、感染者の排泄物で汚染された手指などを介してNVが人から人へ直接伝播したと考えられた。
[富山県衛生研究所年報, (25), 99–102 (2002)]

4.3-5 養護施設の寮における集団感染
（福井県、2000／1）

1月13日に、清水町の養護施設の寮で11名の入寮者と1名の職員が嘔吐・発熱などの症状を呈した。有症練は全12寮のうち1つの寮に集中しており、寮での食事または1月11日昼の新年会に出された仕出し弁当を原因とする食中毒、摂食による人─人糞口感染の両方の可能性が考えられた。通常の食事は全12寮分を専用の厨房で一括調理し、各寮に分配後、寮ごとの食堂で食べにくいものを刻んだりして提供されるとのことで、食中毒を想定すると食堂での職員からの汚染、または学生寮のみの共通職である仕出し弁当の両方の可能性がある。自覚症状のない職員7名中3名がSRSV陽性を示しており、介護などで濃厚な摂食が日常的な業務であることも考えあわせ、手指を介した人─人感染も考えられる。
［福井県衛生研究所年報, (38), 39–44 (2000)］

4.4 幼稚園・保育所

4.4-1 非流行期における集団感染
(堺市、2005／8)

市内の保育園（園児146名、職員35名）において8月2日より嘔吐、下痢などの症状を呈する園児が複数名発生した。この保育園には0〜5歳児までのクラスがあり、8月12日までにすべての年齢層で有症者の発生がみられ、有症園児は合計24名、職員3名となった。有症園児6名、職員2名のうち、園児4名、職員1名よりノロウイルス（NV）を検出した。3名から得られたNVの塩基配列は一致した。この保育園では、園児、職員とも同じ給食を食べていたが、患者の発生状況等から人→人感染によるNV集団感染事例と考えられた。
[IASR, 26(11), 300–301 (2005)]

4.4-2 初発患者からの人―人感染
(富山県、2005／3)

3月8日〜10日にかけて保育所で園児（38/73）、職員（2/6）が発症した。3月8日に初発患者（下痢、1歳）が医療機関を受診後に登所していることがわかった。当施設では、玄関近くに1歳児のいた部屋と調理室が廊下を挟んで向かいあっていた。患者は1、2歳児に集中しており、職員も発生していることから、初発の子供から、他の子供、職員へと感染が急速に人―人感染で拡大したと考えられた。
[富山県衛生研究所年報, (28), 93–98 (2005)]

4.4-3 保育園での集団感染の拡大
(岩手県、2004／5)

5月10日、管内の医療機関から下痢・嘔吐を主症状とするA保育園の園児19名を診察した旨の情報提供があった。A保育園は、在籍園児数158名、職員数26名で、患者は園児のみで、報告のあった19名以外にも患者が発生していた。初発患者は8日夜に発症していた。A保育園では自施設での調理による給食を実施し、午前・午後のおやつと昼食を提供していた。また、8日の午前中には父母も参加しての行事を行い、参加者に昼食として

仕出し弁当を配布した。保健所では給食または仕出し弁当を原因とする集団食中毒も疑い調査を開始した。患者は10日以降も園児と園児の家族等に発生し、18日まで発生が続いた。最終的な患者数は、園児が56名、園児の家族等が14名で計70名であった。給食による食中毒、仕出し弁当による食中毒の可能性は除外された。本事例は、人→人感染によるノロウイルス胃腸炎の集団発生で、最初の感染機会によりNVに曝露された園児が9日をピークに発症し、その後、発症した園児から他の園児や家族等へと次々に感染が拡散したのではないかと考えられた。

[IASR, 25 (7), 180 (2004)]

4.4-4 保育園での集団感染
（茨城県、2003／12）

12月15日を初発とし、保育園において234名中98名が嘔吐・下痢等を呈し欠席した。発症者の共通食は園内の単独調理場で作られた給食であった。発症者の糞便から高率にNVが検出され、ロタウイルスおよび食中毒菌は不検出であった。発症日時のバラつきが大きかったことから、感染症の可能性が高いと考えられた。また、12月9日に集団発生のあった小学校とは比較的近距離にあるため、家庭において兄弟間で二次感染があった可能性もある。

[IASR, 25 (6), 156-157(2003)]

4.4-5 2回の発生ピークが現れた集団感染
（滋賀県、2003／10）

県内の幼稚園（園児188名、職員16名）で、10月29日に、年少組在籍者60名中20名が嘔吐、下痢を発症して欠席したため、年少組が10月31日まで学級閉鎖となった。10月29日〜30日における他の学年の有症者数は、年中組在籍者65名中8名、年長組在籍者63名中4名であり、有症者は年少組に集中していた。有症者5名からNV遺伝子が検出されたため、NVが原因と判断された。当該幼稚園では、給食等の共通食は提供していないため、食中毒とは考えられなかった。また、感染経路の特定はできなかったが、有症者がある学年に集中していることから、園児間の感染が疑われた。新規の発症者は10月31日にはみられなくなったが、保健所の調査以前に、すでに園内で嘔吐・下痢をした園児が数名いたことから、園内での流行が蔓延することが懸念された。その後の新規発症者は、11月1日には1名であったが、2日には8名となり、初発学年とは異なる学年を中心として11月5日には2回目のピークが認められた。この要因として、すでに園内でウ

イルスが拡散していたことと合わせて、家族内発症がみられていたため、家庭内での感染経路の遮断が不十分であったことが考えられた。
[IASR, 25 (3), 78 (2003)]

4.4-7 幼稚園での胃腸炎の集団発生
（岩手県、2001／11～12）

11月29日～12月1日に県南部のA幼稚園（園児117名、職員14名）で園児19名が発症した。患者6名中4名から遺伝子的に同一のNVが検出されたことから、当該事例はNVの集団発生と考えられた。感染原因については、当初食中毒が疑われたが、A幼稚園では給食は実施しておらず、市販の菓子や乳飲料等をおやつとして提供しているのみで、提供されたおやつにも全患者に共通するものはなかった。そのため、当該事例が食品や飲料水を介した感染であったのか、または人から人への感染であったのか特定することはできなかった。
[IASR, 23 (2), 40-41 (2002)]

4.4-7 幼稚園における集団感染
（福岡市、2001／11）

11月3日～9日にかけて、A幼稚園の園児33名が嘔吐・腹痛・下痢などの症状を訴えた。患者の半数以上はB組であった。当幼稚園では給食を提供しているが、給食従事者や保母等幼稚園関係者に発症した人はいなかった。また、4日に発症した1園児の両親が5日に発症していた。そこで園児11名（患者）、園児の両親2名（患者）、保母10名（無症状）および調理従事者4名（無症状）の便について検査を実施した。RT-PCR法の結果、園児11名、両親2名および保母1名の計14名からNLVを検出した。陽性となった保母は無症状で、患者が多かったB組の担任であった。他の保母や調理従事者からは検出されなかった。
[IASR, 23 (1), 11-12 (2002)]

4.5 小学校

4.5-1 学校給食による食中毒
（和歌山県、2005／12）

11月に和歌山県南部の小学校でノロウイルス（NV）の集団感染が発生した。この小学校では11月24日に全校生徒93名中69名（74％）が嘔吐と下痢により欠席したため、生徒93名、教師11名、調理師2名を対象として消化器症状の有無などに関する調査を行った。また、原因と考えられる11月22日に出された給食の冷凍サンプルや調理器具などに関してNVの検査を行った。有症状者4名（教師1名、生徒3名）と調理師2名の検便も行った。11月22日の給食を食べた105名中85名（81％）が発症した。NVが検出されたのは有症状者4名だけであった。10家族14名にも発症がみられた。
[IASR, 27(1), 13–14 (2006); Jpn J Infect Dis, 59(3), 205–207(2006)]

4.5-2 小学校における集団感染
（島根県、2005／6）

6月7日、医療機関からA小学校（児童数300名余）の児童を診察したところ、嘔気、嘔吐、腹痛を呈する児童が他にもいるとの情報を得たと連絡があった。同小学校では6月5日に全校行事と学年別の懇親会（保護者、児童、教員が参加）があり、患者が6年生に集中し、ほとんどが7日に発症していたことから、当初、懇親会の食事を介した食中毒が疑われた。その後の調査で6年生には4日に発症した者、および懇親会の料理を食べずに発症した者が複数いること、1年生にも同様の症状の者が複数いることが判明した。本事例の患者を6月4日以降に腹痛、下痢、嘔気、嘔吐のいずれかを呈した者と定義すると、患者数は6年生33名、1年生9名、保護者・兄弟13名、計55名であった。感染症と判断した。
[IASR, 26(8), 223 (2005)]

4.5-3 サポウイルスによる感染性胃腸炎集団発生
（宮崎県、2005／5〜6）

5月11日〜6月13日にかけて、県南部の小学校で発生した。患者の定義を嘔吐や下痢の

症状があり欠席した者として調査を行った。患者数/全校生徒数は86/531名で、NVによる集団発生例に比べて全般的に症状の軽い傾向がみられた。初発患者は5年生の女子で、11日から腹痛・下痢・嘔吐などの症状を示し、12日に教室で嘔吐した後、発熱が37.8℃あったために早退した。この患者は13日には熱も下がり登校しているが、17日まで下痢が持続していた。13日に5年生全員が同じフロアで握手など接触する機会の多い英語の授業を受けていたことや、5年生と6年生は同じフロアの教室を使用し、さらに、同じフロアの多目的室や図書室も共有しており、これらのことが5年生と6年生に多くの患者のみられた要因と思われる。5年生担任教師と英語専任教師も下痢を発症した。また、比較的長期間にわたって新規患者の発生した原因は、家庭内の兄弟姉妹間の感染によって学年を越えて感染が持続的に拡がったためと思われた。

[IASR, 26(12), 338-339 (2005)]

4.5-4 サポウイルスによる集団胃腸炎
（神奈川県、2005／5）

A小学校は5月の初め頃から欠席者が増加傾向にあり、欠席者数は約100名となった。これらの欠席者の主症状は下痢、嘔吐、腹痛であった。食中毒、感染症の両面から調査を行ったが、給食は共同調理場から3つの学校に供給されており、他の2校での欠席状況は通常と変わらなかったことから、感染性胃腸炎が疑われた。患者便41検体からNVは検出されず、非発症者便17検体中1検体からNVが検出された。EMで患者便41検体中23検体、非発症者便17検体中2検体からSRSVが検出された。サポウイルスのRT-PCR法を行ったところ、患者便41検体中37検体、非発症者便17検体中2検体が陽性であった。発生状況などの調査やサポウイルスの検出結果から、NVはこの集団発生とは関係がなく、本事例はサポウイルスによる感染症事例であると考えられた。

[IASR, 26(12), 339 (2005)]

4.5-5 特定のクラスでの集団感染
（京都市、2004／6）

6月10日、下痢、嘔吐の症状で多数の児童が欠席していると学校医より連絡があった。調査の結果、全校児童数637人中61人が欠席していた。欠席者は2年生のAクラスに25人おり、その他のクラスでも数人ずつ欠席していた。欠席者のほとんどが前日より嘔吐、下痢、発熱の症状を呈していた。また、教育実習生、教師（ともにAクラス以外）および給食調理従事者が1人ずつ同様の症状を呈していた。11日の欠席者は55人でそのう

ち2年生のBクラスが11人であった。AクラスとBクラスは同じ階に教室が並んでおり、使用するトイレも同じであった。その他の有症者もA、Bクラスと同一階に教室がある児童ばかりであった。有症者便32検体と調理従事者便2検体からNVを検出した。陽性となった調理従事者のうち1人は10日に発症しており、残りの1人は無症状であった。調理従事者2人からもNVが検出されたことから、給食の二次汚染の可能性も否定できないが、特定のクラスで多数の有症者が発生していることなどから、この事例は教室内の吐物による汚染を原因とする感染症が疑われる事例であった。

[IASR, 26 (1), 17 (2004)]

4.5-6 体験学習の宿泊施設への持ち込みによる集団感染
（堺市、2004／5）

5月20日〜21日、和歌山県日高郡の宿泊施設を利用して、1泊2日の体験学習に参加した堺市内の小学校2校の児童が嘔吐・下痢・発熱の症状を呈した。両校とも、20日の昼前に宿泊施設に到着し、21日の昼過ぎまで滞在した。初発患者のA小学校2名の児童が20日20時頃、下痢、嘔吐症状を呈した。この時、寝具、衣服およびベッド周辺が吐物で汚れたため、引率者が寝具を取り換え、雑巾を使って清掃し、衣服は洗面所で洗浄した。翌朝には、A、B両校生徒および引率者全員で、各部屋、廊下を箒で清掃した。その後、22日の午後をピークとして、両校の生徒に急性胃腸炎症状がみられた。有症者は参加者206人中124人で、両校のすべてのクラス、引率者から患者が発生した。患者糞便からNVが検出されたが、宿泊施設の従業員の便、保存食および施設拭き取りからはNVは検出されなかった。初発症状のみられた2児童は、体験学習に参加する前に、すでにNVに感染していたと推察された。この吐物が原因となって二次感染がみられ、多数の児童、成人（引率者）への感染が拡大した可能性が考えられた。

[IASR, 25 (9), 236 (2004)]

4.5-7 小学校で発生した急性胃腸炎の集団事例
（岩手県、2003／10）

10月19日に保健所に、N小学校の多数の児童が胃腸炎症状を呈しているとの連絡があった。調査したところ、19日時点でN小学校では、児童368名中90名が、教職員23名中5名が発症していた。N村の小学校、中学校は各1校ずつで、両校ともN村学校給食センターの給食を実施しているが、中学校では胃腸炎症状を呈している者はいなかった。N小学校の水道はN村の簡易水道で、他の施設にも供給されている。20日以降N小学校にお

ける患者の発生は減少し、発生は 18、19 日に集中していた。一方、患者の家族に二次感染と思われる患者の発生が認められた。今回の集団発生は、患者の発生が 2 日間に集中した単一曝露型の発生であったことから、当初、学校給食か水道を原因とする食中毒ではないかと疑われた。しかし、給食については、小学校と同じく学校給食センターによる給食を行っている中学校では二次感染を除いては患者の発生がなく、また、小学校の水道は広い範囲に供給されている村の簡易水道であるが、小学校の関係者以外に患者の発生は確認されなかった。これらのことから、感染経路については特定することはできなかった。

[IASR, 24 (12), 323–324 (2003)]

4.6 中学校・高校・大学・各種学校

4.6-1 宿泊体験学習で集団感染
（富山県、2002/5）

4月9日～10日に金沢市で宿泊体験学習を行った高岡管内の中学校の2年生と先生ら103名中49名が発症した。患者（14/14）、宿泊ホテルの調理従業員（3/6）からノロウイルス（NV）が検出された。これらの従業員は症状を呈していながら調理に従事していたとのことであった。本事例は感染者の糞便で汚染された手指を介して食品が汚染され、この食品を食べることにより感染したと考えられた。
[富山県衛生研究所年報, (26), 100-104 (2003)]

4.6-2 修学旅行中に発生した食中毒
（青森県、2001/4）

4月24日に北海道からの修学旅行者が青森市内の旅館において発症し、その96.4％が入院する集団発生があった（帰りの船内での発症者を含めて100名中81名が発症）。患者糞便SRSV粒子を確認し、PCR法によりNV遺伝子を検出したが、食品からは検出されず、感染源、原因食品の特定には至らなかった。また、患者の日時別発生状況を見ると2峰性になっていることから、食中毒が発端となり患者の便、吐物による二次感染が推察された。帰宅後二次感染と見られる家族内感染の報告もあった。本集団発生には2種類のウイルスが存在することが示唆された。
[青森県環境保健センター研究報告, (12), 7-11 (2002)]

4.6-3 中学校の寮での食中毒
（福井県、2000/3）

小浜市内の中学校の寮生27名中20名が3月4日頃から食中毒様症状を呈した。共通食である寮の食事を原因とする食中毒事件と断定した。SRSV陽性者に無症状の調理従事者が含まれていたが、同一メニュー摂食の可能性があり、感染源であるのか、被害者なのかの判断は困難である。
[福井県衛生研究所年報, (38), 39-44 (2000)]

4.6-4 給食当番の生徒からの感染の拡大
(兵庫県、2000/6)

6月に県内の中学校でSRSVによる集団嘔吐下痢症が発生した。この学校の総数は266名で、患者発生は1年生の1クラス（1-1）を主体に、時間の経過とともに他のクラスや家族にまで及び、総数は69名となった。1-1では6月6日に患者が発生し、7日に26名が発症し、この家族が6月8日～15日にかけて発症していた。初発患者は嘔吐下痢症の症状を呈していたが登校し、給食当番にあたっていた。本事例は特定の患者から感染が拡大した集団嘔吐下痢症と考えられた。
[IASR, 21 (9), 198 (2000)]

4.6-5 高校の学生寮での集団感染
(富山県、2000/4)

4月19日～23日にかけて高岡市内の高校学生寮で入寮生（5/19）が発症した。患者（5/5）糞便からNVが検出された。聴き取り調査で、この寮の調理人が4月18日頃胃腸炎症状を呈したとの情報が入った。このことから、NV感染者である調理人の排泄物が何らかの経路で食品を汚染させ、それが感染源となったと推定された。しかし、調理人に関しては調査ができず、感染源・感染経路を特定できなかった。
[富山県衛生研究所年報, (24), 110-115 (2001)]

4.6-6 オフシーズンの食中毒
(福岡市、1999/6)

6月1日～22日にかけて、市内下宿施設同居の学生34名中14名が嘔吐・下痢等の食中毒様症状を訴え、うち数名は病院を受診した。調理従業者のうち1名が5月23日～26日に下痢・嘔吐の症状を呈しており、5月31日には盛り付けを行っていたが、事件発生時の従業員の糞便が入手できなかったため、事件との関連性は確認できなかった。患者便6検体からRT-PCR法により確認したが、6月1日の夕食残品から原因物質は検出されず、発症者の喫食調査においても原因食品は推定できなかった。
[IASR, 20(8), 192 (1999)]

4.6-7 修学旅行で食中毒
(岡山県、1998／5)

5月15日～17日に倉敷市内のF中学校の3年生7クラス252名、教員14名、合計266名がF県、N県、K県をまわる修学旅行に参加した。戻った後の5月20日になって、F中学校から倉敷保健所に修学旅行参加者が食中毒様症状を呈している旨、通報があったため調査したところ、生徒137名、教員2名（男0名、女2名）、合計139名が、症状を訴えていることが明らかになった。患者発生は18日と19日に集中しており、原因は修学旅行中のいずれかの食事と考えられた。喫食調査に基づく統計的解析によれば、16日の昼食が最も疑われたが、同日の夕食および17日朝食の可能性も否定できなかった。しかし、旅行中F中学校が利用した施設についての関係自治体の調査では、他の利用者からの有症苦情はなかったとのことで、原因施設、原因食品、汚染経路は不明であった。
[IASR, 19(11), 250–251 (1998)]

4.6-8 予備校の寮における集団感染
(札幌市、1989／10)

10月28日の午後から札幌市内の予備校寮の入寮生（18/64）が食中毒様症状を呈した。患者の発生は24時間以内に集中しており、単一曝露型の様相を示した。17/18が入院し、やや重症性を示した。この予備校には他に2つの寮があり、同一の食材を使用して食事を提供しているが、この2つの寮に有症者はいなかった。喫食者と非喫食者に有意差のある食品は見出せず、生ガキ、刺身などの生モノはなかった。
[札幌市衛研年報, (19), 74–78 (1992)]

4.6-9 合宿で集団感染
(滋賀県、1988／4)

4月20日～24日に長浜市内県立商工高校の1年生の合宿オリエンテーションに参加した生徒、教師合わせて130名中101名が食中毒様症状を訴えた。E、G、Fの各クラスにより臨床症状は異なり、Eクラスは G、Fに比べ発病率が低く、嘔吐回数は少ないが下痢回数は多かった。患者2名の糞便よりSRSVが検出された。原因食品を推定することができず、感染経路も不明であった。
[滋賀県立衛生環境センター所報, 24, 80–87 (1990)]

4.7 催し物・集会

4.7-1 団体の会食による食中毒とその後の二次感染
(長崎県、2004/3)

3月9日、A団体に参加した一般参加者およびスタッフ45人が会食を行ったところ、夕食喫食者のうち7人が3月10日早朝より発症して医療機関を受診し、うち1人の便からノロウイルス(NV)を検出した。夕食を喫食していないが有症者の介護や汚物などの処理をした6人が同様の症状を呈しており、5人が医療機関を受診し、うち1人からNVが検出された。食材が残っておらず食品検査が実施できなかった。この事例では、感染症として二次感染が強く疑われたが、疫学調査は実施していない。
[長崎県衛生公害研究所報, (49), 125-128 (2004)]

4.7-2 施設内でのダンスパーティー参加者
(富山、2003/11)

11月2日に施設でダンスパーティーを開催したところ、当日参加者85名のうち19名が発症した。患者6名の糞便から同じ型のNVが検出されたが、当日オードブルを搬入した3業者の従業員14名からは検出されなかった。患者の発症時間から単一曝露型の感染が考えられたが、感染源、感染経路を特定することはできなかった。
[富山県衛生研究所年報, (27), 106-111 (2004)]

4.7-3 子供会での食中毒
(三重県、1997/12)

U町公会堂において子供会を開催し、公会堂調理室にて調理した鶏飯を喫食した40名中33名が12月6日～8日にかけて発症した。調理人は無症状であったが、糞便からSRSVが検出された。数日後、同会に出席しなかった家族にも同様の症状が見られ、家族内の二次感染も認められた。調理人の子供が事件発生前の12月3日～5日に嘔吐を主症状とする風邪様患者で学校を欠席しており、SRSVの家族内感染があったことが疑われた。このことから、不顕性感染していた調理人の手指を介して食品が汚染された可能性が示唆された。

[三重県衛生研究所年報, (43), 49–53 (1997)]

4.7-4　餅つき大会に参加して集団感染
（滋賀県、1997／11）

11月17日～20日にかけて県内の小学校で胃腸炎症状を呈して多くの児童が欠席した。児童の家族にも発症している者がおり、これらの児童と家族の多くは11月15日に小学校主催の3世代交流の餅つき大会に参加していたことが明らかとなった。参加者以外にも持ち帰った餅を食べた家族で発症者がいたことから、この餅を原因とする食中毒と断定した。餅を食べた人数は合計182名で、50名が発症した。潜伏期間が90時間以上の発症者が2名いたが、家族も発症しており、二次感染の可能性が考えられた。餅に関して細菌の付着があり、不衛生であったことが確認されているが、実際のウイルス混入経路は不明である。

[滋賀県立衛生環境センター所報, 33, 82–87 (1998); IASR, 19(5), 106 (1998)]

4.8 飲食店（仕出し・持ち帰り）

4.8-1 食品調理時の二次汚染が原因と推定された食中毒
（千葉市、2006／1）

1月26日、市内医療機関の医師から千葉市保健所に「数名の病院職員が下痢、嘔吐等の食中毒様症状を呈しており、食中毒の疑いがある」旨の通報があった。病院職員に対する聴き取り調査等を行ったところ、発症者に共通する食事は市内の仕出し屋が調理、提供した弁当のみであることが明らかとなった。弁当は昼食として約70の事業所等に配送されており、1月23日〜25日の間に弁当を喫食した403名のうち158名が発症したことから、当該仕出屋が調理、提供した弁当が原因食品として疑われた。原因食品は24日に調理、提供した「人参炒め」と特定された。本事例では、調理従事者（5/8）からノロウイルス（NV）が検出され、うち4名が24日の弁当を喫食していた。残り1名は非喫食者であったが、発症日が27日であったことから、調理従事者間における二次感染が推測された。一方、「漬物」から喫食者、および調理従事者と異なる遺伝子型のNVが検出されたが、その調理工程は市販品を盛り付けるのみであったことから、盛り付け時の汚染によるものと推定された。

[IASR, 27(6), 156–157 (2006)]

4.8-2 出前寿司が原因と推定される食中毒
（滋賀県、2005／10）

10月10日、医療機関から食中毒様の症状を呈する患者を複数人診察したという連絡があった。調査したところ、これらの発症者は10月8日にM市で催された地元の祭りに参加しており、祭り参加者37名中16名が発症、夕食としてN市内の飲食店が提供した寿司を喫食していた。また、同日、この施設が提供した寿司を食べた別グループ、14グループ（80名中41名）にも有症者がいることが判明した。その後の調査で、翌日の10月9日に調製された寿司を喫食した17グループ（115名中17名）も発症していることがわかった。飲食店の従事者家族である子供（1歳）がこの事件以前に下痢等の症状を呈しており、また、その当該日は繁忙日で、従事者家族（母親）も調理補助員として寿司を調製していたことがわかった。患者便および従事者家族便（子供）から検出された株の遺伝子型が一致していることから、その子供を発端として他の従事者も感染し、子供の世話を

していた従事者家族によって調製された寿司が、手指の洗浄不足等によりNVに汚染されたものと推測された。
[IASR, 26(12), 340–341 (2005)]

4.8-3 高校のガイダンス合宿で食中毒―仕出し弁当
(東京都、2005／4)

港区内の私立高校の新入生を対象にした山梨県富士吉田市への2泊3日のガイダンスで、生徒（107/291）、教職員（8/25）、バス乗務員が発症した。患者の共通食はホテルの食事と世田谷区内の仕出し屋が調製した弁当であったが、バス乗務員がホテルの食事をまったく食べずに発症していることから、弁当が原因食品として疑われた。患者(24/32)、仕出し屋の調理従事者（昼夜2交代）（5月28日）からNVが検出され、遺伝子配列が一致したことから弁当を原因食品とした食中毒と断定した。調理中、従事者は作業時に使い捨ての合成樹脂手袋を着用していたが、ロールシート状のものを切り取って使用するため手袋自体を汚染し、食品も汚染した可能性がある。原因施設は毎日おにぎり1,000個、弁当1,000食を製造していたが、本件以外の苦情はなかった。
[食品衛生学雑誌, 47(2), J 191–J 192 (2006)]

4.8-4 調理従事者からの汚染による食中毒―仕出し弁当
(長野県、2005／1)

飯田市で仕出し弁当を共通食品とし、1月17日～21日にかけて59グループ、200名が発症した（調査できた摂食者は368名）。調理従事者からNVが検出され、1名は16日頃から下痢などの症状を呈していた。1月17日～20日に製造された、いずれか1食の弁当だけを食べたものから発症があることから、この間に断続して汚染されていたものと推定された。当該施設では手袋の着用が不徹底で、手指消毒液が補充されていないなど手指管理が徹底されておらず、調理従事者が汚染源となっていた。
[食品衛生学雑誌, 47(2), J189–J190 (2006)]

4.8-5 弁当を原因とする胃腸炎の大発生
(大阪府、2004／12)

12月に弁当が関係した食中毒が発生した。弁当を調製、販売していたのは大阪府内にある弁当調製施設で、日産約8,000食が生産されていた。喫食調査から12月3日の弁当が

原因であることが推定された。3日の昼食は大阪府、奈良県、兵庫県の3府県にある221事務所に、約4,300食流通していたが、下痢、嘔吐の食中毒症状を呈したのは大阪府7事務所、奈良県1事務所の計8事務所に販売した162食を食べた91人だけであった。患者糞便からNVが検出され、仕出し会社の従業員もNV陽性であった。この8事務所に配食された昼食弁当は12月3日午前3時30分から4時30分にかけて同じレーン（レーン1）で盛り付けされたものであることがわかった。したがって、食材の一次汚染ではなく、この時間帯の作業レーンに限局された二次汚染による食中毒事件と判定した。

[IASR, 26(4), 98 (2005); Jpn J Infect Dis, 58(4), 253 (2005)]

4.8-6 従業員からの弁当の汚染による食中毒
（富山県、2004/12）

12月2日〜3日を発生のピークとする、弁当を原因食品とする食中毒が発生した（患者数498）。当該施設は12月2日に県内の192事業所に1,240食を配達していた。患者（11/12）、従業員（5/14）からNVが検出され、これらの塩基配列は一致した。弁当からNVは検出できなかった。本事例は軽い症状、あるいは無症状の感染従業員が作業に関わることにより、弁当をウイルスで汚染させたと考えられた。

[富山県衛生研究所年報, (28), 93-98 (2005)]

4.8-7 弁当調製施設を原因とする食中毒
（京都市、2004/6）

6月14日、A事業所から、12日に配達された弁当を喫食した社員5人中4人が13〜14日にかけて、下痢、嘔吐等の症状を訴えているとの届け出があった。調査したところ、弁当調製施設Bが12日に調製した昼食の弁当を喫食した124人中62人が、同様の食中毒症状を呈していることが判明した。また、その後の調査で14日に調製した昼食の弁当を喫食した314人中25人も、同一症状を呈していることが判明した。有症者便39検体、調理従事者便5検体および井戸水1検体の合計45検体からNVを検出した。井戸水の再検査ではNVは検出されなかった。検査結果および共通の食事等から、12日および14日調製の弁当を原因とする食中毒事件と断定され、原因食品については、疫学調査により焼そばと推定された。

[IASR, 26 (1), 17 (2004)]

4.8-8　サッカーの試合・合宿参加者の食中毒
　　　　　（茨城県、2003／12）

12月23日を初発とし、他都道府県よりサッカーの試合または合宿に参加するため旅館に宿泊していた高校生・大学生ら10グループ243名中136名が嘔吐・下痢・発熱等を呈し、うち78名が入院した。発症者便および調理従事者便から高率にNVが検出され、NV陽性であった調理従事者が、実は以前より下痢気味であったことが判明した。疫学調査の結果から、この旅館で作られた23日（昼）の弁当を原因食品と推定した。発症時間は弁当喫食後24～48時間に集中していた。1グループで発症のピークがやや遅れており、これは到着日が他のグループより1日遅く、二次感染によって発症したと考えられた。また、入院者が多数出たのは、合宿中で体力が低下していたことが影響していると考えられた。
[IASR, 25 (6), 156–157(2003)]

4.8-9　社内会議用弁当にて発生した食中毒
　　　　　（徳島県、2001／10～11）

11月2日、徳島県阿南市内の医師より、食中毒症状を呈している患者を診察し、この患者の職場でも多くの職員が同様の症状を訴えている模様と、阿南保健所に連絡が入った。同保健所による調査の結果、この患者が勤務する阿南市内の事業所にて、職員23名が下痢・嘔吐など食中毒症状を呈していることが判明した。また発症者の共通食として、社内食堂および10月30日夕刻の社内会議に出された弁当があげられたが、一部の職員が弁当を持ち帰り、それを食した職員の家族も発症していることより、この同市内の飲食店で調理、配達された弁当が原因食として推定された。喫食者数42名のうち24名が発症した。喫食者糞便10/18、調理従事者糞便3/3からNVが検出された。喫食者および調理従事者糞便からNVが検出され、他に食中毒起因微生物は検出されず、本食中毒事例はNLVが原因と断定された。聴き取り調査にて、調理従事者の一人が推定原因食調理時に、嘔気などの症状を訴えていたこと等より、本事例の原因として、調理従事者から食品への汚染が原因であったと強く疑われた。
[IASR, 23 (1), 12 (2002)]

4.8-10　仕出し弁当を食べた高校の教職員が食中毒
　　　　　（福井県、2000／3）

3月2日の昼食に、仕出し弁当を食べた福井市の高校の教職員83名中40名が食中毒症状

を呈した。この弁当を提供した福井市内の飲食店を原因施設と断定した。患者はSRSV陽性であったが、調理従事者4名はすべて陰性であった。日常的に生ガキなどの魚介類を扱っていた施設で製造されていたこともあり、二次汚染によってSRSVが仕出し弁当に混入したと考えられる。
[福井県衛生研究所年報, (38), 39-44 (2000)]

4.8-11 仕出し弁当による大規模食中毒
（岐阜県、1999／5）

5月25日〜27日にかけて、県内の給食弁当の摂食者2,889名中1,196名が発症した。患者は同一施設で調理配膳された給食弁当を摂食しており、摂食日は給食弁当の提供された25日と26日が疑われた。14/16の糞便材料からNested PCR法でSRSV遺伝子を検出したが、井戸水、食品からは非検出であった。感染源、感染経路は不明であった。
[IASR, 20(7), 170-171 (1999)]

4.9 飲食店・レストラン・ホテル・旅館

4.9-1 調理従事者が関与した食中毒
(山口県、2005／3)

3月25日に飲食店で調理、提供された料理を喫食した1グループ51名のうち、下痢、嘔吐の症状を呈した2名が26日に病院を受診し、うち1名が入院した。その後、他の31名も何らかの症状を呈していることが判明した、という内容の通報が28日に医師からあった。調査の結果、3月23、25、26日に飲食店で調理された会席料理またはオードブルを喫食した27グループ163名中106名に下痢、腹痛、発熱等の症状があることが判明した。初発グループの共通食は3月25日に提供されたもののみであったこと、他のグループにも同様の症状を呈する人がいること等から食中毒と断定された。調理従事者は無症状であったが、3名からノロウイルス（NV）が検出され、患者のものとウイルスの塩基配列が一致したことから、調理従事者から食品等を介して感染が拡がり、食中毒が起こったと考えられた。手洗いが不適切であったことも判明。
[IASR, 26(8), 223 (2005)]

4.9-2 2004年9月上旬に発生したノロウイルスによる食中毒
(青森県、2004／9)

青森市内のN飲食店での9月11日の宴会での喫食が原因と推定される食中毒が発生した。11日には、予約宴会が6グループ49人と当日客22人で計71人の利用客があった。調査可能であった利用客では、49人中発症者45人（うち通院40人）で、調理従事者では11人中発症者6人（通院5人）であった。本事例では、調理従事者3人と飲食店スタッフ1人が10日夜〜11日朝にかけて発症しており、そのうちの1人が11日の調理作業に従事し、また、非発症調理従事者5人中3人からNV遺伝子が検出され、不顕性感染状態で調理作業に従事し、食品を汚染したものと考えられた。
[IASR, 25 (11), 299-300 (2004)]

4.9-3 飲食店における食中毒
(岩手県、2004/4)

4月19日にY飲食店を利用した客に患者が発生した。団体予約し利用したのは3グループあり、いずれも患者が発生しており、85名中57名が発症していた。Y店には25～30名が座れるフリー客用の客席もあり、同日の店内は常に満席の状態で、利用客数は把握できなかったが、後日、マスコミで事件の発生を知ったフリー客6名から有症の旨通報があった。その結果、患者総数は63名となった。患者(8/12)、従業員(1/5)の糞便からNVが検出された。患者に共通する食品はY店の食事のみであったことから、Y店を原因施設とするNVによる食中毒と断定された。食材の残品がなく原因食品の特定はできなかった(カキは含まれていない)。食品の汚染経路については1名の従業員からNVが検出され、患者から検出されたNVと遺伝子的に同一で、かつ当該従業員が調理に従事していたことから、当該従業員に由来するウイルスにより食品が汚染されたのではないかと疑われたが、当該従業員は無症状で感染時期が不明であったことから、汚染原因の特定には至らなかった。

[IASR, 25 (7), 181 (2004)]

4.9-4 嘔吐物の処理が不適切であったために感染が拡大
(富山県、2003/12)

12月6日に、富山市内の施設での結婚披露宴の出席者に集団感染が発生した。調査の結果、出席者100名中39名が発症していた。患者(出席者の家族も含む)(10/10)、調理人(1/6)、ケーキ屋(1/2)からNVを検出した。単一曝露型の感染が考えられ、食品を介しての感染と思われた。出席者が持ち帰ったケーキを家族が食べて発症した例があり、ケーキが感染源と推定された。しかし、ケーキ屋と調理人からのNVの遺伝子についてさらに解析を行うことができなかったので感染源を特定するに至らなかった。

[富山県衛生研究所年報, (27), 106–111 (2004)]

4.9-5 スキー場の複数の飲食施設で同時発生した食中毒
(島根県、2003/2)

2月20日、スキー場管理者から2月17日に同施設を利用した1グループ5名が下痢、発熱の症状を呈し、医療機関を受診したとの連絡があった。翌21日、他の複数の利用者グループにも同様の症状の者がいるとの情報を受けて、関係自治体(中・四国、九州)に情

報提供するとともに、情報提供を呼びかけた。275 名の情報が収集され、症例定義に合致した患者は 152 名に達した。場内の飲食店は 11 施設あり、患者発生の最も多かった 17 日に営業していたのはこのうちの 8 施設であった。患者のほとんどは右コースにある 3 施設のいずれかを利用しており、施設の状況調査から飲食物を介した感染しか考えられないことから、この 3 施設を原因とした食中毒であると断定した。右コースの 5 施設は同じ水源の水道を使用しており、水が原因であったとも考えられるが、同一水源を利用している他施設で患者発生がなく、水からは NV が検出されなかったことから断定する根拠に欠けた。以上のことから感染源、感染経路は不明であった。なお、同スキー場は 3 年前にも食中毒様苦情を申し立てられており、設備面、衛生教育面の不備が予想された。

[IASR, 24 (7), 164–165 (2003)]

4.9-6 飲食店での子供の嘔吐からの集団感染
（富山県、2002／4）

4 月 6 日に富山市内の焼肉店で飲食した 1 グループ 3 家族 6 名が 4 月 7 日から発症した。食中毒の疑いで調査したところ、発症者はこのグループだけで、1 家族の 11 カ月の子供が飲食 1 時間後に店のテーブルの前で嘔吐し、病院に運ばれる途中で個室入り口や、運ばれた車の中で嘔吐をしていることがわかった。さらに、この家族内に喫食していない者も発症していることがわかった。この事例の感染源は子供の吐物と考えられ、吐物で汚染された手指を介して人から人へと感染が拡大したものと思われた。

[富山県衛生研究所年報, (26), 100–104 (2003)]

4.9-7 カキからの寿司ネタへの二次汚染
（愛知県、1999／12）

12 月 10 日〜12 日の 3 日間に、豊川市内の飲食店 D を利用した 7 グループ中の 6 グループが発症した（42/77）。喫食状況の調査で、SRSV 食中毒の原因としては加工用カキの加熱不十分が最も疑われるが、「カキ鍋」「カキ玉子とじ」の関与は否定され、原因食品としては想定しにくい「味噌汁」と「寿司」の関与が疑われた。実際に持ち帰った「寿司」のみを食べて 3 人が発症し、「寿司」を食べずに発症した人はいなかった。「味噌汁」は SRSV が熱に弱いことから原因として考えにくかった。事件当時、飲食店 D では加工用カキを寿司のネタケース内に入れていたことから、寿司を握った従業員の手または調理器具を介して寿司ネタへの二次的な汚染が考えられた。

[食品衛生研究, 51(8), 59–65 (2001)]

4.9-8 修学旅行中の食中毒
(佐賀県、1999／5)

5月、佐賀市内の中学3年生が、新幹線を利用した京都への修学旅行帰りの車中で嘔吐、嘔気を主徴とする重篤な食中毒様症状を呈した。患者数は83名（36％）で、脱水症状や手足のしびれ感、悪寒等があり、全体として症状は重く、途中の博多駅で10名が救急車で搬送され緊急入院した。その後も患者は増え、最終的に46名が入院した（通院は37名）。最初、発症当日の車中での弁当が原因食品として疑われ、SRSVの流行期以外の発生であり、潜伏期間が短いとの先入観もあり、ウイルスの検査が遅れた。その後の疫学調査で、弁当喫食以前にも患者発生があることが判明するとともに、臨床診断と毒物検査の結果により毒物は否定された。また同時に進められた細菌検査では、黄色ブドウ球菌、病原性大腸菌が検出されたが、その検出状況から細菌性食中毒は否定された。糞便採取ができず、保存されていた患者吐物からSRSVが不検出であっため、入院当日の保存血清と回復期の患者9名のペア血清を得て、組み換えバキュロウイルス発現SRSV抗原を用いたELISA法による抗体検査を行った。その結果、全員での有意な抗体上昇を認め、その原因食は患者共通食である旅館の食事が推定された。

[IASR, 20(11), 268–269 (1999)]

4.10 事業所・その他

4.10-1 簡易水道が原因と考えられた流行
(秋田県、2005/3)

3月16日〜18日にかけて、山間部の集落でノロウイルス (NV) が原因の感染性胃腸炎が流行した。3日間で発症者数は14世帯29名で、そのうち16名の検便を実施したところ11名からNVが検出された。発症者の年齢は7〜77歳と開きがあり、それぞれの世帯は集落内に分散しており、集会などで共通の食品を食べる機会はなかった。また、子供の通う学校でも胃腸炎の流行は見られなかった。これらのことから、唯一共通する感染経路として、集落内の94世帯258人に飲料水を供給している簡易水道を調査したところ、原水である井戸水(3月22日採取)からNVが検出された。
[IASR, 26(6), 150–151 (2005)]

4.10-2 広島県で獲得したと思われる佐賀県と千葉市のSRSV
(広島県、佐賀県、千葉市、1997〜1998)

1997〜98年の冬季に、佐賀県内で発生した感染性胃腸炎患者から検出したSRSVはほぼ同一の塩基配列であった。しかし、1事例からの塩基配列は異なっていた。また、千葉市においても同様に、1事例は同市の他の事例とは異なる塩基配列を持つSRSVが関与していた。これら2事例から検出されたSRSVは、地理的に離れているにもかかわらず、RNAポリメラーゼ領域(NV81/82)における塩基配列が全く同一であることが判明した。この理由を探索するため、2事例の疫学的背景を調査したところ、佐賀県の事例は、1998年2月に広島県内にスキーツアーに出かけ、帰宅後すぐに発症していた。また千葉市の事例も、1998年正月に家族で広島県に帰省し、帰宅後発症しており、両事例とも広島県内での感染が疑われた。そのため、これらの株と同期に広島県内で発生した集発・散発事例から検出した株のRNAポリメラーゼ領域(285 bp)の塩基配列を比較したところ、広島県で検出した株の多くが同一の塩基配列を持つことが判明した。これら2事例は、遺伝子学的にも広島県内での感染の可能性を強く肯定するものであった。またこの結果は、1997〜98年冬季の流行株が、佐賀県および千葉市と広島県とでは異なっていたことを示唆するものであった。なお、これらと非常に近い塩基配列を持つ株は、広島県では1998〜99年冬季にも検出されている。

[IASR, 20(11), 267 (1999)]

4.10-3　事業所給食による食中毒
（大阪市、2001/12）

12月6日、大阪市内の事業所で、嘔気・下痢・腹痛を主訴とする患者が多発していることを探知し、調査したところ、社員107名中患者は50名であり、12月3日〜6日の事業所給食を原因とする集団食中毒が疑われた。患者糞便22検体（73％）、調理従事者糞便1検体（33％）および12月5日の保存食（豚肉の生姜焼き、ポテトサラダ、ひじきの煮付け、みそ汁、御飯等）から20〜50 copy/gのNVが検出されたが、保存食は1日分が一袋にまとめられていたため、原因となった食材の特定はできなかった。患者発生は12月6日〜7日に集中しており、単一曝露による感染と考えられたが、患者らの喫食状況からはいずれの食品が原因であるか特定するに至らなかった。
[IASR, 23 (3), 64-65 (2001)]

4.10-4　社員食堂で発生した食中毒
（滋賀県、2000/12）

12月8日〜9日にかけて県内の1事業所で社員食堂の利用者105名中40名が発症した。感染源は12月7日の昼食と推定された。患者糞便の5/7からNVを検出、食品からは非検出、食堂の従事者3名の糞便を検査したが陰性であった。推定原因食事のメニューには貝類は含まれておらず、食堂従事者または食材から持ち込まれたウイルスが調理過程で食品を汚染したと考えられるが、従事者および食品からウイルス遺伝子は検出されず、汚染経路の確定はできなかった。
[IASR, 22(2), 31-32 (2001)]

4.10-5　会社食堂における集団感染
（富山県、1999/7）

7月1日〜3日にかけて富山市内の会社食堂で290名が喫食し、101名が発症した。患者（3/4）、調理人（1/2）の糞便からNVが検出された。NV陽性の調理人はこの事件の発生する1カ月前より下痢症状が続いていたとのことであった。本事例はNV感染者である調理人の排泄物が何らかの経路で食品を二次汚染させ、それが感染源となったと考えられた。
[富山県衛生研究所年報, (23), 113-117 (2000)]

5. 海外での事例―詳細版―

5.1 高齢者福祉施設

タイトル	オーストリアのナーシングホームおよび病院に影響を及ぼしたノロウイルス感染の集団発生
発生地	オーストリア、2004年11月、ナーシングホームと病院
原因	ナーシングホームから病院に飛び火した胃腸炎の集団発生
文献	Wien Klin Wochenschrift 117(23-24), 802-808 (2005)
著者	Schmid D, Lederer I, Pichler AM, Berghold C, Schreier E, Allerberger F
発生状況	2004年11月9日、ナーシングホームと近くの病院で、胃腸炎の短期間の集団発生があったとの連絡を受けた。病院職員にも発症者がおり、影響を受けた部門ではかなりの組織上の問題を起こしていた。当局は集団発生の管理チームを発足させ、2つの施設の調査と制御に当たった。その目的は集団発生の程度と2つの施設間の関係を調べ、感染経路を特定し、感染制御対策を評価することであった。

11月9～17日の間にナーシングホームの入所者の74％（18/23）、看護師と職員の39％（7/18）が下痢・嘔吐の症状を呈した。第二の集団発生は11月11～28日にかけて、ナーシングホームの入所者が入院した隣接する病院で起こった。他の入院患者の22％（10/46）、職員の30％（18/60）が罹患した。

10月17日に採取した糞便10試料中の8試料からノロウイルス（NV）が検出された（GⅡ）。

指標症例は11月9日に発症した91歳の女性で、職員の報告では、この1週間前から胃腸炎の症状を呈したものはいなかった。面会者のなかで、10月7日の面会にきた指標症例の姉妹が、その前日までNVによると思われる症状があったと報告した。ナーシングホームにおける発生状況をみると、2、3日目に症例数が急増し、共通の単一曝露があったと思われた。指標症例は11月9日に多くの入所者や職員のいるところで激しい嘔吐をした。11月10日に、指標患者と他の7名の入所者が5kmほど離れた病院に入院した。

医師と地方の担当官は当初、ナーシングホームでサルモネラ症の集団発生を疑っていたため、集団発生の7日目まで、直接的な人―人伝播や間接的な環境汚染との接触による伝播に対する衛生的な予防策を講じなかった（この

時点で16名が発症）。病院での発生状況は継続しており、1つの感染源によるものとは思われなかった。ナーシングホームからの入院者は隔離されておらず、職員とその入所者との直接的な接触があったことも判明した。

疫学的検討は明らかに2つの施設の集団発生が関連していることを示していた。

ナーシングホームではウイルスの確認データを待たずに、その疫学的・臨床的特徴に基づきNV対策が講じられて有効であったが、病院ではウイルスが確認されるまで特別な対策が講じられなかった。

行政指導 重要事項	NVによる集団発生が疑われる場合に、特に閉鎖状況および半閉鎖状況では、検査結果がでる前にできるだけ早く対策を講じることが重要である。
備　　　考	職員の家庭レベルでは、11％で二次感染が認められた（この値は比較的低い）。

タイトル	ナーシングホームにおけるノロウイルスが関係した胃腸炎の大規模集団発生
発生地	イスラエル（テルアビブ）、2002年4～5月、複数のナーシングホーム
原因	職員・入所者が行き来したことによるナーシングホーム間での感染の伝播
文献	Epidemiol Infect 133(1), 35-40 (2005)
著者	Calderon-Margalit R, Sheffer R, Halperin T, Orr N, Cohen D, Shohat T
発生状況	

2002年4月10日～5月9日にかけて、Tel-Aviv地域における6つの異なるナーシングホームで胃腸炎の集団発生があった。6カ所のうち5カ所は半径1.5 kmの範囲に位置していた。罹患者の合計は279名で、入所者246名、職員33名であった。すべての施設で集団発生は感染拡大型であった。すなわち、1名が発症したのち、集団発生の期間は3～12日間（平均8日間）であり、発生の時期は同時ではなかった。25名が入院し、5名が肺炎で死亡した。

調査の結果、5カ所のホームで職員の交流があったことがわかった。Aホーム（最初の集団発生）に勤務する看護師と介護士の各1名は、Bホームにも勤務していた（第二の集団発生）。さらに、Aホームの1名の職員は、Bホームに入所している親戚を定期的に訪問していた。Bホームの職員はCホームでも働いていた。CホームとEホームは公園を挟んだ位置に向かい合っており、両ホームの入所者は互いに行き来していた。

また、両ホームの職員は通勤の輸送手段を共用していた。CホームとEホームに勤務する1名の看護師と、Fホームの管理職員の1人の義母が、Cホームの入所者であった。ホーム間で相互往来のあったこれらの職員は発症していない。Dホームと他のホームとの関係は不明であった。

行政指導

重要事項 5名が肺炎で死亡（罹患者に対して約2％、入院者に対して20％の割合）。

タイトル	ナーシングホームにおけるウイルス性胃腸炎の集団発生：病気の従業員排除の重要性
発生地	USA, Maryland 州、1994年5月、ナーシングホーム
原因	有症の職員から拡がったナーシングホームにおける胃腸炎の集団発生
文献	Infect Control Hosp Epidemiol 17, 587-592 (1997)
著者	Rodriguez EM, Parrott C, Rolka H, Monroe SS, Dwyer DM
発生状況	1994年5月23日に、Maryland州にあるナーシングホームから入所者と職員約37名が21日以降、下痢・嘔吐の症状を呈しているとの報告があった。この施設は、3棟に分かれた1つの建物で121名が入所しており、職員は136名である。5月16日〜6月1日の間で、1日に2、3回以上の下痢（軟便）および1回以上の嘔吐の症例を確定症例と定義した。いずれかに当てはまる場合を推定症例とした。確定症例と推定症例を合わせて解析に供した。入所者の全体としての罹患率は49％であり、発生のピークは5月25日で、6月1日に終息した。入所者62/121名、職員64/136名が罹患していた。指標症例は5月17日の午後7時に出勤し、勤務中の午前1時に発症し、その後、有症状のまま2日間勤務し続けた1名の看護師であった。この看護師から5月17〜20日の間に投薬を受けた1名の入所者が発症した（集団発生第1日目）。もう1名の看護助手も発症しており、この2人からの人—人感染によって拡がったと思われる。ウイルス学的検索ではSmall Mountain Agentに似たSRSVを検出した。

行政指導

重要事項 ナーシングホームにおける集団発生を最小限に留めるには、発症した職員を症状がなくなるまで勤務から外すように勧告する。

タイトル	老人予後療養施設における SRSV による急性胃腸炎の発生
発 生 地	USA（カリフォルニア）、1988 年 12 月～1989 年 1 月、老人予後療養施設
原　　因	老人予後療養施設と付属の病院で拡がった上部呼吸器感染の併発を伴う胃腸炎の集団発生
文　　献	Infect Control Hosp Epidemiol 11, 459-464 (1990)
著　　者	Gellert GA, Waterman SH, Ewert D, Oshiro L, Giles MP, Monroe SS, Gorelkin L, Glass RI
発生状況	1988 年 12 月から 1989 年 1 月にかけて、急性胃腸炎がロサンゼルスにある急性病院を付属している 201 床の老人予後療養施設において多発した。

　感染管理看護師は、12 月 26 日に当該施設で急性胃腸炎の集団発生の疑いがあるとの知らせを受けた。そのあと、当局に連絡を取り、調査を開始した。施設の 1 階は急性病院を退院してきた患者で占められており、2 階と 3 階は部屋の出入りができる歩行可能な患者が入っていた。各フロアは 3 つの廊下があり、中央のナースステーションにつながっていた。集団発生の際の入所者は 188 名（平均年齢 84 歳）であり、233 名の職員が勤務していた。病院と施設間の職員の行き来があった。

　侵襲率は入所者で 55％、職員で 25％であった。症状は嘔吐、軽度の下痢であり、発熱はなかった。集団発生は 3 階から始まり、全症例の 48％が 3 階の入所者であった（1 階 31％、2 階 21％）。看護記録から、集団発生の前の 6 週間では、フロアの 1 週間当たりの下痢・嘔吐の発生が 2 回であることがわかった。また、下痢・嘔吐の病歴が最近あった 8 名の患者が集団発生の期間中に死亡していた（この死亡率はベースライン値を超えるものではなかった）。カルテからは急性胃腸炎が死亡につながったことを示すものはなかった。職員の罹患状況は性別、年齢による違いはなかった。職員の最初の症例は 3 階で発生し、入所者の最初の症例はそのあと 48 時間以内に起こっていた。入所者の症例の 38％は、入所者の指標症例の発症の 24～48 時間後に発生していた。残りの入所者は罹患した職員によって感染したものと推測された。

　患者や排泄物と直接的な接触がないものの、罹患した 14 名中 13 名に対して 2 回目の聴き取り調査を実施した。6 名は胃腸炎症状だけであったが、7 名は胃腸炎＋上部呼吸器感染の症状を呈していた。

　付属病院の調査では、患者に発症者はいなかったが、17 名の職員が胃腸炎を発症していた。3 名は上部呼吸器感染を併発していた。病院職員の最初の症例は、施設の最初の症例の 11 日前に発生していた。33 名の職員のうちの 3 |

名は病院と施設の双方で勤務していた。

　細菌および寄生虫の試験は陰性であった。27 nm の SRSV が IEM により 1/30 の糞便から同定された。ロタウイルス、インフルエンザ A および B がそれぞれ 3 例、1 例および 3 例から見つかったが、他の病因物質は見つからなかった。この発生事例は CDC の NLV 胃腸炎の臨床的および疫学的基準に合致していた。

　健康な職員 1 名が下痢と脱水で、不整脈を起こして死亡した。剖検から、中度の散在性のリンパ球および好中球の心筋炎であることがわかった。左心室組織からインフルエンザ A が見つかった。

　57 名の職員症例のうちの 14 例は、糞便や患者と日常的な接触のない仕事をしていた。これらの職員の少なくとも 9 例は糞便との直接接触がなく、その感染経路は空気によるものと思われた。

行政指導	施設を閉鎖し、感染リスクがなくなるまで、他のヘルスケア施設に移した。
重要事項	罹患者の一部は空気感染したものと思われる。
備　　考	家庭での二次感染あり。

タイトル	老人ホームにおけるカリシウイルス関連の集団発生：人畜共通感染症の可能性？
発 生 地	UK、1986 年 6 月、老人ホーム
原　　因	イヌが介在したと思われる胃腸炎の集団発生
文　　献	J Hyg 93, 293-299 (1984)
著　　者	Humphrey TJ, Cruickshank JG, Cubitt WD
発生状況	1983 年 6 月 22 日に老人ホームの施設長の 3 歳の息子が嘔吐・下痢の症状を呈した。その 36 時間後に父親が発症したが、妻と外国に旅行しても大丈夫であると感じていた。妻は飛行中に発症した。同じ日、1 名の介護助手と 9 名のすべての入所者が発症した。6 月 26 日には代理管理者とその妻も発症し、ついには、6 月 27 日になって、もう一人の介護助手とその娘も発症した。関係者 17 名中 14 名が下痢・嘔吐の症状を呈し、残り 3 名は下痢はなかったものの嘔吐を伴う腹痛を訴えた。職員と入所者は一緒に食事をしており、特定の食品と疾患を関連付けることができなかった。しかし、指標症例は家庭でイヌと遊ぶことが多く、入所者もイヌの頭をなでたりしていた。最初の症例

の24時間前の6月21日にイヌは病気になり、ホーム全体のカーペットやその他の場所を汚染した。患者発生パターンは単一曝露型であり、その後二次感染したと思われた。罹患率は100％と高いのがこの集団発生の特徴であった。

行政指導	
重要事項	
備　考	症例患者から分離されたカリシウイルスは人だけでなく、イヌにも感染することを血清学的証拠は示している。このウイルスはイギリスと日本の2つの集団発生に関係したウイルスとは抗原的に異なる。カリシウイルスの特徴的な形態は－70℃で保存すると失われる。

5.2 病　　院

タイトル	スペインのGran Canariaの保健センターの北方系の乾癬患者における胃腸炎の集団発生：コホート研究
発 生 地	スペイン、2002年11月、保健センター
原　　因	北欧の乾癬患者から始まった胃腸炎の集団発生
文　　献	BMC Infect Dis 4(1), 45 (2004)
著　　者	Eriksen HM, Guerin PJ, Nygård K, Hjertqvist M, de Jong B, Rose AM, Kuusi M, Durr U, Rojas AG, Mør C, Aavitsland P
発生状況	2002年11月2日～10日に、スペインのGran Canariaの保健センターに入院していた北欧からの乾癬患者数名が、下痢・嘔吐の胃腸炎を発症した。最初の患者はノルウェー、スウェーデンおよびフィンランド出身であり、11月8日までの入院の予定であった。別グループの患者は11月7日からの滞在中に発症していた。この集団発生の程度、感染源および感染経路を評価するために、後ろ向きコホート調査を実施した。 　その結果、全入院患者116名中48名（41％）が罹患していたことが判明した。臨床症状の特徴および細菌が特定できなかったので、ノロウイルス（NV）が疑われた。症状は比較的重く、これは患者が慢性疾患に罹っており、免疫系に影響を及ぼす薬剤による治療を受けていたためと思われた。集団発生の最初の2日間で、ドライフルーツとストロベリージャムを摂取した患者における発生率が高かった。その後では関連付けるものはなかった。調査の結果、2つの伝播経路が推察された。1つは集団発生の最初の2日間で発症した人に対する共通の感染源、そして、その後の主として人から人への伝播である。食品取り扱い者が食品を汚染し、集団発生が始まったと考えている。
行政指導	ビュッフェの廃止、厳密な衛生対策、有症職員の症状消失48時間以上の自宅待機を対策として講じ、それらは有効であった。

タイトル	SRSV による水道水の汚染がおそらく関係したと思われる胃腸炎の院内多発
発 生 地	フランス、1999 年 1 月、病院
原　　因	水道水の汚染が原因と推定される胃腸炎の集団発生
文　　献	J Hosp Infect 43, 149-154 (1999)
著　　者	Schvoerer E, Bonnet F, Dubois V, Rogues AM, Gachie JP, Lafon ME, Fleury HJ
発生状況	1999 年 1 月に病院の再教育病棟の 1 階で 10 日間にわたって 6 名の胃腸炎の集団発生があった。すぐに、いくつかの制御対策を講じた。注意深い手洗い、体液に触れる際の手袋の着用および病棟の清浄化の強化。他の階には発症者はおらず、原因として食品は排除された。その代わりに水道水が疑われ（その水を飲んだ後で胃腸炎が散発しており、配管が老朽化していた）、その水を使うことを禁じた。

6 名の有症状者から集団発生の 3 日目と 4 日目の糞便試料を採取し、微生物学的検査を実施した。7 種類の水試料も 3 日目に採取した。集団発生の最後（10 日目）には、11 名の有症状患者の糞便と各階および給水系から 20 の水試料を採取した。水の採取は 1 分間流したのち行った。すべての試料について SRSV の試験を実施した。

3 名（P1, P2, P3）の糞便が SRSV 陽性であった（RT-PCR 法）。3 日目に採取した水試料のうち、3 試料が陽性であり、陽性を示した 2 つの水道水試料は患者 P1 と P4 の病室のものであった。患者 P6 の部屋の水試料は採取されていなかった。10 日目の糞便試料では、無症状の患者 P10 の糞便のみが陽性を示した。この患者は軽度の下痢を発症したが、それを報告していなかった。陽性患者 P6 の糞便も試験したが、陰性化していた。水試料では 1 試料のみが陽性であった。すべての陽性試料は病院の建物の 1 階から採取されたものであった。

SRSV ポリメラーゼ遺伝子のフラグメントのヌクレオチド・シーケンス解析では、すべての陽性試料が同一であることがわかった。他の階では患者が発生しておらず、飲料水が病室で汚染された可能性もあるが、1 つの SRSV 株により飲料水が一過的に汚染を受けたものと思われる。 |
| 行政指導 | 水道水の使用禁止。給水系のショック加熱と塩素処理を制度化。 |

タイトル	環境汚染によるリハビリセンターにおけるノーウォーク様ウイルス胃腸炎の長期間にわたる集団発生
発生地	フィンランド、1999年12月〜2000年2月、リハビリセンター
原因	環境汚染が原因の長期にわたる集団発生
文献	Epidemiol Infect 129(1), 133-138 (2002)
著者	Kuusi M, Nuorti JP, Maunula L, Minh NN, Ratia M, Karlsson J, von Bonsdorff CH
発生状況	

1999年12月〜2000年2月にかけて、フィンランド南部にあるリハビリセンター（2つの建物、180室）で胃腸炎の集団発生があった。ゲストの多くは老人で、治療のため通常1〜3週間滞在していた。この集団発生の感染源および程度を決定するために疫学調査を実施した。

12月30日に、多くのゲストが下痢・嘔吐の症状を呈しているとの連絡が当局に入った。初発患者は12月21日に発症しており、その後の10日間で50名以上が胃腸炎によりセンター内の看護師と接触した。新年に入り、何ら制御対策を講じなかったにもかかわらず、症例数は減少したが、1月25日に、前日からゲストと職員の間で胃腸炎の新規発症者が急増したとの知らせを受けた。

12月24〜26日の間に滞在したすべてのゲスト（280名）に対して郵送による調査を実施した。1月末の場合は、1月22〜23日にセンターに滞在したある薬局の雇用者20名全員から聴き取り調査を実施した。最初のコホート研究では、208名から回答が寄せられ、125名が症例の定義に合致した。疾患と関係する特定の食品は認められなかった。薬局スタッフの調査では、11名が症例の定義に合致した。すべて女性（平均年齢46歳）で、多く（7/11）はセンターを出た次の日に発症していた。この場合も疾患に関係する食品はなかった。

治療施設、サウナ、スイミングプールおよび厨房は清潔であり、維持管理は良好であった。ジム内の器具の清浄化に消毒剤は使用されていなかった。理学マッサージ部門では治療台は毎回消毒剤で清拭されていた。各治療室は毎日清掃されていたが、消毒剤の使用は決まっていなかった。給水系には問題がなかった。

糞便からNLVが検出された。すべての株は同一性を示した。食品や水のサンプルからNLVは検出されなかったが、3つの環境サンプルからNLVが検出された。

1月27日に感染制御対策を講じた。各居室を清掃・消毒した。室内のバス

ルームと環境表面は500 ppmの次亜塩素酸塩溶液で消毒した。理学療法室と器具類は500 ppmの次亜塩素酸塩溶液で毎日消毒した。スイミングプール中の塩素濃度を1.0から2.5 mg/lに上げた。アルコールハンドラブを各トイレと食堂に設置し、ゲストに手指衛生に特に注意を払うように求めた。また、胃腸炎症状があれば、治療を中止し、看護師と連絡を取るように指示した。対策を講じ、患者数は急激に減少し、センターの閉鎖を要するとは考えなかった。

行政指導	
重要事項	環境サンプルからNLVを検出。環境汚染がNLVの伝播と集団発生の長期化に重要な役割を果たしたと思われる。
備　考	感染制御対策は、スタッフの多くがすでに感染してしまった集団発生の後期になってから実施されたので、感染制御できた理由として、感受性である職員が感染者となってしまい、ウイルスを伝播させなかった可能性もある。

タイトル	ノーウォーク様ウイルスの院内発生
発生地	オーストラリア、1995年10月、病院
原因	病院中に感染が拡大し、しかも持続した胃腸炎の集団発生
文献	Infect Control Hosp Epidemiol 18, 576–579 (1998)
著者	Russo PL, Spelman DW, Harrington GA, Jenney AW, Gunesekere IC, Wright PJ, Doultree JC, Marshall JA
発生状況	病院の2つのエリアでNLVによる胃腸炎の集団発生があった。1つは互いに廊下でつながっている3つの隣接する病棟（A、B、C）で、10月9日に、感染制御部門にB病棟の看護師長から胃腸炎の集団発生の可能性があるとの知らせを受けた。その時点で19名の患者と8名の職員が発症していた。この発生は4週間にわたって続き、40名の患者と20名の職員が罹患した。初発症例はC病棟であったが、まもなくB、A病棟へと拡大した（罹患率：A、33％；B、50％；C、50％）。B病棟の2名は胃腸炎は回復したものの死亡した。 　もう1つの集団発生は病棟Xで10月16日に起こったものであり、8名の患者と2名の職員が発症し、3週間にわたり、合計で18名の患者と14名の職員が罹患した。人員不足のため、X病棟から10月9日にB病棟で勤務して

いた1名の看護師が、胃腸炎症状がありながら10月11日にX病棟に戻って勤務していた。

患者糞便15試料の点検では5試料からNLV粒子を検出した。シーケンスはCamberwellおよびLordsdaleウイルスと密接な関連性があった。

行政指導 10月10日に感染制御専門医が職員と管理部門に、最新の情報と教育を与えた。

重要事項 感染制御対策の項目として、入院と退院、面会者、新規症例または移動が必要な患者、介護ケア、手洗い、患者の移動制限、人員配置、給食や清掃職員、汚染されたリネンが挙げられている。

タイトル	RT-PCRアッセイによって調査した院内での集団発生におけるSRSVの環境汚染の役割
発 生 地	UK、1994年5〜6月、病院
原　　因	病院中に感染が拡がった胃腸炎の集団発生
文　　献	J Hosp Infect 39, 39-45 (1998)
著　　者	Green J, Wright PA, Gallimore CI, Mitchell O, Morgan-Capner P, Brown DW
発生状況	1994年5月に、精神障害者用の28床の長期入院病棟と通院施設のある精神病院で下痢・嘔吐の集団発生があった。インフェクションコントロールチームはその知らせを受け、PHLSの勧告に従って制御対策を講じた。

最初の症例は5月30日に発生し、6月13日まで17日間にわたって続いた。罹患率は患者が62％（13/21）、職員が46％（16/35）であった。

22名の患者（12名が有症状）と13名の職員（7名が有症状）から糞便42試料および喉の拭き取り28試料、嘔吐7試料を採取した。有症状者の63％（12/19）と無症状者の12.5％（2/16）がSRSV陽性であった（RT-PCR法）。環境の拭き取り36試料のうち、11試料がRT-PCR法でSRSV陽性であり、ロッカー、カーテン、物入れが汚染されていた。それらは患者の近くに限定されていた。

行政指導 感染者の封じ込め、職員の手指消毒、環境からの汚染除去といった対策を講じ、入院を制限した。感染した職員は72時間無症状になるまで患者と食品への接触を禁じた。

重要事項 患者の周囲がSRSVに汚染されることから、患者のコホート化の妥当性が支

| 備 考 | 持される。
検査試料の部位別（糞便、喉、嘔吐）および検査法別（EM と RT-PCR 法）の成績が示されている。 |

タイトル	空気感染の証拠のある急性胃腸炎の病院での集団発生に関係した 25〜30 nm のウイルス粒子
発 生 地	カナダ（トロント）、1985 年 11 月、病院
原　　因	空気感染の証拠のある急性胃腸炎の病院における集団発生
文　　献	Am J Epidemiol 127, 1261–1271 (1988)
著　　者	Sawyer LA, Murphy JJ, Kaplan JE, Pinsky PF, Chacon D, Walmsley S, Schonberger LB, Phillips A, Forward K, Goldman C, et al.
発生状況	1985 年 11 月 1 日〜22 日に、カナダのトロントの 600 床の病院で急性の非細菌性の胃腸炎が発生した。2,379 名のうちの 635 名のスタッフに下痢・嘔吐などの臨床症状が認められ、その期間は 24〜48 時間であった。6 名の糞便材料から 25〜30 nm のウイルス様粒子が見つかり、ノーウォークウイルス（NLV）および Snow Mountain agent に対する血清反応が低いことから、NLV が原因物質と考えられた。この集団発生は急激に始まり、発生率も高かった（1 日に 79 名）。共通の食品や水への曝露はなかった。救急救命室で勤務する職員の罹患率が最も高かった（69%）。11 月 11〜12 日に救急救命室に来た患者およびその付き添い 100 名のうち、33 名が来院後 24〜48 時間以内に胃腸炎の症状を呈したが、11 月 8 日来院した 18 名に発症者はいなかった。11 月 9〜13 日の間に 1 回以上の作業をした清掃職員の解析から、救急救命室に入室または通過した場合、そうでない場合の 4 倍以上、罹患リスクが高いことがわかった。これらのデータから、ウイルスの空気伝播が起こった可能性が示唆される。
行政指導	11 月 15 日に救急救命室を閉鎖。
重要事項	空気感染は制御が困難である。
備　　考	11 月 15 日に救急救命室を閉鎖し、16 日には患者数が減少したが、閉鎖しなくても同様になったかもしれない。

タイトル	SRSV が関係した老人精神病院における集団発生
発 生 地	UK、1983 年 9～10 月、老人精神病院
原　　因	人―人感染によって拡大した集団感染
文　　献	J Hosp Infect 8, 296-299 (1986)
著　　者	Riordan T, Wills A

発生状況　1983 年 9 月 12 日～10 月 10 日にかけて、精神科の老人病院で胃腸炎の集団発生があった。875 床の病院のなかの 4 病棟（女性病棟：A, 23 床；B, 26 床；C, 26 床と男性病棟：D, 25 床）で発症が見られた。集団発生の際、これらの病棟は満杯であった。最初の症例は B 病棟に隣接する A 病棟で発生した。C 病棟は異なる階にあり、病棟 D は異なるウイングに位置していた。A 病棟では 12 名の患者と 6 名の看護師が罹患した。B 病棟では 18 名の患者と 11 名の看護師が、C 病棟では 21 名の患者と 6 名の看護師が、D 病棟では 8 名の患者と 7 名の看護師がそれぞれ罹患した。全体としての罹患率は患者が 59％，看護師が 50％であった。

　微生物学的検索では糞便試料の 4/10 からノーウォークウイルス（NV）と同様の形態を示すウイルス粒子が観察された。

　食品媒介の可能性について検討したが、集団発生のパターンおよび進行からこれを排除した。患者発生状況は典型的な人―人感染の集団発生であった。異なる病棟間で患者の直接的な接触はなく、病棟から病棟への感染の拡大を説明できるような患者の移動もなかった。医師の罹患の報告はなかったが、補助スタッフについては罹患状況のデータは得られなかった。

　看護師が多数発症したため、病棟間で看護師を移動させる必要があった。しかし、感染病棟における勤務から戻ったあと、病棟で指標症例となる看護師はいなかった。看護師の多くは病院の地下にある宿泊施設に住んでおり、そこで交差感染が起こった可能性はあるが、あったとしても、集団発生全体からみれば一部に過ぎないと思われる。

　病院内に適当な隔離施設がなかった。失禁患者によって汚染されたトイレやエリアの消毒に特に注意を払った。手洗い設備は個室や娯楽室にはなく、大部屋やトイレに限られていた。手洗いの重要性を強調し、クロルヘキシジン・アルコール製剤を使うようにさせた。罹患した職員は直ちに勤務から外した。3 症例が病棟で発生した場合、病棟を閉鎖し、新たに入院を断った。

重要事項　職員の不足や隔離施設の不足のため、効果的な制御対策を導入することの困難さを経験した。

5.3　学　　校

タ イ ト ル	ノーウォーク様ウイルスの学校での集団発生：空気媒介伝播の証拠
発 生 地	UK、2001年6月、小学校
原　　　因	嘔吐から拡がった小学校での集団発生
文　　　献	Epidemiol Infect 131, 727-736 (2003)
著　　　者	Marks PJ, Vipond IB, Regan FM, Wedgwood K, Fey RE, Caul EO
発生状況	4〜11歳の子供が通う小学校で胃腸炎の集団発生があった（1日目）。2つのビル（1つは4〜6歳用、もう1つは7〜11歳用）に15クラスがあった。授業によるクラス間の移動はなかった。食事は同じ食堂で取っていた。2001年6月23日に学校を欠席した児童が初発症例であった。10日目に、多くの子供が下痢・嘔吐の症状で欠席しているとの連絡が保健所に入った。欠席者の合計は186名であり、職員5名も発症していた。嘔吐は突然始まり、何人かは教室内で嘔吐していた。また、廊下や便所でも起こっていたが、食堂での嘔吐はなかった。嘔吐物で見た目に汚れた区域は直ちに清浄化されていた。12、13日目に広範囲の環境清浄化が実施された。その有効性に疑問があるにもかかわらず、安全面と健康面からQAC（第四アンモニウム化合物（逆性石けん））が清浄化に使用された。19、20日目にも清浄化が実施され、このときは塩素系の薬剤が使用された。18〜21日目の間は学校は閉鎖された。第2回目の清浄化と閉鎖を行ってから、それ以上の学校欠席はないが、22日目に3名の子供が症状を訴えた。 疫学的特徴からNLVによるものと考えられ、PCR法で確認された。また、PCRアプリコンのヌクレオチドシーケンスは5名の糞便試料で一致した。児童の罹患率は教室内での嘔吐への曝露と有意に関係していた。これはエアロゾル化したウイルス粒子による感染と考えられた。 罹患した児童の家族は合計で256名いたが、そのうちの成人24名（17%）および子供52名（46%）が二次感染した（1家庭当たり1.01名）。
行政指導	4日間の休校と、その間に次亜塩素酸塩による清浄化。
重要事項	本事例はNLVの伝播に嘔吐が重要な役割を果たしていることを確認するものであり、エアロゾル化したウイルス粒子による直接的な感染が発生するとの証拠を与えるものである。

タイトル	ノーウォーク様ウイルス（NLV）による胃腸炎の集団発生、1999年—米国・アラスカ州、ウィスコンシン州
発 生 地	USA（ウィスコンシン州）、1999年11~12月、大学の学生寮
原　　因	共用便所や嘔吐を介しての集団発生
文　　献	MMWR 49(10), 207-211 (2000)
著　　者	CDC
発生状況	1999年11月30日～12月1日にかけて、ウィスコンシン州の共用便所のある学生寮の同じ階で、大学生7名が嘔吐、下痢など急性胃腸炎の症状を呈した。 同階に住む36名全員について、症状、行事参加、喫食歴が質問され、検便が実施された。うち19名が症例定義に合致し、時系列から4群に分けられた。初発と疑われる症例には、28日午後7時～29日午前6時30分の間に複数の下痢と嘔吐の既往があった。12名は30日昼～1日昼にかけて発病しており、二次感染と考えられた。三次感染例は1日昼～2日昼に5名が発病しており、残る1名は3日早朝に発病している。発病期間の平均は約24時間（3.5～33時間）であった。行事、食事、食べ物や飲み物に疾病と関連するものはなかった。二次感染の1名と三次感染の3名が、発病する36時間以前に、他人が嘔吐する近くにいた。 糞便試料の試験で5/7からNLVが検出され、指標患者、二次感染者および三次感染者のPCR産物のヌクレオチドシーケンスが一致した。 本事例は、近接して居住し、便所を共用していたので、食品を介さない直接的な伝播が最も考え得るが、特に三次感染症例では、吐物の飛沫感染がNLVの伝播に相当関係していると考えられる。
行政指導	
重要事項	学生寮のように生活空間を共用している場合、人—人伝播によってウイルス性胃腸炎に罹患するリスクが高い。入所者は手洗いの励行に努め、トイレは見た目にきれいにし、汚染のおそれのある場所は誰かが発症すれば直ちに清浄化すべきである。

タイトル	冷凍ラズベリーの摂取が関係したカリシウイルス胃腸炎の集団発生
発 生 地	フィンランド（ヘルシンキ）、1998年4月、会社の複数の支店
原　　　因	汚染されたラズベリーによる食中毒
文　　　献	Epidemiol Infect 123, 469–474 (1999) Euro Surveillance Monthly 4(6), 66–68 (1999)
著　　　者	Ponka A, Maunula L, von Bonsdorff CH, Lyytikainen O
発生状況	1998年4月に、フィンランドのヘルシンキにある大会社の従業員の間で胃腸炎の集団発生があった。自己申告の質問票を用いた後ろ向きのコホート研究を行い、原因と集団発生の範囲を調べた。4月2日以降に下痢・嘔吐を発症した者を症例とした。360名が在籍する最大のオフィスで予備解析を実施した（240名が回答）。108名が症例の定義に合致した。ラズベリードレッシングを食べた人は、食べなかった人よりも発症率が高く、相対的な感染リスクも高かった。ラズベリードレッシングを食べて発症した厨房スタッフ4名の糞便試料から、PCR法によりカリシウイルスが検出された。 　全体の患者数は社員741名中509名、調理人16名中7名であった。平均潜伏期間は41時間で、発生パターンは一峰性で48時間以内が72%であった。患者から同一のSRSVを検出した。 　推定感染源はデザートのラズベリー（輸入品）であり、輸入先のおそらく水を介してラズベリーがウイルスに汚染されていたものと思われた。
行政指導	
重要事項	輸入されたイチゴやキイチゴがSRSVやA型肝炎ウイルスに汚染されたことによる胃腸炎発生はしばしば報告されている。

タイトル	SRSVによる胃腸炎の大学での集団発生：病因物質と伝播パターンの特定への分子的診断の応用
発 生 地	USA（マサチューセッツ州）、1994年12月、大学の食堂
原　　　因	有症状の調理人によるサラダの汚染が原因の胃腸炎の集団発生
文　　　献	J Infect Dis 173(4), 787–793 (1996)
著　　　者	Kilgore PE, Belay ED, Hamlin DM, Noel JS, Humphrey CD, Gary HE Jr, Ando T, Monroe SS, Kludt PE, Rosenthal DS, Freeman J, Glass RI

発生状況	マサチューセッツ州にある大学（学生数6,400名）で12月6日〜7日をピークとする胃腸炎の集団発生があった。そのうちの1,600名が新入生で、多くは14の学生寮に住んでいた。患者のほとんどは新入生であり、発症者間の唯一の共通の曝露は新入生用の食堂であったことから、12月6日の夕食後、食堂を閉鎖し、調査を進めた。 調査範囲は12月4〜6日の間でその食堂で食事をした者、勤務した者に限定した。症例の定義は12月2日以降、1回以上の下痢・嘔吐の症状を呈した者とし、対照者175名、患者185名を対象に疫学調査を実施した。 新入生は14の寮に入っていたが、寮間に発生の違いはなかった。食堂の従業員19名中10名も学生同様に発症していた。罹患した従業員の内訳は給仕が4名、コックが3名、清掃員、管理者およびサラダシェフが各1名であった。3名は12月3日に発症しており、サラダシェフは12月4日に発症していた。 12月5日のランチのサラダバーが原因食品と特定された。キャンパス内の他の食堂では発生していないので、工場からの野菜そのものの汚染が原因ではなく、有症状のサラダシェフによるサラダの汚染が原因と推察された。分子的手法により、サラダシェフの糞便中のSRSV株は学生の下痢・嘔吐中に検出された株と同一であると結論した。
行政指導	食堂を12月6日に閉鎖、11日再開。
重要事項	疫学調査と分子学的診断を組み合わせると感染源の早期発見に有用。
備考	古典的な疫学的方法による原因食品の追究。

タイトル	ノーウォークウイルスの大規模な非典型的な集団発生：汚染セロリ
発生地	USA、1988年7月、空軍士官学校
原因	セロリの汚染による胃腸炎の集団発生
文献	Arch Intern Med 151, 2419-2424 (1991)
著者	Warner RD, Carr RW, McCleskey FK, Johnson PC, Elmer LM, Davison VE
発生状況	アメリカの空軍士官学校で、当初、サルモネラによるものと考えられた1点曝露型の胃腸炎の集団発生があった。約3,000名の士官候補生および職員のうち、48％が罹患した。 集団発生に最初に気付いたのは、7月13日であり、24時間以内に300名以

上の士官候補生とフードサービス従業員が罹患していることが判明した。予備調査の結果、士官候補生用の食堂で提供された昼食が単一曝露の感染源であると推定された。当初、サルモネラ症と疑われたことから、チキンサラダが媒介したと考えられた。5名のチームを結成し、7月14日の午後5時半から、できるだけ多くの士官候補生から血液、糞便および嘔吐試料を集め、包括的な臨床面、環境面および微生物学的な調査を開始した。質問表を2,100名以上の士官候補生と従業員に送付した。

　7月12〜15日の間で、1,002名が症例の定義に合致した。630名が医師の診察を受け、105名が静脈からの水分補給のために入院した。医師はエンテロトキシンにやられたものとして多くの患者を治療した。喫食した食品別の罹患率から、原因食品はチキンサラダであることは明らかであった。それ以外の食品で有意な関係を示すものはなかった。従業員の調査でもチキンサラダが原因食品であることが示された。この食堂は昨年の11月中旬から改築、増設およびアスベスト除去の工事中であり、衛生面の不備があった。この2階建ての施設のフロアの排水溝は詰まっていることが多く、排水が厨房(特に、ベーカリーと野菜の調製エリア)に逆流していた。野菜洗浄シンクは昨年初めに撤去され、その後、13.7 mのゴムホース(排水溝の詰まりを除去するためにしばしば使用されていた)がチキンサラダ用のセロリの洗浄や浸漬のための給水に使用されていた。縦に半分に切った生のセロリはこの水と約60分間接触していた。それから排水、カットし、カバーをして、レシピに入れるまで冷蔵しておいた。チキンサラダが喫食されるまでに28〜30時間経過していた。角切りチキン、スライスした茹でタマゴ、味付けした薬味、みじん切りタマネギ、香辛料およびマヨネーズは労働力削減のため、そのまま食べられる形で購入していた。出来上がったサラダは混合後加熱されておらず、このホース以外に汚染源は考えられなかった。サラダの成分や出来上がったサラダの温度・時間管理に問題はなかった。サラダを調製した従業員のなかに7月9〜12日の間に病気の者はいなかった。臨床症状が出る前の食品取り扱い者がレシピを汚染した可能性は考えられないわけではないが、セロリが調理を必要とした唯一の成分であり、すべての混合は機械的に行われていることから、この可能性はありそうにない。

　糞便試料の微生物学的試験では2つのグラム陰性菌(大腸菌と *Citrobacter freundii*)が分離された。大腸菌は発症の有無と関連性はなく、エンテロトキシン産生もなかった。*C. freundii* は発症者から多く検出されたが、DNA fingerprintから多くは異なるプロファイルを示すことがわかった。ロタウイ

ルスは検出されなかった。ノーウォークウイルス（NV）抗体の測定で発症者の抗体価が非発症者のそれよりも有意に高いことがわかった。

環境から分離されたのも大腸菌と *C. freundii* であった。セロリの洗浄に用いたホースからの初期の水の試料からは、大量の大腸菌群が検出された。分離された *C. freundii* は16の生物型に分かれ、エンテロトキシン産生菌株はいなかった。

| 行政指導 |
| 重要事項 |

非飲料水が関係した胃腸炎の集団発生は、すべてウイルスを含めた原因調査をすべきである。

5.4 イベント・キャンプ

タイトル	ケータリング会社が関係したノロウイルス胃腸炎の大規模な集団発生
発 生 地	オーストラリア（ニューサウスウェールズ）、2003年10月、イベント
原　　因	有症状の食品取り扱い者が汚染したイベント料理が原因の食中毒
文　　献	NSW Public Health Bull 15(9-10), 168-171 (2003)
著　　者	Telfer B, Capon A, Kolbe T, Hamilton I, Burns T, Doyle B, Musto J, McAnulty J
発生状況	2003年10月16日、当局は10月13～15日の地方都市でのイベントへの参加者に下痢・嘔吐疾患の集団発生の疑いがあることを警告した。その都市をベースとする1ケータリング会社がイベントで食品や飲料を提供していた。

　ケータリング会社によると、10月13～15日に開催された14のイベント用として21の料理を用意したとのことであった。イベントの参加者のうち137名と連絡をとり、調査を実施した。80名が10月13～17日の間に下痢・嘔吐の症状を呈していた。症例は21種類中16種類の料理を食しており、調査した人の多く（127名）は4つの特定のイベントの1つ以上に参加していた。それらの参加者のうち2名は他の原因による疾患であったため除外すると、残りの125名中の73名が10月13～17日の間に発症していることがわかった。飲料を含め、135の異なるアイテムについて解析したところ、1つのイベントの10月13日のモーニングティーで食したパッションフルーツスライスと、10月14日のモーニングティーで食した何らかのスウィートスライスとの関連性が統計的に有意であった。別のイベントで、10月13日のランチを食した人では、ハムサンドイッチが有意な関連性を示した。

　10月12～15日の間で食品の取り扱いおよび調製に従事したのは3名であった。1名は10月15日の昼頃に下痢・嘔吐の症状を呈した。あとの2名は前の週も含めて病歴の報告を拒否した。言い換えると、集団発生の2、3日前に発症していたと報告したことになる。また、食品取り扱い者1名の家族1名が10月10日に下痢・嘔吐の症状を呈していたこと、すべてのスウィートスライスはその取り扱い者の家庭で調製されていたことも報告された。食品を取り扱う前にハンドジェルを使って手洗いしたと報告したが、食品調製に手袋を着用していなかった。インスペクションでは、手洗い設備が不十分であり、石けんや手拭きタオルが常備されていないことが指摘された。

行政指導	当局はケータリング会社に対して衛生的な食品の取り扱いに関する助言を実

施。地方メディアを通して業界に注意喚起を呼びかけ、発症した場合は症状がなくなってから48時間まで食品を取り扱ったり、調製してはならないとした。また、家族のように密な接触がある場合の二次感染の防止には、入念な手洗いと環境表面の消毒が最良の方法であることも知らせた。このケータリング会社は10月16日から短期間、自主休業した。

重要事項	
備 考	このようなイベント食の場合、参加者のなかには食べたものを覚えていないことがあり、調査に限界がある。

タイトル	サマーキャンプにおけるノーウォーク様ウイルスの集団発生
発生地	USA（ウィスコンシン州）、2001年6月、サマーキャンプ
原因	人―人伝播によるサマーキャンプにおける集団発生
文献	MMWR 50, 642-643 (2001)
著者	CDC
発生状況	2001年6月27日と28日に、ウィスコンシン州北部の2つのサマーキャンプ地（A、B）で胃腸炎の集団発生があったとの連絡が当局に入った。

　Aキャンプ場では6月10日からスタッフの訓練を1週間実施しており、その期間中に数名のスタッフに胃腸炎の症状が見られた。最初のキャンパー（6日間の滞在予定）が6月17日に到着し、その後30時間以内に発症した。6月24日に、次のグループが最初のグループと入れ替わって到着したが、その多くが同様に発症し、キャンプを中止し、帰宅した。キャンパーおよびスタッフ400名中約80名が罹患した。

　Bキャンプ場では6月24日に最初の症例が見られ、6月25日に第2の症例が発生した。その後の5日間でキャンパーおよびスタッフ240名中40名以上が発症した。彼らは予定通り1週間滞在した。

　インスペクションの結果、食品の保管や調製に問題はないことがわかった。検査用の食品は残っていなかった。キャンパーは家族形式で各キャンプ地の単一の食堂で自炊していた。発症したキャンパーはキャビン（Aキャンプ）とテント（Bキャンプ）に非発症者と同居していた。キャンプ場のトイレに手洗い設備があったが、流水のみで石けんが備えられていなかった。飲料水にしていた井戸に欠陥はなく、集団発生後の検査でも大腸菌群陰性であった。

発症者の糞便試料の 3/8 から NLV が検出された（RT-PCR 法）。

　両キャンプは 10〜18 歳の青少年用のもので、国立青少年機構に付属してあり、80 マイル離れた場所に位置していた。共通の食品や人はなく、両キャンプに疫学的な関連性はなかった。遺伝的な関連性は調査中である。NLV の初期の感染源は不明であるが、2 つの集団発生の特徴、とくに数日間にわたって発症者が存在すること、別のグループ間で集団発生が続いていることから、人から人への伝播によって各キャンプ内で拡がっていったものと思われる。

| 行政指導 | 6 月 30 日〜7 月 1 日に、10%ブリーチで洗浄可能な表面を清浄化、石けん容器を備えた。それ以降、胃腸炎の発生はない。 |
| 重要事項 | 発症者と非発症者との密な接触やキャンプの田舎的性格がトイレや食堂、居住施設内の汚染表面を介して人―人伝播に寄与したと思われる。 |

タイトル	フットボールゲーム中のノーウォークウイルスの伝播
発生地	USA、フロリダ州、1998 年 9 月、フットボール場
原因	アメリカンフットボール場でのゲーム中に人から人への伝播
文献	N Engl J Med 343, 1223-1227 (2000)
著者	Becker KM, Moe CL, Southwick KL, MacCormack JN
発生状況	1998 年 9 月 18 日に、ノースカロライナ大学のフットボールチームはロッカールームでランチを食べたあと、翌日のゲームのために午後 7 時にフロリダに飛んだ。ゲーム中に数人のプレーヤーが嘔吐と下痢を発症した。プレーヤーは発症したにもかかわらずプレーを続行した。ゲームの性格上、糞便や嘔吐とプレーヤーの接触を避けることは困難であった。フロリダに行かなかったチームのメンバーも発症した。次の日にフロリダのプレーヤーの何人かが同様の消化器症状を呈した。 　疫学調査の結果、ゲームの前日に食べたボックスランチが原因食品と特定された（七面鳥肉のサンドイッチ）。ランチを食べた人への侵襲率は 62％であった（54 名が一次症例）。さらに、ノースカロライナチームで 11 名、フロリダチームで 11 名の二次感染症例が認められた。糞便の EM により NLV 陽性であった。両チームの NLV のシーケンスは RT-PCR 法で同一性を示した。
行政指導	
重要事項	急性胃腸炎の発症者は、接触するスポーツから排除すべきである。

備　　　考	本事例はフットボールゲーム中にプレーヤー間で NLV の人から人への伝播を実証した報告である。

タイトル	ある胃腸炎の集団発生におけるノーウォーク様ウイルスとベロ毒素産生菌の複合感染
発 生 地	オーストラリア（メルボルン）、1997 年 10 月、ダンスパーティー
原　　　因	ノーウォーク様ウイルスとベロ毒素産生菌の複合感染
文　　　献	J Diarrhoeal Dis Res 17(1), 34-36 (1999)
著　　　者	Bettelheim KA, Bowden DS, Doultree JC, Catton MG, Chibo D, Ryan NJ, Wright PJ, Gunesekere IC, Griffith JM, Lightfoot D, Hogg GG, Bennett-Wood V, Marshall JA
発生状況	1997 年 10 月、メルボルンの多目的センターでディナー付きのダンスパーティーがあり、約 600 名が参加した。約 48 時間後に 60 名が嘔吐・下痢などの症状を発症した。採取された糞便 8 試料について、細菌学的、ウイルス学的検索を行ったところ、全試料から NLV が検出されたが、2 試料からは NLV とベロ毒素産生菌の双方が検出された。その 1 名（VT1 およびヘモリジン産生の大腸菌 O128：H2 を検出）は嘔吐・下痢が 48 時間、腹痛が 9 日間続いた。もう 1 名（VT 産生、ヘモリジン非産生のエロモナス・ソルビアを検出）は嘔吐・下痢が 24 時間、腹痛が数日間続いた。両名とも血便はなかった。 　　疫学調査や感染経路について記述はない。
行政指導	
重要事項	胃腸炎の集団発生の原因を決定する際に、幅広い微生物を試験する必要性を強調するものである。
備　　　考	複合感染はそれほど一般的ではないが、このような集団発生の原因は以前考えられていたよりも複雑化するかもしれない。

タイトル	汚染した井戸によるウイルス性胃腸炎の集団発生：国際的な影響
発 生 地	USA（アラスカ）、1995年6~7月、レストラン
原　　因	井戸水の汚染による胃腸炎の集団発生
文　　献	JAMA 278, 563-568 (1997)
著　　者	Beller M, Ellis A, Lee SH, Drebot MA, Jenkerson SA, Funk E, Sobsey MD, Simmons OD, Monroe SS, Ando T, Noel J, Petric M, Middaugh JP, Spika JS
発生状況	

　アラスカのフェアバンクスにあるホテルの支配人が、ホテルに病気になったバス旅行客が宿泊していることを認め、当局に連絡した。罹患している旅行客はアラスカのほかの地域のホテルでも認められた。その後の調査で事件に関与したのは、アラスカハイウェー上のカナダのユーコン准州にある1つのレストランであることが判明した。このレストランはモーテルを含む複合施設として夏季のバス旅行客に大規模に食事を提供していた。少なくとも8社のツアーバス会社が当該レストランでランチを取っていた。会社Aが旅行客のほぼ90%を運んでいた。この会社は6つの一部重複する旅行日程のなかでそこに立ち寄っていた。各旅行は3日間であり（日帰りのコースも1つあり）、それぞれ、同じレストランとホテルでの計9回の食事が含まれていた。集団発生の期間中、会社Aは当該レストランに39回立ち寄り、他の5社は7回立ち寄っていた。会社Aは6月29日以降、そのレストランの利用を中止したが、解析にはその後の別の会社の旅行客の症例も含めた。

　疫学調査では、654名のバス旅行客のうちの274名から聴き取り調査を行った。108名が症例の定義に合致した。症状についての詳細なデータは、発症した54名の旅行客と11名のバス会社Aの従業員から集めた。乗客の発症時期は6月26日~7月12日に分布していた。旅行4、5、6、9、10の乗客の喫食状況を調査したが、特定の食品の関与は認められなかった。さらに、旅行10の乗客の水の摂取状況を詳しく調査したところ、水を飲まなかった客では発症は見られないが（0/15）、コップ1杯以下（1/3）、1杯（3/8）、1杯以上（1/3）の水を飲んだ場合に発症していた（この傾向は統計的に有意でない）。

　複合施設の26名全員の聴き取り調査を行った。18名が6、7月中に急性胃腸炎に罹患していた。10名は発症した日を覚えていた。モーテルに住み込んでいる1名は6月13日に発症していた。モーテルに住んでいる非従業員3名は6月14日に下痢を発症していた。会社Aの従業員10名は6月21日~7月1日の間に発症していた。

　各旅行における罹患率は17~61%（平均25%）であった。今回の調査は6

月20日〜7月11日の間で当該レストランで食事をした全バス旅行46回のうちの10回分を調査したに過ぎない。他の旅行客の多くにも発症者がいるとの知らせを受けている。平均罹患率を基に計算すると、1,732名の旅行客中433名の一次感染症例がいることになる。

推定感染源はツアー中のレストランのランチの水であった。ツアー客、従業員、レストランの井戸水から同一のSRSVを検出した。バスツアーの途中、そのレストランのランチでウイルスに汚染された井戸水を摂取したことにより罹患したと考えられる。また、レストランの排水と井戸が連なっていることが確認された。バスツアーを一旦中止したところ胃腸炎の発生は止まったが、再開したら再び発生した。調査の結果、バスツアー途中のレストランの近くに住む従業員に胃腸炎が発生していたことが判明した。

行政指導 重要事項	安全な水の確保が重要である。旅行客の場合、1国に留まらず、他国にも影響を及ぼすことがあり、当局間の密接な協力関係もまた重要である。
備 考	疫学調査で分子学的手法が成功した最初の報告であると考えている。糞便と水の双方を試験する場合、交差汚染のリスクがあり、細心の注意が必要である。

5.5 ホテル・レストラン

タイトル	バスツアー客の感染性腸炎の集団発生：アイルランド
発 生 地	アイルランド、2002年9月、バスツアー
原 因	ホテルが中継点となったバスツアー客における集団発生
文 献	Euro Surveillance Weekly 6(38), (2002)
著 者	
発生状況	アイルランド南部の有名な観光地にある大規模なホテルで、2002年9月初旬にNLV感染の集団発生があり、50名以上の客が罹患した。少なくとも11の異なるグループがこの集団発生の期間前および期間中にホテルを利用した。約80名の客を乗せたツアーバス2台がアイルランド西部に出発し、6名の乗客が旅の途中で発症した。20名の乗客は、集団発生のあったホテルを出発する前または目的地に到着した後に発症していた。

　当局は、少なくとも5台のツアーバスがホテル間を行き来し、200名以上の旅行客を運び、そのうちの10名が発症していたことを把握した。旅行の前またはツアーで、一方のホテルに到着後に40名ほどの乗客が罹患していたと見積もられている。ツアー客は北アイルランド、イギリス（イングランド、ウェールズおよびスコットランド）、その他のヨーロッパ諸国およびUSAに移動を続けていた。見かけ上影響を受けていないホテルへの、罹患者や罹患している疑いのある人の受け入れについて、ホテルの経営者やツアー企画者の心配に当局は直面している。 |
行政指導	
重要事項	有症状のまま旅行客が移動を続けると、旅行先のホテルにウイルスを持ち込むおそれがある。
備 考	個々のホテルや施設における集団発生の管理はより明瞭になりつつあるが、1つのホテルから別のホテルへと泊り歩く罹患した旅行客の場合、責任がどこにあるのか明確ではない。指針の開発が待たれる。

タイトル	バンクーバーのレストランにおけるノーウォークウイルスが関係した胃腸炎の集団発生
発 生 地	カナダ（バンクーバー）、2002年5月、寿司レストラン
原　　因	寿司屋における食事が原因の集団発生
文　　献	Can Commun Dis Rep 28(24), 197-203 (2002)
著　　者	McIntyre L, Vallaster L, Kurzac C, Fung J, McNabb A, Lee MK, Daly P, Petric M, Isaac-Renton J

発生状況　2002年5月にVancouverの寿司屋で7つの異なるグループが胃腸炎に罹患した。さらに、6月にも2つのグループが罹患した。5月26日のランチを喫食した1グループから最初の訴えがあった。このグループは当該レストランで会い、食事前に個人間の接触はなかった。食事の際に生の魚を避けていた2人の妊娠女性と各種の生のシーフードを食べた他の3名が発症した。発症は食事をしてから26～28時間後であった。当日、そのレストランで食事をした別の5グループ17名中の15名も症状を訴えた。当日の夕刻に食事をした7グループの4名も胃腸炎症状を訴えた。当局はレストランのオーナーに店を閉鎖し、消毒を行うように命じた。消毒は濃度が不明の家庭用ブリーチで行われた。レストランは再開されたが、6月1日と6日に別の2つのグループから胃腸炎に罹患したとの報告があった。提供された食事は揚げ出し豆腐、ホウレンソウのお浸し、カリフォルニア巻き、マグロ刺身、チキン照焼き、ビーフ照焼き、焼きそばなどであった。

　最初に罹患した5名の客および11名の従業員、さらに再開後に罹患した2名の客の糞便試料を調べた。最初の客の5名全員および後の事例の1/2からNLVが検出されたが、11名の従業員からは検出されなかった。

　また、インスペクションの際に、ブリーチで店内を洗浄しているとき、数人が病気に罹っており、その一部が嘔吐したと店員が述べた。

　客からはノロウイルス（NV）が検出されたものの従業員からは検出されなかったことから、食品または環境の汚染が示唆される。氷や食品の試験は行っていないが、それらが感染源であった可能性がある。特定の食品との因果関係は不明である。清掃作業中の嘔吐は感染によるものである可能性はあるが、化学的な毒性によるものかもしれない。

行政指導	店の閉鎖と店内の消毒。
重要事項	
備　　考	近くのホテルでも同時期に集団発生があり、同一の核酸シーケンスを示した。

また、他の3地域の長期療養施設での胃腸炎の集団発生由来のNLVとも一致していた。

タイトル	ホテルのレストランにおけるノーウォーク様ウイルスの空気伝播の証拠
発 生 地	UK、1998年12月、ホテル・レストラン
原　　因	嘔吐物からの空気感染と思われる集団発生
文　　献	Epidemiol Infect 124, 481-487 (2000)
著　　者	Marks PJ, Vipond IB, Carlisle D, Deakin D, Fey RE, Caul EO
発生状況	1998年12月7日、大規模ホテルでのイブニングディナーに6組のパーティー（計126名）が参加した。食事中に1名の婦人がフロアに嘔吐した。嘔吐は飛び散ったものではなく、テーブルの上とはまったく接触していないと思われた。その婦人は食事の前に症状はなく、嘔吐しそうだとの自覚はほとんどなかった。嘔吐物はウェーターがモップと消毒剤で直ちにきれいにし、食事は続けられた。12月10日の朝になり、最も大きかったパーティの関係者が当局に連絡をとり、そのパーティ参加者45名中の9名が嘔吐・下痢などの症状を訴えていることを通報した。午後になり、別のパーティーからも通報があった。 　126名中83名から回答があり、そのうちの52名が罹患したと報告した。84％が食事後13〜48時間で発症し、その推定潜伏期間は33時間であった。 　臨床的特徴からNLV感染が示唆され、糞便試料のEMおよびRT-PCR法により確認された。さらに、PCR増幅のヌクレオチド・シーケンス解析により、すべての感染者の株が同一であることが判明した。 　提供された食事が集団発生の原因であることを示すことはできなかった。ダイニング・テーブルの位置からみた罹患率の解析から、罹患率が嘔吐者からの距離に反比例することがわかった。 　本集団発生では、人から人、または食品からの直接的な伝播とは思われなかったが、以上の知見は嘔吐物から空気を媒介として拡がり、それを吸入し、感染したとの見方と一致している。
行政指導	
重要事項	嘔吐者の席からの距離と罹患率とが相関。空気媒介の伝播はホテルやレスト

ランだけでなく、病棟や福祉施設でも起こりうる。

タイトル	ホテルでの長期間にわたる胃腸炎の集団発生によって検出されたノーウォーク様ウイルスによる広範囲の環境汚染
発生地	UK、1996年1〜5月、ホテル
原因	環境汚染が関与したと思われるホテルでの長期間にわたる胃腸炎の集団発生
文献	Epidemiol Infect 125, 93-98 (2000)
著者	Cheesbrough JS, Green J, Gallimore CI, Wright PA, Brown DW
発生状況	集団発生が1996年1月から5月にかけて北西イングランドにある大規模ホテル（500床）で起こった。1月15日に到着した客が発症し、典型的なノーウォークウイルス症状を呈した。検査した糞便試料の3/6がEMでNLV陽性、10/13がRT-PCR法でNLV陽性を示した。従業員の発症の多くは最初のミニ集団発生の3事例の際に見られた。客の発症は1月15日から清浄化のためにホテルを閉鎖した5月15日までの12週間にわたって広く分布していた。宿泊客の患者数は1月15日から3月15日の間で4,291名中850名、3月22日から5月24日の間で226名中92名であった。罹患率はミニ集団発生によって異なり、2.2〜39.1％の範囲であった（平均19.8％）。客の多くは老人であり、嘔吐の際にトイレまで行くことができなかった。 　最初の調査で特定の食品との関連性を見出すことができなかった。また、ホテルの厨房も衛生的な欠点は見られなかった。 　3月15日にホテルを閉鎖し、真空掃除機をかけた後、温水と洗剤で硬質表面を、カーペットシャンプーでカーペットを十分清掃した。消毒剤はカーペットを傷めるとのことで使用されなかった。1週間後の3月22日にホテルは再開されたが、NLV症例は急激に増加し、3月29日から4月1日に再度発生のピークを迎えた。その後、患者数は減少し、6月28日以降、患者は見られていない。 　集団発生の期間中に採取された環境拭き取り試料の61/144（42％）がNLV陽性を示したが、10月に採取した144試料はすべて陰性であった（nested RT-PCR）。環境汚染場所を嘔吐／下痢による直接的な汚染の可能性に従ってカテゴリー化したところ、可能性の高さと検出率の高さで相関が見られた。汚染率が最も高かったのはカーペットであったが、直接の汚染がないと思わ

れる 1.5 m の高さの場所からの検出も認められた。

　初期の発生の感染源は不明であるが、環境汚染が感染の持続をもたらしたものと思われる。

行政指導	ホテルの閉鎖と清掃・消毒。
重要事項	集団発生の際に環境汚染が拡大することを最初に示した報告。清掃だけでは不十分、消毒が必要。
備　　考	本集団発生で検出された株は、同時期に市中で広く蔓延していた。

タイトル	**SRSV の空気伝播**
発生地	UK、1993 年 5〜6 月、バスツアーとホテル
原因	空気伝播によるバスツアー客における胃腸炎の集団発生と宿泊先のホテルでの人―人感染
文献	Lancet 343, 171 (1994)
著者	Chadwick PR, Walker M, Rees AE
発生状況	

　イギリスのスノードニアに 38 名のツアー客が空調のあるバスで旅行し、3 晩ホテルで宿泊した（宿泊客 190 名）。旅行中に 89 歳の女性が嘔吐を繰り返し、2 日後に運転手を含む 15 名が発症した。その後の 6 日間で、さらに 3 名のツアー客、8 名の他の宿泊客、10 名のホテル従業員および 2 名の保健所所員も胃腸炎を発症した。

　聴き取り調査から食品の感染源はないことがわかった。疫学的および臨床的な特徴から SRSV が病因物質として疑われた。SRSV は EM により 8/20 の糞便試料から検出され、そのうちの 7 名はツアー客であった。ロタウイルスは 3 名の糞便および 1 名の嘔吐物から検出されたが、そのなかにはツアー客はいなかった。感染は指標症例の嘔吐後に残りの 37 名のうち 18 名に空気伝播したものと結論した。バスの空調システムが侵襲率の高さに寄与したのではないかと考えている。他の宿泊客やホテル従業員は人から人への二次感染によるものと思われる。

　4 名からロタウイルスが検出されたことは、同時期にホテル内でロタウイルス感染が存在していたことを示している。

| 行政指導 | |
| 重要事項 | |

備　　　考	本事例の進行状況は、一次感染源に曝露後の爆発的な発生と、続いて発生する多くの二次感染は SRSV の典型例である。

タイトル	**USA 西南部のリゾート地における水媒介のノーウォーク胃腸炎の集団発生：井戸水の汚染の地理的条件の役割**
発 生 地	アリゾナ州のリゾート地、1989 年 4 月 17 日〜5 月 1 日、リゾート施設
原　　　因	リゾート施設における飲み水の汚染による胃腸炎の集団発生
文　　　献	Lancet 337, 1200-1204 (1991)
著　　　者	Lawson HW, Braun MM, Glass RI, Stine SE, Monroe SS, Atrash HK, Lee LE, Englender SJ
発生状況	1989 年 4 月 17 日〜5 月 1 日の間にリゾート施設を訪れた約 900 名の人が胃腸炎を発症した。4 月 30 日が発生のピークであった。調査した 240 名のうち発症者は 110 名であり、リゾート地にある井戸水からの水道水の摂取と有意な関係があり、感染リスクは水の摂取量の増加とともに増大していた。試験した 3/4 の血清で、ノーウォークウイルス（NV）に対する抗体価が 4 倍以上に上昇していた。 　井戸水の検査から大量の糞便性大腸菌群、糞便連鎖球菌、腸球菌で汚染されていることが判明し、「飲用不適」とされた。排水の廃棄システムに問題があることが判明した。また、3 月に排水処理プラントで水が溢れて、自動塩素処理装置が正常に作動せず、有効塩素濃度が変動したことがあった。井戸水を高濃度の塩素で処理したあと、数日間水のサンプリングを行った。水中に塩素が残留しているにもかかわらず、糞便性大腸菌群がすべてのサンプルから検出された。蛍光染料のトレース試験で井戸水と潅漑水路がつながっていることがわかった。すなわち、リゾート地の排水処理施設からの流出水が地下の岩盤（ほとんど透過性がない）の裂け目から直接深井戸（深さ 150〜200 m）にしみ出ていた。 　5 月 1 日にリゾート施設は閉鎖され、井戸に蓋をし、水系を洗浄したのち市水につなげ、48 時間後に再開された。その後の罹患者は散発例 2 名のみとなった。
行政指導 重要事項	以下のことを勧告した。①リゾート施設は井戸を潅漑目的だけに使用し、飲

料水は市水に頼るべきである。②市水はリゾート施設で塩素処理すべきである。③飲料水の汚染がなくなるまでサーベイランスすべきである。④管理者は地域全体の排水処理施設の開発をすべきである。

備　　　考	リゾート地の水処理および排水処理プラントの設計に最新の技術が使用されていたが、その地域の特有の地理的条件が思いがけない問題を引き起こした。これは世界に多くある、同様の地下の地理的条件や乾燥気候条件に直面している開発業者にとって厄介な問題である。これらの地域では、排水や飲料水のための処理施設に適切な解決策が必要とされる。

タ イ ト ル	ノーウォーク様ウイルス胃腸炎のホテルでの集団発生において感染した食品取り扱い者の役割：制御のための意義
発 生 地	UK、1987年10月、ホテル
原　　　因	1名の調理従事者が関係した胃腸炎の集団発生
文　　　献	Lancet 2, 321-323 (1988)
著　　　者	Reid JA, Caul EO, White DG, Palmer SR
発生状況	1987年10月18日〜23日、ホテルでの催物に出席した客（70名以上）および従業員（40名）が胃腸炎を発症した。

10月24日から症状を呈したホテル客と従業員の聴き取り調査を実施した。糞便試料の細菌学的試験およびルーチンのEM検査を行った。従業員10名については、発症してから24時間以内のものを資料とした。食品と水を収去し、細菌学的な検索を行い、3つの催物への参加客のコホート研究を行った（電話調査、発症時期と有症状期間、食品と水の摂取状況）。

10月17日に胃腸炎症状があった1名のシェフ（食品貯蔵庫担当）が調製したコールド食品の喫食が、今回の胃腸炎に関係しているとの仮説を検証するために、症例対照研究を実施した。客の症例は10月17〜24日にホテルを予約し、ホテル側に発症したと報告したが、聴き取り調査が未実施のものとした。対照は症例名に対して3名になるように選んだ（UK以外の客は除外した）。郵送により罹患と食品の摂取状況を調べた。

調査の結果、10月の初旬に3名のスタッフが胃腸炎に罹患していたが、2名の厨房スタッフが発症した10月17日までの間に発症者はいなかった。魚介類や冷肉、サラダの調製を担当する1名のシェフが17時10分に着替え室の |

トイレで嘔吐し、その直後に調製したと考えられた。彼は家に戻って、23時に下痢を発症した。彼の母親は19日の22時に嘔吐した。彼の助手（皿洗いと一部のサンドイッチ作りを担当）は17日の16時に下痢をしたが、そのまま仕事を続けた。他の罹患した38名（主として、厨房とレストラン担当）はその後発症したものであり、その発生のピークは10月19日であった。厨房スタッフの1名は10月18日に厨房の外にある貯蔵庫に入り、嘔吐した。また、19日には、別の2名のスタッフが厨房で嘔吐した。厨房およびレストランスタッフの罹患率はそれぞれ9/15（60％）および10/22（45％）であった。客室係のメード3名も罹患したが、その厨房の食品を食べなかった2名は、発症客の部屋を清掃した後である、10月21日と22日まで発症していなかった。

　1人の調理人が軽度の胃腸炎に罹患中、および後にコールドフーズを調理したことが原因であると思われた。彼は回復48時間後もNLV粒子を排出していた。さらに、厨房のスタッフが厨房で嘔吐しており、表面や保管中の食品を汚染した可能性があった。

| 行政指導 重要事項 | ノロウイルス性（NV）胃腸炎から臨床的に回復しても、48時間以上感染源となりうると考えておくべきである。 |

タイトル	**SRSVが原因の2つの食品媒介胃腸炎の集団発生：食品取り扱い者の長期感染性の保有の証拠**
発生地	UK、1985年11月、ホテル
原因	長期にわたって感染性を保持していた食品取り扱い者が感染源となった食中毒
文献	Lancet 2, 556-558 (1987)
著者	Iversen AM, Gill M, Bartlett CL, Cubitt WD, McSwiggan DA
発生状況	1985年11月23日に大規模なホテルで280名のディナーがあり、電話調査で回答のあった239名のうちの206名が発症していた。平均潜伏期間は36時間であった。入院したものはいなかった。その後の郵送による調査で二次感染例が少なくとも16名存在していた。さらに、12月17日に同じ宴会場で114名のディナーがあり、電話調査した74名のうち57名が発症していた。潜伏

期間、症状は1回目と同様であった。二次感染は2例特定された。

　1回目の集団発生ではメロンが、2回目の集団発生ではバーミチェリーコンソメが原因食品として強く疑われたが、多くの人が同じメニューを食しているため、他の食品の可能性も否定できなかった。血清学的証拠は汚染源として1人のシェフの関与を示した。このシェフは最近SRSVに感染したことが明らかで、バーミチェリーを取り扱ったのは彼だけであった。このシェフは感染して回復後も長期間にわたって感染性のあるウイルスを排出していたと思われる。

行政指導	
重要事項	回復後も長期間にわたって感染性のあるウイルスを排出することがあるので注意が必要である。
備　　考	人のSRSVの慢性的な保有を実証することは困難である。ウイルスの感染量は $10～10^2$ 粒子/ml であるが、現在利用可能な検出法である EM では $10^6～10^7$、RIA では $10^4～10^5$ 粒子/ml である（現在の試験では少量のウイルスであっても検出可能）。

5.6 航空機・客船

タイトル	地中海の旅客船上でのノロウイルス感染の集団発生
発生地	UK（地中海）、2003 年 10 月、客船
原因	地中海の旅客船上でのノロウイルス感染の集団発生
文献	Euro Surveillance Wkly 7(45), (2003) CDR Wkly 13(45), (2003)
著者	Adak B, Barker M
発生状況	2003 年 10 月 20 日に、英国の南海岸ある Southernpton から地中海への航海に出発した客船（乗客約 1,800 名、乗組員 800 名以上）で胃腸炎の集団発生があった。最初の乗客の症例は航海 2 日目に発生し、6 日目には著しく患者が増加し、総計して 500 名以上が罹患した。症状は突然の嘔吐と下痢であり、86％が嘔吐症状を呈した。疫学的および臨床的特徴は客船やホテル、学校、ヘルスケア施設のような半閉鎖状況での典型的なノロウイルス（NV）感染のパターンであった。船医により、患者糞便から NV が検出された（市販の ELISA 法）。
行政指導	船会社は母港である Southernpton 当局と協力し、感染防止対策の作業に当たった。集団発生の進行と感染対策の状況について、当局は十分に把握していた。当局の一義的な責任は公衆衛生を保護することであり、医務官は集団発生に対する対策が適切に実行されているかを検証するために、寄港した際に乗船することになっている。
重要事項 備考	毎年、世界中で少数であるが、特に地中海やカリブ海への旅客船で NV の集団発生が報告されている。NV は先進国で最も多い原因物質であり、イングランドとオランダでは人口の 1～3％が罹患していると推定されている。

タイトル	食品媒介の胃腸炎の集団発生における複数の腸管ウイルスの検出：汚染源の指標
発生地	UK（北アラビア海）、2003 年 4 月、軍艦

原　　　因	複数のウイルスを検出した、汚染されたサラダによる胃腸炎の集団発生
文　　　献	Epidemiol Infect 133(1), 41-47 (2005)
著　　　者	Gallimore CI, Pipkin C, Shrimpton H, Green AD, Pickford Y, McCartney C, Sutherland G, Brown DW, Gray JJ
発生状況	2000年4月に、北アラビア海に配備されている軍艦でウイルスが原因と思われる胃腸炎の集団発生があり、400名の乗組員のうち37名が罹患した（4月3～5日に発症、1峰性）。試験した糞便13試料から、6種の腸管ウイルスが検出され、5種が同定された（3つのノロウイルス（NV）のゲノタイプ、サポウイルスおよびロタウイルス各1）。複合感染は認められなかった。この集団発生に関与した共通の食品は、疫学的な解析から、発症の前の特定日に摂取したサラダであることがわかった。様々なウイルスが検出されたことから、収穫地でのサラダ野菜の糞便汚染があったものと思われる。
行政指導	標準的な感染制御対策（手洗いの励行、トイレットペーパーやペーパータオル、石けんなどの適切な供給、特にドアノブに注意したトイレ施設の入念な清掃、罹患者のトイレの分離）により集団発生は制御された。
重要事項	船は半閉鎖空間であり、NVの集団発生が一旦起こると、船内に感染が拡大することが多いが、本事例では、一次感染のみで二次感染がみられていないことが注目される。
備　　　考	英国では生尿尿を肥料として用いることを禁じているが、これはすべての国には当てはまらない。特に生食する場合には収穫地の農業の実際を知っておくべきである。

タイトル	航空機内で伝播したと思われるノロウイルス
発 生 地	USA/UK、2002月12日、航空機
原　　　因	航空機内で感染したと思われる胃腸炎の集団発生
文　　　献	JAMA 293, 1859-1860 (2005)
著　　　者	Widdowson MA, Glass R, Monroe S, Beard RS, Bateman JW, Lurie P, Johnson C
発生状況	2002年12月19日に、ロンドンからフィラデルフィアへの8時間のフライト中に乗務員が胃腸炎を発症したとの知らせを受け、そのフライトの乗客がその後発症していないかどうか、発症しているのであれば、その感染経路はどうなのかの調査を実施した。

乗務員の罹患およびフライト中の活動状況についての情報を集めた。糞便試料をRT-PCR法によるノロウイルス（NV）検索に供した。191名の全乗客のフライト中の曝露状況および胃腸炎の発症の有無を郵送により調査した。

乗務員14名中8名がフライト中に下痢・嘔吐の症状を呈したと報告した。2名が入院し、その糞便試料からNVが検出された。3名はエコノミークラス、2名はビジネスクラス、1名はその両方の担当、2名は特に担当をもっていなかった。発症してからは勤務につかず、後方の席に座った。トイレ以外での下痢・嘔吐はないとの報告であった。91名からアンケートの回答があった。8名の乗客が12月17〜23日の間に胃腸炎を発症したと報告したが、NV胃腸炎と推定されたのは5名であった。83名はアンケートの項目すべてについて回答していた。症例（5名）は非発症者に比べてトイレの使用回数が多かった。それ以外の要因に有意な違いはなかった。トイレが糞便や嘔吐物で汚れていることに気付いた乗客はだれもいなかった。

行政指導	
重要事項	8名の乗務員が機内で発症したにもかかわらず、乗客の罹患は限定的であったことから、トイレ内で嘔吐した場合には、空中に浮遊する粒子は機内の隅々まで拡がらないことを示唆している。しかし、清潔であったと報告しているトイレと罹患との関連があることから、NVは見た目にきれいであっても環境を汚染していることを示している。 罹患者は専用の隔離区域に移し、専用のトイレを使用し、見た目にきれいであっても、トイレの環境表面の消毒に特に注意を払う必要がある。
備　　考	本事例は航空機内でNVの伝播を示した最初の報告である。

タイトル	客船上におけるノロウイルスの伝播
発生地	USA、2002年11月〜2003年1月、客船（6回連続の航海）
原因	客船での6回連続航海における集団発生
文献	Emerg Infect Dis 11(1), 154-158 (2005)
著者	Isakbaeva ET, Widdowson MA, Beard RS, Bulens SN, Mullins J, Monroe SS, Bresee J, Sassano P, Cramer EH, Glass RI
発生状況	2002年11月16日にフロリダからカリブ海へ出航した7日間の船旅（航海1）で胃腸炎の集団発生があった（乗客2,318名、乗組員988名）。11月20日

までに合計 28 名の乗客と 7 名の乗組員が発症した。11 月 23 日の下船までに合計 106 名の乗客と 25 名の乗組員が罹患した（最終的な確定患者数は乗客 175 名、乗組員 28 名）。次の航海でも患者が発生した（航海 2：乗客 192 名、乗組員 23 名）。その後、1 週間使用を停止し、船内の衛生処理を実施した。清浄化を行ったにもかかわらず、その後の航海 3～6（12 月 7 日～1 月 14 日）でも患者が発生した（航海 3：乗客 55 名、乗組員 6 名；航海 4：乗客 33 名、乗組員 7 名；航海 5：乗客 37 名、乗組員 4 名；航海 6：乗客 21 名、乗組員 6 名）。

航海 1 の乗客全員を調査し、発症日、症状、船室の位置、行動および食品摂取を決定した。航海 1 の初期感染は共通食品または水が感染源となり、その後、船内に拡がったことを疑い、出航（1 日目）してから早期（3 日目、4 日目）に発症したものと、その後（5 日目）に発症したものに分けて、ケースコントロール研究を実施した。コントロールは未発症者とした。その後の航海についてもモニタリングを行い、6 航海すべてから、罹患者の糞便試料を採取した。指標患者は航海 1 の下船後に施設に戻った 1 の乗客とした。すべての糞便試料は RT-PCR 法によりノロウイルス（NV）を試験し、陽性となったアンプリコンはシーケンスし、遺伝的多様性を比較した。

航海 1 の乗客 2,318 名中 1,276 名から回答が得られた。212 名の症例乗客と 256 名の対照乗客を今回の研究に含めた。その結果、航海 2 日目のレストラン A での朝食が 3 日目の発症と関係していることがわかった。また、2 日目の同レストランでのディナーが 4 日目の発症と関連していた。さらに、3 日目のレストラン B でのディナーが 5 日目の発症と関係していることもわかった。レストラン A、B は場所が異なり、5 日目に発症した乗客は対象の乗客よりも、3、4 日目に発症乗客と同室であった率が高かった。このことは環境汚染または人―人伝播のいずれかであることを示唆している。

6 回の全航海の試験した 55 の糞便試料のうち、25 が NV 陽性であり、6 株に分かれた。航海 4 からの試料は陰性であったが、その他の航海から得られた試料では、少なくとも 1 試料で NV 陽性であった。また、長期療養施設での発症者の 2 試料も陽性であった。航海 1 と航海 2 で検出された遺伝子のシーケンスは領域 B および C で同一性を示し、GⅡクラスタ 4 に属していた。衛生処理後に出航した航海 3 の NV 陽性試料の 5/8 には 3 つの異なるシーケンス（X、Y、Z）が含まれていた。シーケンス X は 1 試料に見られ、航海 1 と 2 のものと同一であった。これは清浄化にもかかわらず船内でこの株が生残していたことを示唆する。シーケンス Y は 3 試料からみられ、X とは領域 C

の3ヌクレオチド（nt）の部分が異なっていた。これは航海3の優勢株であり、乗客または乗組員が新たに船内に持ち込んだものと思われる。シーケンスZは航海1と2のNVと同じラインであるが、クラスタが違っていた。これもまた新たに船内に持ち込まれたものと考えられた。航海5と6由来の陽性の1試料のシーケンスはXと若干異なっていたが、船上で密接に関連するウイルスが絶えず持ち込まれたことが示唆される。航海1と2でみられたものと識別できないシーケンスが長期療養施設で起こった集団発生の2名の発症者からも検出された。これはウイルスが航海1で発症した乗客によって持ち込まれたことを示唆している。

行政指導	罹患率が3％を超えた場合に詳細な調査を実施。後半の航海では罹患率が3％以下であり、十分な調査は実施せず。
重要事項	客船での胃腸炎の集団発生を制御するには、NVのあらゆる伝播様式（食品媒介、環境汚染の持続、人―人伝播）に対策を講じる必要がある。そういった対策としては、広範囲の消毒、食品と水の適正な取り扱い、発症した乗組員への有給休暇、石けんと水による手洗いの励行が挙げられる。
備　　考	連続的に発生したとしても、必ずしも同一の株によるものではない。

タイトル	客船上でのノロウイルスが関係した胃腸炎の集団発生
発生地	USA、2002年9~10月、フロリダからカリブ海へ航海した客船
原因	客船上で発生した食中毒とその後の人―人伝播
文献	MMWR 51(49), 1112-1115 (2002)
著者	CDC
発生状況	2002年9月28日に、フロリダからカリブ海へ出航した7日間の船旅で胃腸炎の集団発生があった（乗客1,984名、乗組員941名）。10月1日までに合計で70名の乗客と2名の乗組員が胃腸炎に罹患した。10月3日にCDCの調査官が乗船し、疫学および環境調査を実施した。356名の乗客と13名の乗組員が急性胃腸炎の定義に合致した。疫学的には単一曝露ののち、人―人伝播したものと思われた。乗船時に提供されたランチが乗客の罹患との間に強い関連性があった。糞便試料の4/11からノロウイルス（NV）を検出した。シーケンス解析から本事例のウイルス株は同じ船が3週間前に起こした集団発生のものと一致した。CDCは、衛生対策の強化と罹患した食品取り扱い者の職

場からの排除を勧告した。この船は航海を続けたが、その後の航海で新たな集団発生はなかった。

行政指導	衛生対策の強化と、罹患した食品取り扱い者の職場からの排除を勧告。
重要事項	閉鎖環境では NV は人から人へと容易に伝播し、結果として大規模な集団発生となる。同じウイルス株が連続した航海や他の船でも集団発生を起こすこともある。これは環境表面や罹患した乗組員がウイルスのリザーバーとして作用していることを示唆している。 急性胃腸炎の集団発生の疑いがある場合、その初期段階で迅速な制御対策を講じることが感染拡大防止のために重要である。ルーチン的な消毒対策がうまくいかない場合には、より広範囲の消毒と、短期間であっても客を乗船させないことでウイルスの排除を促すことになろう。

タイトル	客船上でのウイルス性胃腸炎の集団発生
発生地	西地中海の船旅、1995 年 5 月、客船
原因	客船内での人—人感染による連続 4 回の船旅における集団発生
文献	CDR Rev 6, R188–R192 (1996)
著者	McEvoy M, Blake W, Brown D, Green J, Cartwright R
発生状況	1995 年の連続した週の西地中海の連続 4 回の船旅で、378 名の乗客が胃腸炎を発症した：1 回目（45 名）、2 回目（76 名）、3 回目（62 名）、4 回目（195 名）。各日ごとの患者発生数は 4 回目の航海で急増し、船会社は当局に疫学調査を依頼することになった。 　症状は下痢・嘔吐であり、その症状は 24 時間から 5 日間続き、ウイルス性胃腸炎と思われた。食品取り扱い者はだれも病気であると申告しなかったが、調査により、一部の者が病気になっており、自分で治療していることが示唆された。 　病原細菌は検査試料から検出されなかったが、4 回目の航海で発症した人の糞便 2 試料および嘔吐 1 試料から SRSV が検出された（RT-PCR 法）。SRSV は EM により糞便 1 試料でも同定された。 　環境のインスペクションでは、食品の取り扱い、衛生および保管の状態が不良であることが指摘された。24 時間以内に水から塩素が検出されなくなった。

症例・対照研究を4回目の航海について行い、各種食品、飲料、船内の各場所への曝露状況を探索した。これらに有意な関係は認められなかった。

　感染が長期にわたって発生したことから、人から人への伝播が強く疑われた。1回目の航海から罹患した乗組員が存在しており、一部の客は次の週も船に残ったことも伝播に寄与したと思われる。4回目の航海の最後に船は清掃され、消毒されたが、5回目、6回目の航海でも10名弱の患者が発生した。

行政指導	公海上での出来事であり、どの国の支配下にもない。
重要事項	乗客がミックスするのを避け、疾患が拡がるリスクを軽減するために、下船は次の乗船の数時間前には済ませておくべきである。

5.7 その他

タイトル	ノルウェーの教団のサマーキャンプにおける水媒介の胃腸炎の集団発生
発生地	ノルウェー、2002年7月、キャンプ場
原因	水の汚染による胃腸炎の集団発生
文献	Epidemiol Infect 132, 223-229 (2004)
著者	Nygard K, Vold L, Halvorsen E, Bringeland E, Rotttinen JA, Aavitsland P
発生状況	2002年7月、ノルウェー西部のキャンプ施設で急性胃腸炎の集団発生があった。当局が最初に知らせを受けたのは7月17日で、4名が下痢や腹痛が1日間続いているとのことであった。このキャンプ地では、教団セミナーが10日間にわたって開催され、1晩〜数日間の滞在者が約300名いた。キャンプの名簿に記載されている家族全員に質問表を郵送した。ボートで来たり、昼間だけの滞在であったりしたため、参加者全員に連絡することはできなかった。合計して54家族について滞在場所と期間、臨床症状、水と食べ物の摂取状況などを調査した。症例は7月12〜21日の間にキャンプ地を訪れ、滞在から3日以内に下痢・嘔吐の症状を呈したものと定義した。最初の発症者が出たのは7月15日であり、調査を行った205名のうち、134名が発症していた（罹患率65％）。キャンプ地に到着する前の2週間で胃腸炎に罹患していたのは1名のみであった。発生のピークはサマーキャンプの第2週であり、7月18〜20日の間に79名（59％）に発症していた。55名はキャンプ地を出てから発症していた。

　到着の前に胃腸炎の症状を呈した人と接触したことがあったと2名が報告した。64名はサマーキャンプにはいないが、キャンプから戻った誰かと接触後に発症した人の存在を知っていた。2名の子供はキャンプ地を去って2、3日後にスポーツイベントに参加し、そこで発症した。喫食状況の調査から、飲料水、シャワー使用、貝類、イチゴおよび皮をむいていないフルーツの摂取が疾患と関係していることがわかった。本人が持参してきた水とは無関係であった。感染のリスクは水の摂取量と有意に関係していた。自己申告による食事前の手洗いの実施の有無は関係していなかった。最終的に、飲料水とシャワー使用だけがリスクファクターとして残った。そこの飲料水を飲んでいなくて発症した10名中の7名はシャワーを使用していた。症例の41％が飲料水

の摂取、23％がシャワー使用により発症したものと推定された。症例として家族ごとに1症例として解析すると、感染リスクとの関係はさらに強くなった（飲料水69％、シャワー28％）。

ノロウイルス（NV）が糞便試料の8/10から検出された。糞便汚染指標菌が個人用の未処理の水源から検出されたが、NVは検出されなかった。

飲料水は井戸水（深さ80m）を使用していた。中心静脈カテーテルは全部を覆っているわけではないが、岩盤からできていた。飲料水のパイプラインは排水パイプと同じ溝にあった。排水は消毒から50m離れた浄化槽に集められていた。漏れや亀裂は槽の周囲で以前から観察されていた。槽からの流出水はパイプラインを通じて海に廃棄されていた。トイレを流したあと「バブリング」が発生したため、排水が一部詰まっているのではないかと疑われた。給水系や排水系のメンテナンスは70年代の施設の建設以来実施されていなかった。チャペルが数年前に建てられたが、その際に地下の爆破を含む作業が行われていた。そのチャペルは井戸の上、15～20mに位置している。

| 行政指導 | 1回目の立ち入りの際に、衛生対策と飲料水の煮沸消毒を勧告した。2回目の立ち入りの際にそれが守られていないことが明らかであった。厨房で作業する人はトイレや浴室の清掃をすべきでないと強く助言した。また、トイレやドアノブなどの消毒の回数を増やすようにも勧告した（1日に数回）。飲料目的にはボトル詰めの水か煮沸した水のみを使用すべきとした。新たな水源を施設からもっと離れた位置に求めることを勧告した。|

| 重要事項 | 本調査は水媒介疾患の原因の1つとしてNVが重要であること、さらに、閉鎖系の施設では人－人感染が拡大することを例示したものである。シャワーによるエアロゾル伝播が拡大に関与するので、罹患者の隔離や水の煮沸といった衛生対策だけではNVの集団発生を終息させることができない場合がある。|

タイトル	胃腸炎の集団発生の感染源としてのノロウイルスおよびアストロウイルスに汚染されたプールの水
発 生 地	フィンランド、2001年7月、屋外の子供用プール
原　　因	プールの水の汚染による集団発生
文　　献	Epidemiol Infect 132, 737-743 (2004)
著　　者	Maunula L, Kalso S, von Bonsdorff Ch, Ponka A

| 発生状況 | 2001年7月、フィンランドのヘルシンキで屋外の子供用のプールで水浴びをしたあと、242名以上の子供と成人が胃腸炎に罹患した。

このプールはヘルシンキの行楽地にあり、プールの底は一部は自然岩、一部はコンクリートでできており、水浴びシーズン初めに市水を満たしていたが、自然水の流入もあった。水は週に3回、手作業で塩素処理がされていたが、遊離塩素濃度は測定されていなかった。このプールが関係した集団発生の報告はこれまでなかった。

最初の症例は7月7、8日に報告され、当局はこれを公表し、プールを使用禁止とした。予備調査の結果、比較的広範囲の集団発生が発生しつつあることが判明し、詳細な疫学調査が開始された。インスペクションでは、プールのすぐ傍にあるトイレの衛生状態が悪いことが指摘された。微生物学的調査のために水を採取したのち、プールを空にし、表面の砂を深さ20 cmまで入れ替え、市水を入れて、10 mg/lの高濃度塩素処理をした。水の入れ替えと塩素処理を2回行い、冬期は空のままにしておいた。雨水や雪解け水は出口の井戸に流入したが、プールに水は入っていなかった。2002年のシーズンには連続的なろ過および塩素処理設備を設置した。

プール利用者に新聞を通じて情報発信し、罹患者へのアンケート調査を実施した。242名から回答が寄せられた。患者の多くは子供であり、平均潜伏期間は31時間であった。

6名の患者の糞便試料とプール水の微生物学的試験により、2つの異なる胃腸炎ウイルス（ノロウイルス（NV）とアストロウイルス）の存在が明らかになった。水と患者由来のNVのシーケンスが一致した。

水の交換とプールの底部の砂を高濃度の塩素で処理することにより、NVは検出されなくなった。しかし、事故後8カ月にわたって、水の出口からは継続してNVが検出された。

| 行政指導 | プールの使用禁止。プール利用者への新聞を通じての情報発信。罹患者へのアンケート調査。

| 重要事項 備考 | 分子疫学的手法は集団発生の再感染源の追究、患者および環境の双方における原因物質の発見に有用である。

タイトル	キャンプ場の湖における水泳に関連した胃腸疾患の発生
発 生 地	USA（ミシガン州）、1993年6月、キャンプ場
原　　因	汚染された人工池で水泳したことによる胃腸炎の集団発生
文　　献	J Environ Health 57(2), 7-10 (1994)
著　　者	Drenchen A, Bert M

発生状況

　1993年6月14日に、11～13日にかけてキャンプに参加した23名の子供のうち13名が病気になったとの連絡を受けた。付添いの大人に発症者はいなかった。主症状は下痢、嘔吐、吐き気および腹痛であり、その症状は報告の時点でも続いていた。

　6月4～25日の間に、人工池（面積10エーカー）の近くで8つのグループがキャンプをしていた。そのうちの6グループが11～13日にキャンプをしており、調査の対象に含めた。5グループに電話で曝露状況と発症状況の詳細を聴き取りした（111名が回答）。予備調査の結果、その池で水泳した4グループが発症しており、残りの1グループは泳いでおらず、発症していないことがわかった。

　キャンプ場内には人工池（6カ所）、公共下水、屋外便所があり、給水は井戸から行われていた。電話による面接調査では、111名中53名が罹患していることがわかった。特定の人工池で泳いだことと発症との間に疫学的な因果関係が認められた。泳いだ者のなかに失禁した者がいたと思われる。

　症状や二次伝播が見られたことから、NLVの関与が示唆された。池の水をサンプリングしたが（6月14、16、21日）、すべて許容限界以下であった（糞便性大腸菌群数200/100 ml以下）。

行政指導	6月15日に湖のビーチを閉鎖。
重要事項	
備　　考	糞便からのNLVの検査は行われていない。

タイトル	ノーウォーク胃腸炎：保養地の湖での水泳が関係した集団発生と二次的な人―人伝播
発 生 地	USA（ミシガン）、1979年7月、保養地（湖）
原　　因	汚染した湖での水泳が原因の胃腸炎の集団発生と二次感染

文　　献	Am J Epidemiol 115, 163-172 (1982)
著　　者	Baron RC, Murphy FD, Greenberg HB, Davis CE, Bregman DJ, Gary GW, Hughes JM, Schonberger LB
発生状況	1979年の7月13～16日にミシガン州のMacomb Countyの公園を訪れた人に胃腸炎の集団発生が見られた。公園の湖で泳いだことが原因と思われた。126症例のうち、少なくとも62例は二次感染と思われた。公園に行っていない家庭内接触者の罹患率は19％であった。 　血清学的検討から、病因物質はNorwalkウイルス（NV）と同定された。湖の汚染源は不明であった。流行期間の前後で採取した湖水サンプルの大腸菌群数は、基準を満たしていた。
行政指導	
重要事項	

6. 海外での事例―要約版―

6.1 高齢者福祉施設

6.1-1 ナーシングホームにおける人から人への伝播によるノロウイルス胃腸炎の集団発生
（Spain、2006）

スペインのOlianaにあるナーシングホームで、52名の職員と124名の入所者が胃腸炎に罹患した。2方向の前向きと後向きのコホート研究を行い、水と食品の摂取状況、介護等級および仕事の種類を調べた。患者の97％から聴き取り調査を実施した。全体としての罹患率は53.3％であった。症状は下痢（68.5％）、嘔吐（64.1％）、吐き気（63.0％）、発熱（33.7％）、腹痛（28.3％）、頭痛（14.1％）であった。流行は19日間続いた。胃腸炎と関係していたリスクファクターは介護等級の高さ、介護等級の高い入所者と接触のあった介護者、および清掃作業者であった。食品と水からは病原菌は検出されず、糞便試料中にも病原菌はいなかったが、糞便12試料からノロウイルス（NV）が検出された。ナーシングホームにおけるNVの集団発生は人－人伝播によるものであり、入所者の介護等級の高さ、介護等級の高い入所者と接触の多い介護者、その清掃に当たる人が関係していると結論した。

[Med Clin (Barc), 127(14), 538–541 (2006)]

6.1-2 老人病院におけるノロウイルス胃腸炎の集団の調査
（France、2006）

老人ケア施設で胃腸炎の集団発生があり、老人のケア管理に大きなトラブルをもたらす原因となった。2002年11月にフランスの大学病院の老人病院6病棟のうち5病棟で胃腸炎の集団発生があり、老人の38.5％（70/182）と看護職員の26.0％（40/154）が罹患した。この集団発生は30日間続き、11月11～20日の間に発生のピークを示し、この期間の罹患者数は全体の78％を占めていた。最初の症例は2つの短期ケア病棟で発生し、その後、長期ケア病棟の3/4へと急速に感染が拡大していった。医療従事者の罹患は、患者の罹患に遅れた形で見られた。医療従事者の35％が仕事を休んだ。胃腸炎の原因物質は5名の老人の糞便試料から、RT-PCR法によりLordsdale株と関係が深いNV（GⅡ）であると同定され

た。これらの知見は老人病院における胃腸炎の伝播において、老人と医療従事者のそれぞれが果たした役割を例示するものである。
[Ann Biol Clin (Paris), 64(2), 141-147 (2006)]

6.1-3　高齢者施設における集団発生
（Australia、2002/9）

2002年9月に高齢者施設で胃腸炎の集団発生があり、入所者28名、職員5名が罹患した。調査の結果、指標症例が発症した施設の2つのフロアへの曝露と発症との有意な関係が認められた。指標症例は集団発生の3日前、夕食の際、1階にある共用の食堂で嘔吐していた。次の日は寝室の床のカーペットに下痢をしていた。この入所者は自力で活動できず、他の入所者との交流もなかった。食事の時に食堂に来る以外は寝室におり、そのパターンは発症前、発症中も同様であった。下痢のあと、寝室は専門業者によってスチーム洗浄された（他の区域の洗浄には関わっていない）。流行曲線は典型的な単一曝露のものではないが、二次感染を伴う単一曝露型であると思われる。食品や嘔吐のあった食堂での座席の位置には有意な関係は認められず、汚染のあったフロアの入所者と発症の間にのみ有意な関係を示した。環境汚染が潜在的な役割を果たしている。
[NSW Public Health Bull, 14(6), 105-109 (2003)]

6.1-4　ノーウォーク様ウイルスの集団発生：老人施設における感染制御の意味するもの
（Australia、2002）

2002年の冬にキャンベラの3つの施設（2老人介護施設、1病院）でウイルス性胃腸炎の集団発生が起こった。NLV GⅡが3つの施設の患者と入所者の試料から検出された。発生状況の調査を行い、この3つの施設における集団発生は、感染した入所者をその初期段階に施設間で移送していることと関連性があると思われた。罹患者の総数は281名であり、32日間続いた。3つの施設における罹患率はそれぞれ46.3、52.7および55.2％であった。人-人伝播および／または空気伝播がすべての施設で疑われた。老人介護施設における感染制御のやり方は認可のための基準を満たすものであったが、施設内や施設間での集団発生の拡大を制御するには不十分であった。集団発生の管理プランを老人介護施設の認可基準に含めるべきである。
[Commun Dis Intell, 26(4), 555-561 (2002)]

6.1-5 長期ケア施設でのノロウイルス胃腸炎の流行
(Australia、2002/10)

2002年10月、オーストラリアのヴィクトリア州、メルボルンにおける500床の長期ケア施設の3つの病棟で、感染対策班が急性胃腸炎の集団発生を調査した。集団隔離および他の感染対策が開始された。最初の急性胃腸炎の症状が確認された32日後、集団発生は制御された。患者52例と職員11名が罹患し、3つの病棟のうちの2つで、GⅡ型のNVが検出された。NVは、第3の病棟では分離されなかったが原因であると疑われた。長期ケア施設において、ウイルス性胃腸炎の集団発生は、患者と職員の双方に高い罹患率を引き起こす可能性がある。さらに、ウイルス性病原体の伝播は、集団発生が認識される前に証明することができる。
[Infect Control Hosp Epidemiol, 26(3), 256–258 (2005)]

6.1-6 ノーウォーク様ウイルス感染の集団発生
(Germany、2001)

ドイツ北部のBremenにある老人ホームで、83名の入所者のうち39名と6名の職員が、2000年12月6日〜7日にかけての夜中を初発とする6日の間に急性胃腸炎を発症した。症例は3つの建物の6つのフロアに分布していた。年齢は69〜103歳であった。重症化したのが1症例だけあったが、入院した者はいなかった。糞便36試料中31試料からRT-PCR法によりNVが検出された。提供されたランチの食品試料は11月30日まで遡って入手できたが、細菌汚染の兆候はなかった。食品についてはNVの検査をしていない。本集団発生の感染源は不明であった。最初の36時間に症例が集中していたので、食品媒介が示唆される。最初の9症例と次の日に発症した12名は給食を利用していた。厨房スタッフでは1名だけが入所者の初発症例と同時期に発症していた。また、彼らは4つの異なる建物の12のフロアに住んでおり、共通点は食堂しかなかった。7名の厨房スタッフのうち3名が無症状のウイルス保有者であった。介護者の最初の症例は12月7日に発生した。集団発生の進行状況は人―人伝播の結果と思われた。12月7日〜11日の間には、食堂を利用していない入所者が発症していた。
[Eurosurveillance Weekly, 5(15) (2001)]

6.1-7 長期ケア病棟でのノロウイルス感染の集団発生
（Spain、2001／12）

長期ケア病棟での集団発生について報告した。

症例を可能性例、確定例、および続発例に分類し便培養を実施した。また、PCR法によるNVの検出を行った。2001年12月7日〜28日に、集団発生が起こり、60例が罹患した（患者32例、職員19例、患者の親類8例、職員の親類1例）。大半の症例（82％）は女性であった。最も多く罹患した症例の年齢は、職員が20〜39歳、患者が70〜89歳であった。患者家族の続発例における潜伏期間は、中央値48時間であった（範囲1〜7日）。臨床症状は、下痢（85％）、嘔吐（75％）、発熱（37％）、悪心（23％）、および腹痛（12％）などが認められた。疾患の継続期間の中央値は、48時間（範囲1〜7日）であった。全例が回復し、追加的な衛生対策により集団発生は停止した。便培養はすべて腸管病原菌とロタウイルスに対し陰性であった。23例中16例で、NV（GⅡ）が検出された。今回のNV（GⅡ）による胃腸炎の集団発生は、長期ケア施設の患者、職員、さらにこれらの親類に感染し、21日間で制御された。

[Infect Control Hosp Epidemiol, 26(3), 259-262 (2005)]

6.1-8 ナーシングホームでの集団発生
（USA、1991／7）

1991年の7月11日〜25日にかけて、アラバマ州の128床のナーシングホームで胃腸炎の集団発生があり、入所者の77/120名、職員の14/49名が罹患した。9名の入所者は輸液による水分補給を要し、2名が死亡した。リスクファクターとして、女性の入所者、入所者の汚れたリネン、糞便および嘔吐物を取り扱った回数（5回以上／シフト）が特定された。人一人伝播が感染を長期化させたと思われる。同室者が発症した1、2日後に発症するリスクは、それ以外の時期に発病するリスクよりも有意に高かった。ウイルス学的検索は実施していないか、臨床症状および潜伏期間はNLVによる疾患と一致するものであった。本事例は、老人で衰弱している入所者では胃腸炎が重症化すること、これらの施設での胃腸炎の集団発生の制御では、腸管予防策の迅速に使用することを強調するものである。

[Infect Control Hosp Epidemiol, 14(2), 87-94 (1993)]

6.2 病　　院

6.2-1 輸入された冷凍ラズベリーが関係したノロウイルス感染の2つの集団発生
（Denmark、2005／5）

5月21日〜22日の週末にデンマークの北ジュトランドにある2つの病院で、101名の患者と76名の職員が嘔吐・下痢の症状を呈しているとの報告があった。次の4日間で、さらに患者が43名、職員が52名、親戚4名が発症した。地理的に離れた2つの病院で同時に発生したため、食品媒介の感染源が疑われた。罹患者のコホート隔離を行い、入院の一部と43件の手術をキャンセルした。罹患した職員には病気が治ってから少なくとも24時間は職場に復帰しないように求めた（厨房職員には48時間）。感染リスクを減らすために、厨房エリアを消毒し、清掃職員にトイレエリアの消毒を教えた。感染管理看護師と当局はノロウイルス（NV）に活性のある消毒剤を使用するように消毒のガイドラインを与えた。
[Euro Surveill Wkly, 10(6), 23 June (2005)]

6.2-2 地方の総合病院におけるノロウイルスの集団：新しい株の同定
（Switzerland、2003／11）

2003年11月25日〜12月31日にかけてLangenthalのSRO病院で発生したNVの集団発生について報告する。症例の定義には突然の下痢と嘔吐、腹痛および38.5℃以下の発熱と48時間以内の回復を含めた。糞便はカンピロバクター、サルモネラ、赤痢菌、ロタウイルスの検査を行った。また、糞便と嘔吐試料について、リアルタイムRT-PCR法により、異なるプライマーセットを用いてNVを調べた。合計して77名が罹患した。2つの胃腸炎の発生のピークが認められた。最初のピークは老人病棟で起こり、第二の発生のピークは地理的に離れた内科部門で見られた。新規NV株GⅡ/4の存在がCDCによって確認された。ここで報告したような強度と範囲を有するNV胃腸炎の集団発生は、病院の歴史のなかでこれまで報告されたことはない。シーケンスにより新たに見つかった株はGⅡ/4と関連していた。このグループは2002年にヨーロッパでの胃腸炎の集団発生を著しく増加させた（非典型的な春と夏にピークを示したものを含む）。この新しい変異株は以前の株に比べて病毒性が強く、環境中でより安定であると考えられている。病原体がRT-PCR法で明らかになる前に、公表されているガイドラインに基づく防止対策を講じた。我々の社会におけ

るNVによる新たに出現してきた明らかな問題点やベッドの稼動日数の損失、職員の欠勤によって起こるコストを解析した経済的なデータなど、集団発生の疫学的調査や分子的な試験の重要性が増している。それらは、防止対策を改善させる上で、伝播経路の決定や異なる株のキャラクタリゼーションの根拠となる。

[Swiss Med Wkly, 137(3–4), 57–61 (2007)]

6.2-3 急性小児科病棟におけるノロウイルス胃腸炎の迅速な制御
 (Hong Kong、?／8)

急性小児病棟でのNVの、集団の効果的な感染制御のための実際的な行動プランの策定を目的とし、開放型の小児病棟でのNVの院内伝播を防止し、終結させるために講じた感染制御対策を報告する。9名の小児、1名の面会者および1名の医学生が急性小児病棟内のNV集団発生で罹患した。嘔吐が主症状であった。この集団発生は、厳密な感染制御対策を講じて3日以内に急速に終結し、二次感染も見られなかった。対策に含めたのは、厳密な接触予防策、有症状患者の迅速な隔離とコホート化、濃厚消毒剤（次亜塩素酸ナトリウム1,000ppm）による徹底した環境消毒、廃棄物の厳密な取り扱い、曝露を受けた患者、家族および医学生の効果的な接触のトレースである。厳密な感染制御対策と接触のトレースを迅速に実効化したことにより、NVの集団発生を早期に終結させ、二次感染を防止することができる。原因不明の嘔吐をした子供や胃腸炎との接触歴のある子供を適切に優先順位をつけ、隔離し、調査すべきである。

[Acta Paediatr, 95(5), 581–586 (2006)]

6.2-4 小児ガン診療科におけるノロウイルスの集団発生
 (Germany、2004／1～2)

小児ガン診療科におけるNVの集団発生について報告し、このハイリスク集団の臨床結果を考察した。糞便と嘔吐の11試料をRT-PCR法によりNVおよびその他の関連ウイルスについて試験した。PCR増幅物はシーケンスし、系統樹解析を行った。指標患者の感染連鎖を特定した。フォローアップ調査で最大140日間（平均23日間）ウイルスを排出しているという驚くべき結果が得られた。3名の患者はNVが関連していると思われる、命を脅かすほどの重篤な状態になった。小児ガン診療科におけるNVの集団発生の際には、糞便や嘔吐試料中のNVの探索を良い時期に開始すべきである。糞便中の検出可能なウイルスの抗原またはRNAが感染性ウイルスを示すものであれば、診断アッセイが陽性を示している間は隔離すべきである。疾患の急性期の間、医療従事者はマスクを着用し、NVに

有効であることが証明されている消毒剤で入念に手指衛生を実施する必要がある。小児ガン患者は何カ月もウイルスを排出していることがあるので、監視を続けていく必要がある。本報告は、これらの患者が重度のNV関連の合併症のリスクの増大に直面することになるとの証拠の一部となる。
[Scand J Gastroenterol, 41(6), 693–699 (2006)]

6.2-5 医療従事者間で人一人感染したウイルス性胃腸炎の集団発生
（USA、1996／1）

1996年1月5日～13日に、サウスカロナイナ州北部の地方の紹介病院の病棟で胃腸炎の集団発生があった。初発症例は1名の看護師で、その後病棟に入院し、多くのスタッフ仲間が面会に来た。患者よりもスタッフであることのほうがリスクが大きかった。10名の症例患者はすべて症例看護師と接触しており、8名は発症する1、2日前に症例看護師と接触していた。この症例看護師との接触もリスク要因であった。食品や水、症例患者との接触は疾患と有意な関係はなかった。電顕により、糞便9試料すべてでSRSVが同定された。この院内における集団発生は1名のスタッフによって持ち込まれたSRSVによって起こり、スタッフから、およびスタッフ間で人一人伝播によって拡大したと考えらた。
[Infect Control Hosp Epidemiol, 19, 162–167 (1998)]

6.2-6 知的障害患者の病院における胃腸炎の集団発生の調査
（UK、1996／12）

知的障害患者のための長期滞在型病院で胃腸炎の集団発生があり、460名の患者および職員のうち80名が罹患した（罹患率22％）。1つの病棟でビュッフェスタイルのパーティーがあり、その後発症した。そのパーティーに参加した入所患者、親戚および職員70名のコホート研究の結果、疾患はハム、コールスロー、ロールパンおよびチーズ・パイナップルのスティックの摂取と有意な関連性を示した。病院の厨房で調製された食品と、職員と患者が病棟で調製した食品が提供されていた。本調査から、職員と患者による調製中、あるいは食品が提供されたパーティー中に食品が汚染されたことが示唆される。微生物学的およびウイルス学的調査は陰性であったが、SRSVが原因であると考えられた。
[Commun Dis Public Health, 2(1), 35–38 (1999)]

6.2-7　ノロウイルス感染の臨床的な併発症に対するリスクグループ

NV感染は短期間で終わる自己限定性の疾患と考えられている。大学病院におけるNVの集団発生の調査から、重度の基礎疾患を有する患者において重度の臨床的特徴が見られるとの証拠を得た。NV感染の臨床的な結果を定義した。基礎疾患と投薬をターゲットとしたリスクファクター解析を多変量解析を用いて行った。集団発生のあった5つの病棟で、84名の患者と60名の看護師が罹患した（それぞれの罹患率は32%と76%）。原因物質は新規変異株のGrimsbyウイルスであった。重度の臨床的特徴（腎移植患者における急性腎不全、不整脈および移植臓器の急性的な拒絶反応など）が7名の患者に認められた。多変量解析では、心臓血管と腎移植が20%以上のカリウム低下のリスクファクターであった。年齢が65歳以上であることは、下痢が2日間以上続くことのリスクファクターであった。免疫抑制は10%以上のクレアチン増加のリスクファクターであった。心臓血管疾患、腎移植および免疫抑制剤治療のような基礎疾患を有する患者におけるNV感染はカリウム濃度の低下、C-反応性タンパクとクレアチンホスホキナーゼの増加で分類される重大な結果をもたらすかもしれない。それゆえ、リスクのある患者は早期に入院させて、繰り返しモニタリングする必要がある。厳密な防止対策をできるだけ早く講じて院内の集団発生のリスクを最少にすべきである。

[Clin Microbiol Infect, 12(1), 69–74 (2006)]

6.2-8　2つの病院における連続した集団発生
（UK、1994／1）

①Hampshireにある86床の地域病院において胃腸炎の集団発生があった。指標患者は1月18日に入院した男性の糖尿病患者であり、下痢・嘔吐の症状を呈した。最初、男性内科病棟の患者と職員に拡がったが、胃腸炎による人員不足により、1月21日に男性および女性内科病棟のコホート化が必要となった。このことが女性内科病棟へ感染を拡大させる原因となった。合計して17名の患者と33名の職員が罹患した。

②Hampshireにある908床の教育病院において胃腸炎の集団発生があった。指標患者は上述の病院を退院し（1月26日）、本病院に救急再入院した1名の女性で、急性胃腸炎の症状を呈していた（1月27日）。集団発生の結果、4つの老人病棟を閉鎖することになり、21日間にわたって患者42名、職員39名が罹患した。

[J Med Virol, 45(2), 197–202 (1995)]

6.3　保育所・学校関連

6.3-1　地域の保育所における集団発生
（Sweden、1999/3）

1999年3月にStockholm北部の30の保育所（学童保育を含む）で胃腸炎の大規模な集団発生があった。患者および保育所の給食を調製している大規模施設の従業員からEMでNLVが検出され、RT-PCR法によっても確認され、シーケンス解析で同一であることがわかった。ランダムに選んだ13カ所の保育所の775名について後向きのコホート研究を行ったところ、野菜サラダが集団発生の感染源として強く疑われた。汚染経路を結論付けることはできないが、食品取り扱い者の1人が伝播させたものと思われた。一次の罹患率は成人54％、子供19％であり、二次罹患率は17％であった。
[Clin Infect Dis, 33(5), 622–628 (2001)]

6.3-2　保育所における胃腸炎の集団発生
（Australia、1988/1～3）

発生場所は託児所で、53名が101回発症した。推定感染源は不明で、発生パターンは14カ月以下の子供用の保育室から始まり、様々な感染防止対策を講じたにもかかわらず11週間続いた（1～5月）。検査結果では、EMにより32％の糞便からカリシウイルスを検出、EIAおよび固相免疫EMで確認したが、推定感染経路は特定できなかった。コメントとしては、一部の有症者と多くの無症状感染によるウイルスの排出が検出方法の感度が低いために、子供の胃腸炎の共通原因となったかもしれない。
[J Clin Microbiol, 29, 544–550 (1991)]

6.3-3　学校の遠足の際の胃腸炎の集団発生
（Korea、2004/5）

2004年5月、地理的に離れた2つの学校の生徒が近くのホテルに遠足に行った際、急性胃腸炎に罹患した（罹患者97/309（31％）と97/207（47％））。2つのホテルは韓国南部のJeju Islandにあり、300m離れた位置にあった。GⅠおよびGⅡを含む複数のノロウイルス（NV）株が生徒と食品取り扱い者の糞便ならびにホテルの地下水から同定された。これら

のNV株のうち、1株のヌクレオチド・シーケンスが生徒、食品取り扱い者および地下水の試料で同一性を示した。

[J Clin Microbiol, 43(9), 4836–4839 (2005)]

6.3-4 飲料水を介したノロウイルス原因の胃腸炎の集団発生
（Spain、2006）

汚染した飲料水の摂取による、NVを原因物質とする水媒介疾患の集団発生について報告した。学校の夏休みが終わった最初の週に、スペインのBorges Blanquesにある学校で胃腸炎の集団発生が見つかった。後向きのコホート研究を調査のために実施した（水と食品の摂取状況）。全体の罹患率は45％（96/213）であり、主症状は腹痛（88.4％）、吐き気（65.9％）、嘔吐（64.9％）であった。学校での飲料水の摂取と疾患との間に有意な関係が認められた。学校の水タンクは不潔であったが、飲料水の水質基準は満たしていた。6名の糞便試料はNV陽性であった。NVは処理された飲料水を介して伝播し、この水媒介の胃腸炎の集団発生を起こした。特に夏休み後には、学校の飲料水タンクを定期的に清浄化すべきである。

[Rev Clin Esp, 206(9), 435–437 (2006)]

6.3-5 小学校における集団発生と発生後の家庭での二次伝播
（USA、1984／11）

発生場所は小学校で、患者数は子供178名、その他38名。推定感染源は、11月21日に感謝祭で出されたサラダと思われる。発生パターンは、77％が11月20～22日に発症した。検査結果では、抗体価の上昇が認められ、推定感染経路は、下痢症状のある調理人が食品を調製したことによる汚染と思われる。一次感染者の家庭で二次伝播が21/48（44％）で発生したことをコメントしておく。

[Am J Epidemiol, 126, 1181–1186 (1987)]

6.3-6 輸入冷凍ラズベリーの摂取が関係した中学校でのノロウイルス感染の集団発生
（France、2005／3）

2005年3月23日、フランス中央部のHaute-Loireにある中学校の食堂で食事をした生徒に胃腸炎の集団発生があったことが当局に報告された。その学校には教師30名、生徒334

名が在籍しており、そのうちの298名が学校の食堂でランチを食べていた。3月24日に、標準的な質問表を用いて、教師と生徒に、最近の胃腸炎の発症状況、食品と水の摂取状況を尋ねた。症例は3月21日以降に下痢または嘔吐にその他の症状（吐き気、腹痛、下痢、嘔吐）の少なくとも1つを伴った場合とした。最近発症したと報告した生徒には試験用の糞便試料の提供を頼んだ。学校の食堂での食品取り扱い操作を調べ、3月21日と22日に提供された食事からの共通の食品媒介病原体の検査を行った。その結果、本集団発生はNVによるものであり、ラズベリーの汚染が関係していることが示唆された。

[Euro Surveill Wkly, 10(17), 28 April (2005)]

6.3-7　学生居住施設におけるノロウイルスの集団発生
（New Zealand、2004／12）

2004年12月6日、胃腸炎に罹患した1名から連絡があった。質問すると、発症する2日前にHamiltonで開催された全国中学校体育大会に参加していることがわかった。ほぼ同時期に当局は地方の医院からも、12時間以上下痢・嘔吐の症状が続いた5症例の報告を受けた。彼らはすべて体育大会の参加者であった。様々な情報から、同様の症状を呈する大会参加者が多数存在すると思われた。5名はすべて大会役員であり、提供されたサンドイッチを食べていた。そのサンドイッチはセロファンで個別包装されていた。他の大会役員や自己申告した発症者の情報も集めた。ケータリングの手順に不備はなかった。12月6日に約18症例から聴き取り調査を行うことができた。集めた情報から、唯一のリスクファクターはサンドイッチ（中身は異なる）の摂取であり、全員が食べていた。翌日にかけて、さらに情報を集めた結果、大会が関係した胃腸炎の発症者は約300名と推定された。土曜日に提供されたサンドイッチが伝播の媒介物であり、潜伏期間と症状から、サルモネラ、カンピロバクターまたはNVが原因物質であると思われた。12月7日に、Hamiltonの大学に滞在していた学生のグループ（約15名）が胃腸炎の症状を呈しているとの情報を得た。これらの症例と同じホールに滞在していた別のグループ（同様に発症）から聴き取り調査を実施した。2名から糞便試料を採取した。グループ間の交流はなく、食事も別であった。給食業者は体育大会のケータリング業者とは違っていた。最近、ゲームに使用された同じホール滞在していること以外のリスクファクターはなかった。熟慮の結果、施設のホールの汚染による二次伝播であり、原因物質はNVであると推測された。ホールのすべての表面をブリーチで清浄化し、カーペットをスチーム洗浄するように勧告した。糞便試料からNVが検出された。

[NZPHSR, March, 7 (2005)]

6.3-8　病原性大腸菌によると当初誤認された、大学における集団発生
　　　　（USA、2000／2）

2000年2月バージニア健康局に、病原性大腸菌O157：H7の疑い例2例が報告された。根拠は、近医にて便検体で志賀毒素を検出する市販EIA検査を行った結果であった。疫学調査の結果、2月18日、地域のレストランでサンドイッチを食べた者が発症したことが示された。潜伏期の中央値は31.3時間であり、吐き気、嘔吐、腹痛が主で、血性下痢は認められなかった。O157による事例が疑われたが、州の検査機関で最初の2例も含めELISAを再検したところ、志賀毒素は陰性であり、培養検査も陰性であった。引き続き行われたPCR法で、8検体中4検体からNLVが検出され、この事例の病原体と思われた。1995年に実用化された志賀毒素のEIA検査は迅速診断を可能にするものとして注目されたが、本事例のように偽陽性を示すことが判明し、結果の解釈には慎重を要することが指摘されている。EIA検査が陽性であっても、引き続いて培養、PFGEを行うことが必須であることが示された。

[MMWR, 50(23), 489-491 (2001)]

6.3-9　高校の食堂での食品媒介のSnow Mountain agent 胃腸炎
　　　　（USA、1984／11）

ニューヨークの高校の食堂で、1984年11月13日～19日にかけて、学生数1,860名の学校で胃腸炎の集団発生があった。回答のあった375名のうち129名が症例に適合した。平均潜伏期間は26時間であり、発症者はすべて11月13～16日の間に少なくとも1回は食堂で食事をしていた。原因食品はフレンチフライとハンバーガーと推定された。2名の従業員が下痢を発症している際にそれらの食品を提供していた。病因物質はSnow Mountain agentであった。従業員が、手洗い設備が不適切な職場で、胃腸炎に罹患しながら手袋をしないで食品の提供を行ったことにより集団発生に関与したと考えている。

[Pediatrics, 79, 559-563 (1987)]

6.4 催し物・集会・キャンプ

6.4-1 一族の集会への出席者におけるノロウイルス胃腸炎の、複数の州にまたがる集団発生
（USA、2006/10）

2006年10月17日、一族の集いの参加者に嘔吐・下痢を特徴とする急性胃腸炎の集団発生があったとの知らせを受けた。その集いは10月14日にウエストバージニア州のGrant Countyにある個人の邸宅で開催され、フロリダやメリーランド、ニューヨーク、ペンシルバニア、およびウエストバージニア州から53名が参加した。

本報告は複数の州にまたがる協力を得た疫学調査であり、コホート研究と研究機関による解析を実施した。その結果、2つのノロウイルス（NV）株の人一人伝播と食品媒介伝播が組み合わさったことが、おそらく2つの異なる州から来た人が持ち込み、少なくとも2つの食品を汚染したと考えられる。

[MMWR, 56(27), 673–678 (2007)]

6.4-2 国際会議が関係したノロウイルス集団発生
（New Zealand、2006/1）

2006年1月30日、1月25〜28日にDunedinで開催された国際会議が関係した胃腸炎の集団発生が起こっている可能性を、下痢・嘔吐による脱水症状で入院した会議参加者の一人からの通報により知った。当局は直ちに何人かの発症した会議参加者と連絡を取った。1月31日の朝刊でこの集団発生のことが報じられた。11時に会議の運営者は当局と会い、会議の登録者459名に電子メールで発症の有無や食事内容について地球規模のアンケート調査をすることにした。17時10分に電子メールが送信され、24時間以内に141名（31%）が回答を寄せた。10日目までに、186名（41%）が回答した。また、ケータリング・スタッフ44名（食品調製担当2/14、給仕担当20/32）中22名が書き込み式のアンケートに回答した。一部の人は会議の前に体調が悪かったりしていたので、12名を除外し、合計196名について解析した。発生曲線から、会議の開始の時点で疾患の一部が存在していたことが示唆された。会議の期間中の滞在場所と罹患との間に関連性はなかった。

会議では3つの大きな食事付きのイベントがあった。発症と統計的に有意な関係を示したのは、1月27日のディナーであった。このディナーの給仕担当の一部の人が発症したこと

はディナーへの参加がリスクファクターであることをさらに強調するものである。感染源として食品を特定することはできなかった。ディナー中に嘔吐・下痢をしたとの申告はなかったが、明らかに体調が悪い人がおり、トイレの衛生状態も悪かったとのコメントがあった。感染は、濃厚な接触または個人衛生の不備によって拡がった可能性がある。会議参加者3名、給仕担当者3名の糞便試料からすべてNV（GⅡ/1,4,8）が検出された。

集団発生の感染源は会議のディナーと思われた。しかし、疾患に有意な関係のある食品はなかった。ウイルスを保有している人の間で濃厚な個人的接触が集団発生の理由かもしれない。個人衛生とトイレ施設の衛生状態が悪いと、NVは何時間も表面上で生残し、容易にNVの伝播を招く。

[NZPHSR, September, 6–7 (2006)]

6.4-3 会議でのノロウイルスが疑われた集団発生
（New Zealand、2004/12）

2004年12月、Wellingtonで開催された会議とワークショップに参加した保健所職員が何人か（おそらく8名）が胃腸炎の症状を呈していることに気付いた。予備情報を集めた結果、症状を呈した参加者の唯一の共通点は、前日のワークショップへの参加と食事であった。

この段階で、メニューを入手でき、ケータリングや会議の組織体に関して重要な接触人物が特定され、ワークショップと食事の参加者の特定に役立った。翌日、会議の午後のティータイムの時に自己記入方式のアンケート表を、2日前のワークショップまたは夕食歓迎会の食事への参加者に配布した。さらに、会議には参加していないが、ワークショップと歓迎会の双方に参加した人にもアンケート調査を実施した。完全な回答が45名から得られた。13名の参加者が有症状と特定された。2名は会議の開始の時点で体調が悪く、他の11名の最初の発症から最後の発症までに30時間の差があった。9症例は全員が歓迎会のメニューを食べていたが、そのうちの6名はワークショップのメニューを食べていなかった。ワークショップのメニューだけを食べた人に発症者はいなかった。それゆえ、歓迎会の食事が原因と思われた。食品取り扱い者のなかに有症者はいなかった。

最初、歓迎会でのエビの喫食の相対リスクが統計的に高く出たため、業者の立入り調査を行ったが不備は認められなかった。さらに、エビに的を絞って解析したところ、統計的に有意でなくなった。このことから、エビだけを感染源として考えることはできず、別の要因がエビにプラスしていると思われた。得られた糞便2試料のうち、症例の定義に合致したのは1試料のみであり、予備的な試験ではNVの疑いがあったが、最終的な検査結果は陰性であった。発生パターンは単一曝露型で、その後の二次的な人—人伝播を伴う集団発

生が示唆されたが、感染源が食品なのか人なのかを決定することができなかった。
[NZPHSR, June, 7 (2005)]

6.4-5　国際ボーイ・ガールスカウト大会における集団発生
　　　　（Netherlands、2004／7～8）

オランダで開催された国際ボーイ・ガールスカウト・サマーキャンプで、参加者4,500名中約250名が罹患した。35名が最後の夜に発症し、2名の子供（スコットランドとオランダ）がキャンプの始まる前に発症していた。この子供が指標症例と思われるが確認はできていない。

最初の陽性サンプルの4つのウイルスを型別のためにシーケンスしたところ、3つの変異型が得られ（他のサンプルは進行中）、複数の持ち込みがあったことが明らかである。一般に複数の型の存在は食品または水媒介を示すものであるが、予備的な疫学調査では本集団は食品媒介を示すものではなかった。水については調査中である。参加者は世界各国から来ており、症状がなくなってもウイルスの排出が続いており、また発症しなくてもウイルスを排出することがあるので、ウイルスをそれ以上に拡散しないためにも、全参加者の手洗いの励行が必要であろう。
[Euro Surveill Weekly, 8(33),(2004)]

6.4-6　宴会でのノーウォークウイルスによる胃腸炎の発生
　　　　（USA、1984／7）

表題の宴会への参会者と食物調理者132名のうち130名から面接調査票を得、130名のうち77名が発病を報告し、そのうちデータが有効である51の症例によると、潜伏時間の平均は32時間で宴会後7～59時間経て起こった。

症状は24～48時間持続したが、1人も入院を要しなかった。主な症状は嘔吐と下痢であった。食物試料と糞便標本は病原性腸細菌に陰性。摂取した食物に対する発病率を解析すると、感染の担体として手早く調理されたサラダが示唆された。血清陽性反応は50％の症状例にみられ、このことから、胃腸炎発生の病因はNVであることが示唆された。臨床的、疫学的考察もまたNVと一致した。
[J Environ Health, 49(1), 7-11 (1986)]

6.4-7 ウェディングケーキが関係したノロウイルス胃腸炎の集団発生
(USA、2002/5)

週末に開催された46の結婚披露宴の参列者に発生したNV集団感染の感染源を検索した。NVに適合する罹患は、調査した客のうちの39％（332名）に認められた。客全体では2,700名以上が罹患したことになる。発症は結婚披露宴に共通の1件のベーカリーが提供したウェディングケーキの喫食と関係していた。調製の際に手で直接触る必要のある1つのケーキの喫食が罹患者の多くの原因となっていた。少なくとも2名のベーカリー従業員が、披露宴の前週にNVによると思われる症状を呈していた。披露宴の客、結婚式場の従業員およびベーカリー従業員の糞便から同一種類のNVシーケンスが検出された。おそらく、ベーカリーで1名または複数の従業員が、ウェディングケーキを直接および間接的な接触により汚染したものと思われる。

これらの知見は適切な食品取り扱い基準の必要性、および従業員に罹患中は食品を取り扱うことをやめさせる方策の必要性を強調するものである。

[Epidemiol Infect, 133(6), 1057–1063 (2005)]

6.4-8 子供のキャンプでの胃腸炎の集団発生
(USA、1981/7～8)

メリーランド州Catoctin Mountainのキャンプで、1981年7月21日～8月12日の間にキャンパーの213/407、スタッフの64/121が発症した。31のキャビンで生活し、1日に3食、大きな食堂で食事をしていた。キャンプ場の水はスイミング用も含めて1つの井戸から供給されていた。水には適切なレベルの塩素が含まれており、糞便汚染の兆候はなかった（塩素処理する前の水）。NVに対する抗体価の上昇が認められた。共通の感染源を見いだすことができなかった。

患者の発生状況から、人から人への伝播、または間欠的な共通の感染源があったことが推定される。小児科医は急性非細菌性胃腸炎の患者を診察する場合、大規模の集団発生に注意し、二次感染を減らすための衛生対策を守るように患者を教育するようにしなくてはならない。

[Am J Dis Child, 139, 787–789 (1985)]

6.5 ケータリング

6.5-1 宴会での集団発生
（Netherlands、2001／1）

2001年1月16日にオランダのHagueの舞踏場で開かれた新年会の立食パーティーのあと、内務省のスタッフ230名以上が胃腸炎に罹患した。850名のスタッフが参加しており、サンドイッチ類やシャンペン、ノンアルコール飲料が提供されていた。サンドイッチ類は地方のベーカリーのパンを使って調製されており、手でスライスされていた。同じ厨房が提供している食堂を利用していたダンサー13名が1月16日に発症していた。ノロウイルス（NV）が15/16の糞便試料から検出された。サンドイッチを食べていない人に発症者はおらず、また、サンドイッチを多く食べた人ほど罹患していた。サンドイッチの汚染様式はまだはっきりしていない。食品取り扱い者の5/8もまた罹患しているが、彼らは宴会後、少なくとも6時間で発症したと報告した。レストランに到着する前に食品が汚染されていたかどうかは調査中である（特に、ベーカリーのスタッフを調べている）。
[Euro Surveillance Weekly, 5(5), (2001)]

6.5-2 共通のケータリング業者が関係したノーウォーク様ウイルス胃腸炎の多州にわたる集団発生
（USA、2000／2）

2000年2月に、ニューヨークの車の販売店の従業員に胃腸炎の集団発生があった。同じ食事が全国の52の代理店に提供されており、13の州が宴会が行われた販売店での罹患を報告した。後向きのコホート研究を行い、疾患に関係するリスクファクターを特定することにした。NLVを検出するため糞便試料を採取した。また、集団発生の株に対する免疫グロブリンA抗体の試験のために採血した。単分散解析により、宴会で提供された4種類のサラダのいずれかの摂取が疾患と有意な関係があることがわかった。NLVは糞便試料の32/59から検出された（RT-PCR法）。8州の症例から集められた糞便16試料の213ベースの対フラグメントのヌクレオチドシーケンスは同一であり、共通の感染源を有する集団発生であることを確認した。ケータリング会社の15名の作業者のうちの2名は、抗原的に関連性のあるNLV株に対する免疫グロブリンAの抗体価が上昇していた。

本研究は、従来の疫学的方法を補完するのに分子学的手法が有用であること、NLVが関

係した食品媒介疾患の伝播に、食品取り扱い者が決定的な役割を果たすことを強調するものである。
[Am J Epidemiol, 154(11), 1013–1019 (2001)]

6.5-3 病院給食を原因食品とする集団発生
（UK、1994／3）

1つのセントラルキッチンが提供している4カ所の病院で、SRSVによる胃腸炎に患者81名、職員114名が罹患した。職員食堂の検討では、七面鳥のサラダが原因食品であり、患者の食事ではツナサラダが関係していた。サラダを調製した2名の食品取り扱い者の1名が食品調製の次の日に病気になった。彼女の家には2日前から胃腸炎の幼児がいた。母親の手指や衣服を介して子供から、あるいは母親の発症前のウイルスからウイルスが伝播することによる食品の汚染が考えられた。
[Epidemiol Infect, 113, 513–521 (1994)]

6.5-4 30のデイケアセンターにおけるノーウォーク様ウイルスによる食品媒介の胃腸炎の集団発生の疫学調査
（Sweden、1993／3）

1993年の3月に、同じケータリング会社が提供している30のデイケアセンターで胃腸炎の集団発生が起こった。後ろ向きのコホート研究をランダムに選んだ13のデイケアセンターを対象に実施した。全体の罹患率は37％（195/524）であった（子供30％、成人62％）。3月1日に食べたカボチャサラダが早期の症例と関連があった。その後の症例には関連する食品は認められなかった。初期の食品媒介による罹患率は27％であり、二次的な罹患率は14％であった。NLVが、5症例と1名の発症従業員、および1名の無症状の従業員から検出された。食品取り扱い者の1人による汚染がこのウイルスの伝播経路と思われる。
[Scand J Infect Dis, 34(2), 115–121 (2002)]

6.6 飲食店・レストラン・ホテル・旅館・事業所

6.6-1 2005年の夏に発生した食中毒
(Germany、2005/8)

2005年8月に、ハンブルグにある食堂の客に急性胃腸炎の集団発生が見られた。合計241名が罹患した。16名の糞便試料からノロウイルス（NV）GⅠが検出された。食品試料からは病原性の細菌やウイルスは検出されなかった。コホート研究に含めた162名の客のうち、69名（42.6％）が症例の定義に合致した。ブラックベリーとヨーグルトから作ったデザートが疾患と有意な関係を示した。さらに、別のデザートのアイスクリームを選択した場合に保護効果が認められた。デザートは、食堂の厨房でヨーグルトと冷凍のブラックベリーから調製されていたが、それが集団発生の感染源となった可能性が最も強いと思われる。冷凍イチゴ類を、厨房でのHACCPの概念に含めるべきである。
[Bundesgesundheitsblatt Gesundheitsforschung Gesundheitsschutz, 50(2), 230–236 (2007)]

6.6-2 サンドイッチ・フランチャイズが関係したノロウイルスの、多州にわたる集団発生
(USA、2005/5)

2005年5月3日～9日の間に、全国規模のサンドイッチ・フランチャイズが関係した3つのNVの集団発生と、1つのクラスタ発生について調査した。調査の結果、1名の食品取り扱い者が感染源であることが疑われた。彼は胃腸炎症状のあった2、3時間以内に仕事に復帰しており、糞便中にウイルスを排出していた。NVの集団発生を防止するためには、フードサービスの従業員にNVの伝播と制御について教育しなければならない。
[MMWR, 55(14), 395-397 (2006)]

6.6-3　サンドイッチの摂取が関係したノロウイルス食中毒の集団発生
（Spain、2002／6）

ホテルで食品が媒介した疾患の集団発生があった。疫学および微生物学的調査の結果、病因物質はNVであり、感染源は食品取り扱い者であることがわかった。罹患者は、スペインのEspotにあるホテルに滞在した中学校の生徒と教諭59名であった。コホート研究を行い、水と食品の摂取状況、臨床症状を調べた。4種類の飲料水および21品目の食品のなかではサンドイッチだけが疾患と有意な関係を示した。糞便14試料中12試料からNVが検出された（RT-PCR法）。また、4名の食品取り扱い者のうち2名の糞便試料からもNVが検出されたが、両名とも臨床症状はなかった。食品媒介のNVの集団発生の場合には、食品取り扱い者を常に調査すべきであることが強調される。食品取り扱い者は、特に加熱調理をしないでそのまま手で食べる食品を調製する際には、衛生規則を厳密に守ることが必要である。

[Med Clin (Barc), 124(5), 161–164 [Spanish](2005)]

6.6-4　ノロウイルスの大規模集団発生
（Netherlands、2001／1）

2001年1月、オランダのデパートのスタッフのうち231名がレストランで調製、提供されたビュッフェ形式のランチを喫食して下痢・嘔吐の症状を呈した。18名のレストラン従業員も発症した。疾患に対するリスクファクターを決定するために、スタッフに電子メールで質問表を送り回答を得た。レストランと、ロールパンを供給しているベーカリーの従業員については聴き取り調査を行った。糞便試料は報告症例として、レストランとベーカリーの従業員全員から採取し、検査に供した。質問表の解析から、ロールパンの喫食した個数とともに疾患のリスクが増大することが認められた。調査の結果、ベーカリー職人は胃腸炎に罹患しており、そのロールパンを調製した当日、シンクに嘔吐していたことが判明した。しかし、彼はシンクをきれいにして、仕事の前には手を洗っていた。試験した糞便試料から得られたNVのシーケンスはすべて同一であった。食品取り扱い者がNVを伝播させるおそれがあることに気付いていない。電子メールによる質問により、大量のデータを迅速に集めて解析することができた。

[J Infect, 55(2), 188–193 (2007)]

6.6-5 病原性大腸菌と当初誤認された、大学における集団発生
(USA、2000／2)

2000年2月バージニア健康局に、病原性大腸菌O157：H7の疑い例2例が報告された。根拠は、近医にて便検体で志賀毒素を検出する市販EIA検査を行った結果であった。疫学調査の結果、2月18日、地域のレストランでサンドイッチを食べた者が発症したことが示された。潜伏期の中央値は31.3時間であり、吐き気、嘔吐、腹痛が主で、血性下痢は認められなかった。O157による事例が疑われたが、州の検査機関で最初の2例も含めELISA法で再検したところ、志賀毒素は陰性であり、培養検査も陰性であった。引き続き行われたPCR法で、8検体中4検体からNLVが検出され、この事例の病原体と思われた。1995年に実用化された志賀毒素のEIA検査は、迅速診断を可能にするものとして注目されたが、本事例のように偽陽性を示すことが判明し、結果の解釈には慎重を要することが指摘されている。EIA検査が陽性であっても、引き続いて培養、PFGEを行うことが必須であることが示された。
[MMWR, 50(23), 489–491 (2001)]

6.6-6 調理助手の嘔吐から始まった胃腸炎の集団発生
(UK、1996／8)

ホテル・結婚パーティーで50％（客111名中）が感染。推定感染源は、パーティーの前夜に発症した調理助手が、野菜を調製していたシンクに嘔吐した。原因食品はポテトサラダ。平均潜伏期間は39時間、発生パターンは1峰性。検査結果はRT-PCR法でSRSV G2陽性。推定感染経路は消毒不良による嘔吐物による食品の汚染。
シンクは塩素系ブリーチで消毒し、翌朝ポテトサラダの調製に使用。嘔吐したことを管理者に報告していなかった。ウイルス伝播における嘔吐の重要性を強調。
[CDR Rev, 7, R101–R103 (1997)]

6.6-7 ホテルの食事を原因とする胃腸炎の集団発生
(USA、1987／4)

1987年4月11日の夕方、地方のホテルで開催された約250名が参加者する2つの宴会を原因とする胃腸炎の集団発生があった。二次感染もあり、患者発生状況は二峰性を示した。調査の結果、533名が罹患していた。2つの宴会の全体としての罹患率は、結婚披露宴91％、コンピュータ会議84％であった。原因食品として、サラダや加熱調理されていな

いその他の食品が疑われた。ホテルの衛生状態は良好であったが、サラダを調製していた調理人が宴会のあった夜、下痢の症状を呈しており、この集団発生の原因と推測された。別の食品取り扱い者が1週間前に病気になっており、初期の感染源となった可能性がある。
[J Environ Health, 54(5), 50–55 (1992)]

6.6-8　ホテルでの食品媒介の胃腸炎の集団発生
（Canada、1987／10）

カナダのWinnipegのホテルで、1987年10月7日～12日の間に、別々の4つの急性胃腸炎事故がホテルで発生した。最初の事例はシンポジウム参加者250名で、10月7日にランチとディナーを食べた。第二は10月9日にダイニングルームでディナーを食べた夫婦で、第三は10月10日の結婚披露宴の客250名で、第四は10月12日に自室で軽食をとった夫婦であった。

調査の結果、厨房職員の罹患があり、食品の取り扱い方に不備が認められた。試験した食品の15/24で細菌数と大腸菌が多かった。また、黄色ブドウ球菌がパスタ2試料から分離された。糞便5試料からウエルシュ菌が1試料、黄色ブドウ球菌が2試料で分離されたが、黄色ブドウ球菌はファージ型が異なり、エンテロトキシンを産生しなかった。EMにより5/9の試料からNVを検出した。検出された従業員は最初の集団発生の24時間前に下痢を発症しており、おそらく食品の取り扱いを介してウイルスの感染源となったものと推定された。

カナダでのNVによる感染の最初の報告である。従業員が感染源と推定されたが、彼がどのようにしてウイルスを獲得したのかは不明である。
[Can Med Assoc J, 140, 1461–1464 (1989)]

6.6-9　Snow Mountain agentによる胃腸炎の集団発生
（USA、1983／1～2）

発生場所はレストラン（結婚パーティー）で、患者数は回答が得られた客119名中59名と、レストラン職員9名全員が発症。推定感染源は1月28日に提供された食事で、発生パターンは1月29日～2月3日にかけて発生。ピークは1月29～30日。

検査結果は、糞便および嘔吐サンプルからRIA、IEMでNorwalk、Martin Country、Snow Mountain agentは同定されなかった。Snow Mountain agentに対する抗体価の上昇を確認。推定感染経路は、胃腸炎に罹患したシェフの不適切な食品の取り扱いと、個人衛生の不備により食品を汚染、および人から人への伝播。コメントとしては胃腸炎に罹患し、1月27

日に欠勤したシェフが1月28日に出勤した。宴会の食事を食べた職員は1名のみであり、全員がそのシェフと直接的な接触が何度もあった。3名はレストランで食事をしていなかった。客とシェフとの接触はなかった。客の家族への二次感染もあった。
[J Infect Dis, 152, 834–837 (1985)]

6.6-10 回復期の調理人からの伝播
（USA、1982／11）

発生場所はホテルの宴会場で、患者数は8つの宴会参加者383名中220名であった。推定感染源は、宴会Aはポテト・フルーツサラダ、宴会Bはコールスロー、宴会Cはサラダ。発生パターンは10月10日～19日にかけて発生、原因食品別の発生ピークあり。検査結果は抗体価の上昇を確認。推定感染経路は、回復期の食品取り扱い者が食品を汚染したと思われる。

10月8日～19日の間にホテルの調理人の7/13が同様の症状を呈していた。1名が病気の急性期から回復して48時間以内に宴会A、Bのサラダの調製に関与し、もう1名は回復して24時間以内に宴会Cのサラダの調製に関与していた。人から人への伝播もあったと思われる。
[Am J Epidemiol, 124, 120–126 (1986)]

6.6-11 企業の従業員における胃腸炎の集団発生
（USA、1999／11）

1999年11月10日、アラスカ州アンカレッジ市の企業で、従業員500名のうち20％が腹痛、嘔吐、下痢などの急性胃腸炎症状を呈した。11月8日にレストランの出店による昼食会があったため、全従業員に対して電子メールによる質問票の送付と、クレジットカードの領収書による喫食調査が行われた。191名が症例の定義に該当し、原因食材としてポテトサラダが強く疑われた。患者従業員11名、発症した調理関係者3名とレストラン管理者2名に対し検便が実施され、細菌分離は認めなかったものの、CDCで行ったRT-PCR法でNLV陽性となった。うち患者従業員1名、調理関係者1名、レストラン管理者1名のNLV核酸塩基配列は同一であった。
[MMWR, 49(10), 207–211 (2000)]

6.7 軍隊・避難所

6.7-1　イギリス軍における胃腸炎の集団発生
（Iraq、2003/3～4）

イラク戦争に派遣された英国軍では、多くの人が胃腸炎に罹患している。最初の1カ月間で、1,340症例が認められた。患者の73％が入院を要し、罹患者の36％は病院スタッフであった。500名の病院スタッフの調査では、76％が胃腸炎に罹患したとの報告があった。原因物質はカリシウイルスであった。
[Emerg Infect Dis, 11(10), 1625-1628 (2005)]

6.7-2　カナダ空軍のなかでの胃腸炎の集団発生
（Bosnia and Herzegovina、2003/3）

2003年3月、ボスニア・ヘルツェゴビナに派遣されていたカナダ空軍の隊員が胃腸炎の集団発生を経験した。原因微生物は特定されなかったが、ノロウイルス（NV）と思われるウイルスが疑われた。各命令系統の協力を受け、防止・制御対策を迅速に講じたことにより、集団発生は2週間以内に終息した。展開作戦の性質上、隊員は狭い宿舎で生活する必要があり、伝染性疾患の伝播にとって格好の環境となっている。感染症の集団発生の防止や封じ込めのためには、個人衛生の強化、公衆衛生上の適正基準、疾患の発生傾向の注意深い監視は、派遣前の訓練の際や作戦中に強調されるべきである。
[Can Commun Dis Rep, 31(13), 141-148 (2005)]

6.7-3　アフガン派遣部隊における急性胃腸炎の集団発生
（Afganistan、2002/5）

発生場所はアフガニスタン派遣部隊。患者数は英国軍人・野外病院スタッフ、計29名。推定感染源は不明。発生パターンは5月13日～19日。検査結果はEMでウイルス粒子を検出、RT-PCR法、ELISA法でNLVであることを確認。推定感染経路は不明で二次感染があった。その後1名をドイツに、10名をイギリスに移送したが、機上で治療を行ったスタッフおよびイギリスの病院で接触したスタッフが罹患した。
[MMWR, 51, 477-479 (2002); Euro Surveillance, 6(21), (2002)]

6.7-4 イスラエル軍隊基地でのノロウイルス胃腸炎の集団発生
(Israel、1999／12)

1999年12月にイスラエル空軍訓練基地において、159名が急性胃腸炎に罹患した。疫学調査の結果は単一曝露型を示し、基地の食堂のフレッシュ野菜サラダの喫食と有意な関連性を示した。肛門周辺の拭き取り調査がNVの迅速な同定に有効であった。
[Infection, 32(6), 339–343 (2004)]

6.7-5 テキサス州ヒューストンの大規模避難所に入所しているハリケーン・カトリーヌの難民におけるノロウイルス胃腸炎の集団発生の蔓延：防止のために学んだ教訓
(USA、2006)

ハリケーン・カトリーヌの後、テキサス州のヒューストン地域の避難者は200,000名以上と推定された。そのうちの27,000名以上が、Reliant公園複合施設にある1つの大規模避難所で生活していた。この施設で生活していた避難民の間で発生した胃腸炎の集団発生を調査し、感染物質であるNVの伝播を評価分析し、制御のために使用される介入策の有効性の実効化と評価を行うことを目的とした。当局は2005年9月2日～12日の間に、クリニックで治療を受けた避難民のなかの胃腸炎のサーベイランスを行った。糞便と嘔吐試料を採取し、試験を行った。避難所の人口データを用い、日ごとの疾患の発生率を算出した。その結果、11日間で、1,000名以上がクリニックで胃腸炎の治療を受けており、全受診者のうちの17％を占めていることがわかった。NVが同定された唯一の腸管の病原体であったが、複数の異なる株が関与していた。この施設で生活している避難民のなかでは、胃腸炎の発生率は4.6回の受診/1,000名/日と推定された。9日間生活した避難民の場合には、24名のうち1名が病気になっていた。強力な公衆衛生対策を迅速に制度化したが、NV胃腸炎の進行を食い止めるに至らなかった。本調査は、密集した状況下での集団発生の管理が、困難さとNV検出のための迅速かつ高感度の検査法の必要性を強調するものである。このような伝染性の強い胃腸炎を制御し、防止するためのより効果的な対策を確立するためには、さらに研究が必要である。
[Clin Infect Dis, 44(8), 1032–1039 (2007)]

6.8 船舶など

6.8-1 ハウスボート上でのノロウイルス集団発生期間の、媒介物汚染の役割
（USA、2007）

Arizona州のレクリエーションに適した大型湖の3つの隣接したハウスボートでノロウイルス（NV）の疑いのある胃腸炎の集団発生があり、媒介物の汚染の果たす役割を評価し、将来の集団発生の防止に対する勧告を与えるために調査を実施した。ボート内部の表面を拭き取り、NVの採取を行った。罹患者の糞便サンプルが入手できなかったので、その代わりに船上のトイレ表面の拭き取りをした。また、船上の飲料水のサンプルも採取した。すべてのサンプルをRT-PCR法で解析した。その結果、ハウスボート内で広範囲の媒介物の汚染が認められた。すなわち、バスルーム表面サンプルの83％、厨房表面サンプルの40％、ドアノブサンプルの100％でNV陽性であった。飲料水からはNVは検出されなかった。最初のボート旅行の参加者のうちの1名は、乗船する前から胃腸炎の症状を呈していた。本調査により、限られた空間で集団発生における広範囲の媒介物汚染の潜在的役割が明らかにされた。限られた空間での集団発生を防止または最小化のために、表面消毒のような実務を採用したり、他人が感染するかもしれない限られた空間での旅行や活動から胃腸炎の罹患者を同定し、排除するための方法を利用することを勧告する。
[Int J Environ Health Res, 17(2), 123–131 (2007)]

6.8-2 客船上での胃腸炎の集団発生
（USA、2002／10）

2002年10月25日に、スペインからFloridaへ出航した14日間の船旅で胃腸炎の集団発生があった（乗客2,882名、乗組員944名）。10月28日に70名の乗客が胃腸炎を発症した。罹患者数は次の日には急激に減少した。11月2日までに、合計して106名の乗客と25名の乗組員が罹患した。4/6の糞便試料からNVを検出した。シーケンス解析から、本事例のウイルス株は、他の船旅における集団発生のものとは異なっていることがわかった。船の消毒や、罹患した患者や乗組員の隔離といった対策を講じた。その後の航海での集団発生はない。
[MMWR, 51(49), 1112–1115 (2002)]

6.8-3　客船上での胃腸炎の集団発生
（USA、2002／10）

2002年10月1日にWashingtonからFloridaへ出航した21日間の船旅で胃腸炎の集団発生があった（乗客1,281名、乗組員598名）。10月16日までに、合計で101名の乗客と14名の乗組員が胃腸炎に罹患した。10月18日にCDCの調査官が乗船し、疫学および環境調査を実施した。調査した972名の乗客のうち、399名が急性胃腸炎の定義に合致した。12/13の糞便試料からNVを検出した。シーケンス解析から、本事例のウイルス株は同じ船会社が7月に起こした集団発生のものと一致した。船の消毒や罹患した患者や乗組員の隔離といった対策を講じたにもかかわらず、その後の10日間の船旅で合計して乗客 264 名、乗組員41名が罹患した。船会社は10日間、自主的にこの客船の運用を取りやめ、洗浄と消毒処理を実施した。その後の航海では患者は発生していない。
[MMWR, 51(49), 1112–1115 (2002)]

6.8-4　客船上での胃腸炎の集団発生
（USA、2002／7）

2002年7月18日に、Vancouverからアラスカへ出航した7日間の船旅で胃腸炎の集団発生があった（乗客1,318名、乗組員564名）。7月19日に5名の乗客が発症し、7月25日までに合計で167名の乗客と9名の乗組員が罹患した。5/10の糞便試料からNVが検出された。7月25日に乗客が下船してから、CDCの勧告に従って客船を消毒した。そして同日、新たな客を乗せて別の7日間の船旅に出発した。この船旅では、乗客の189/1,336名、乗組員の30/571名が発症した。船会社は次の航海をキャンセルし、1週間にわたって洗浄と消毒処理を実施した。その後の航海では患者は発生していない。
[MMWR, 51(49), 1112–1115 (2002)]

6.8-5　旅客船上での胃腸炎の集団発生
（カリブ海、1998）

カリブ海への旅客船のなかでウイルス性胃腸炎の集団発生が起こった。ドミニカ共和国を出航した1998年4月12日以降、347名の乗客と28名の乗組員が激しい下痢と嘔吐の症状を訴えていた。この数字は、今回の集団発生が関係した罹患率としては低めに見積もられていると思われる。というのも、発症者の一部は船医との接触を図ろうとの考えがなかったためである。同じ船の以前の2回の航海でも乗客が同様の症状を訴えていた。3月末の

船旅で罹患した乗客3名の糞便試料からSRSVが検出されていた（PCR法）。
[Euro Surveill Wkly, 2(18), (1997)]

6.8-6 ハワイの船旅で氷の摂取が原因の胃腸炎の集団発生
（USA、1992／2）

発生場所は客船（ハワイ）。患者数は乗客183名、乗組員19名。推定感染源は氷で、発生パターンは1週間の船旅で3日目に発生のピークを迎え、港に着くまで発生が続いた。次の航海でも発生は続き、出航して24時間後には発症が見られた。検査結果はEMでNLVを糞便から検出した。推定感染経路としては、単一の食品との関連を見いだすことができなかったが、氷の摂取回数との相関が認められた。1回目の航海のあと食品は廃棄されていたが、氷は廃棄されなかった。病人の出た船室へ入った乗客は罹患する確率が高かった。船室の汚染除去が不十分であった。
[J Clin Microbiol, 32, 318–322 (1994)]

6.8-7 客船上のウイルス性胃腸炎
（1988／1）

1988年1月、大西洋横断の船旅で1,079の乗客のうち237名が発症した。乗客の最初の症例は1月5日に発生し、患者数は1月12日にピークとなった。胃腸炎に罹患した乗客のうち、医師の診察を受けたのは122名だけであった。乗組員のデータは解析しなかった。（752名中28名しか発症の報告がなく、明らかに過小申告であり、信頼できない。）
食品または水の摂取との関連性は特定できなかったが、トイレ施設を共用した乗客の感染リスクは共用トイレを使用したものよりも2倍高かった。汚染されたバスルームは人から人への伝播に重要な役割を果たしたと思われる。各キャビンにおいて嘔吐した指標患者が感染源となったものであろう。
これらの疫学的知見はウイルス性胃腸炎の伝播に嘔吐が関与しており、飛沫や人・人接触によるウイルスの伝播経路と矛盾しない。ウイルス性胃腸炎の防止対策として、空中浮遊飛沫や嘔吐物による環境汚染に対する予防を含めるべきである。
[Lancet, 2, 961–965 (1989)]

6.9 水・氷のノロウイスル汚染による集団発生

6.9-1 スキーリゾートの給水のノロウイルス汚染
（New Zealand、2006/7）

2006年7月27日、Cardonaスキーリゾートで大規模な胃腸炎が集団発生しているとの知らせを受けた。発生曲線から共通の感染源または急速な人―人伝播が考えられた。スキーリゾートのスタッフ214名（45％）からアンケートの回答を得た。111名が推定症例の定義に合致した。7月24日に、スタッフ用の食堂で水を飲んだスタッフは、飲まなかった人に比べて罹患のリスクが2倍高かった。温水（沸騰水）冷たい水道水の間でリスクに違いはなかった。非加熱の水のリスクが高いと思われた。その他にはリスクと関連するようなものはなかった。さらに、103名の客も急性胃腸炎を発症していたことがわかったが、実数はもっと多いと思われる。

7月27日に採取した水試料（水源の水、貯水槽、建物内）には大腸菌が存在しており、建物内の水からはノロウイルス（NV）（GⅠ）が検出された。8月3日に採取した水源の水もNV陽性であった。31症例の糞便試料のうち、11試料がNV陽性であった。さらに、ロタウイルス（1試料）、クリプトスポリジウム（4試料）、カンピロバクター（2試料）も検出された。本事例はニュージーランドで最大の水を媒介としたNV集団発生である。

[NZPHSR, June, 7 (2007)]

6.9-2 スイミングクラブで起こったノロウイルス胃腸炎の集団発生
（USA、2004/2）

2004年2月3日、バーモント州健康局（VDH）は小児の急性胃腸炎集団発生の報告を受け、米国CDCとの共同調査を実施した。これらの症例の共通点は、その前の週末（1月31日～2月1日）にスイミングクラブに参加したことのみであった。1月30日（金）夜～2月2日（月）昼までのプールの遊泳記録を閲覧したところ、乳幼児を含む7つの私的団体と、スイミングクラブの会員がプールを使用していた。各団体から参加者の名簿を入手し、各家庭の成人に電話調査を行った。消化器症状を有する者には便検体の提出を依頼した。症例定義は、スイミングクラブの参加者で、72時間以内に嘔吐あるいは下痢（24時間以内に3回以上の軟便）があった者とした。

集団発生の期間内にスイミングクラブに参加し、情報が得られた者189名（年齢中央値13歳、範囲：5カ月〜73歳）のうち、53名（28％）が症例定義に合致した。53名はクラブに参加してから、中央値で30時間後（範囲：8〜62時間）に発症していた。主な症状は、嘔吐（89％）、下痢（50％）、悪心（77％）、腹痛（68％）、悪寒（58％）、38℃以上の発熱（53％）であった。症例の年齢中央値は7歳（範囲：5カ月〜61歳）で、31名（58％）は女性であった。6名（小児5名と成人1名）は医療機関を受診し、うち成人例は嘔吐が強く入院していた。RT-PCR法により、10名の便検体のうち5検体からNVが検出された。3検体の株をさらに検査したところ、塩基配列が一致した。金曜日の参加者に症例はなく、土・日曜日の参加者で発症率が高かった。プールでの嘔吐や排便などは報告されず、明らかな汚染源は特定できなかった。金曜あるいは月曜日に比較し、土曜・日曜日に参加したこと（リスク比7.7、95％信頼区間2.0〜30.0）、およびプールに入ったこと（リスク比6.0、95％信頼区間1.6〜23.0）が罹患のリスクを高めていた。

聴き取りから、定期メンテナンス担当者が不在であった土・日曜日に、プールが見た目に濁っていたことが確認された。対策として、日曜の午後になって初めて塩素の追加が行われていたが、月曜日の朝に採取したプールの水質検査で、遊離塩素濃度の低下（0.5 ppm；通常 1〜4ppm）、pHの低下（6.8；通常7.4〜7.6）が認められ、消毒が不十分であったことが示された。また、自動塩素添加装置のチューブのねじれが確認され、修理を実施した。月曜の夜には再び塩素の添加が行われ、pHも適正に調整された。火曜日の調査では、消毒装置、プールの水質は国の勧告通りに調整されていたが、職員の訓練や緊急時の対応方針がなかったこと、プールの水質検査結果あるいはメンテナンスの記録がないことが明らかとなった。

[MMWR, 53(34), 793–795 (2004)]

6.9-3　スイミングプールが関係したノロウイルス疾患の集団発生
　　　　（USA、2004/3）

2004年2月3日にスイミング施設Aを最近利用した人のなかに急性胃腸炎が発生しているとの知らせを受け、1月30日〜2月2日の間の施設利用者について後向きのコホート調査を実施した。聴き取り調査を行った189名中53名（28％）が嘔吐または下痢の症状を呈していた。糞便5試料からNVが検出され、3試料のシーケンスは一致した。2つのプールのうちの小さいほうに入ったことが疾患と有意に関係していた。

調査の結果、いくつかの保守管理面での不備があることがわかった。（塩素処理装置の不備、あまり訓練されていない作業者、不適切な保守管理チェック、警報管理の不備、不完全な記録保存。）

本研究は明らかな嘔吐や失禁事故がなくても、スイミングプールの水がNVの汚染を受けやすいことを示すものである。また、NVは以前の実験的研究で報告されているほど塩素に対して抵抗性がないことも示唆された。プール水の安全の確保のためには、スタッフを適切に訓練するとともに、適当な法規制とその遵守が必要である。
[Epidemiol Infect, 135(5), 827–833 (2007)]

6.9-4 リゾート地における集団発生
（Sweden、2002／2〜3）

2002年2月の下旬にスウェーデンのリゾート地のホテルで数名の宿泊客が胃腸炎に集団感染した。調査を行ったところ、この地域の住民だけでなく、散在している施設に滞在しているスキー客にも患者がいることが判明した。学校（生徒数60名）がこのリゾート地にあったが、ウインタースポーツ週間は休校であり、次の週に学校に出てきたあとで生徒も罹患した。この地域に住んでいる生徒はごくわずかであった。NLVがホテル宿泊客の糞便から検出された。多くの患者がこの地域に散在していることから、感染の媒介物として水が疑われた。この集団発生のあった3週間に約800名の観光客が訪れたと推測され、住民や生徒を含め、2月16日～3月19日の間に約400名が罹患したと思われる（後の報告では約500名）。疫学調査では水の摂取と罹患が有意に関係していた。水のウイルス検査では陰性。当局は疫学的な解析だけで行動をとりたがらず、介入が4月中旬まで遅れた（井戸から10m離れた排水管に割れが見つかった）。
[Euro Surveillance Weekly, 6(16), (2002); Epidemiol Infect, 131(1), 737–744(2003)]

6.10　地域および多国間にまたがる大流行

6.10-1　カキの摂取が関係した国際的な胃腸炎の集団発生に伴う複数のノロウイルスの検出
（France、2002/12）

イタリアで、200名以上の1グループ、フランスで13の小さなクラスタからなる、合計して127名がカキを食べて起こした国際的な集団発生を疫学、臨床データ、およびカキ試料を用いて解析した。南フランスの浅瀬にあるカキ生産地の環境情報を、汚染につながる出来事があったかどうかを調べるために集めた。臨床および環境試料に対して同じプライマーセットを用いて、RT-PCR法によりウイルス解析を行った。シーケンス後、データベースを介して解析した。データを迅速に関連付けたり、結果を十分に解析したりするには、研究機関の国際的な協力が不可欠であった。というのも、症例が異なると関与したいくつかのノロウイルス（NV）株が多様性を示すため、1つの食品が関係しているのかどうか明らかでないからである。また、激しい降雨があり、それが原因でカキが汚染し、リアルタイムRT-PCR法により、カキ1個当たりの遺伝子コピー数が数百以上にもなっていることも明らかにされた。

[J Clin Microbiol, 44(11), 3878–3882 (2006)]

6.10-2　デンマークにおいて一連のノロウイルス集団発生の原因となった輸入ラズベリー
（Denmark、2005/6～9）

2005年6～9月の間に、ポーランドから輸入された冷凍ラズベリーが関係したNV感染の集団発生が6件あった。これは、以前に報告したものも含んでいる。すべての集団発生は、施設や商業的なケータリング施設で起こっていた。冷凍ラズベリーから調製された冷製料理（加熱調理されていない）が、それぞれの集団発生の始まりの1日前に提供されていた。最初の5つの集団発生では、冷凍ラズベリー片が使用されており、それらは2005年5月にポーランドからデンマークに輸入された同じバッチのものであった。合計すると1,000名以上が罹患し、このバッチはデンマークにおいて単一の媒介物として最大の食中毒者数をもたらした。

[Euro Surveill Wkly, 10(9), 22 September (2005)]

6.10-3 複数の病因物質によるリゾート島の観光客や住民の水を媒介とした胃腸炎の集団発生
(USA、2004/8)

毎年50万以上の人々が訪れるオハイオ州のSouth Bass Island（人口900の島）における、2004年8月に起こった胃腸炎の集団発生を調査した。感染源を特定するために症例対照コホート研究と環境調査を行った。症例は5月1日から9月30日の間に旅行をした際の下痢、および旅行後2週間以内の下痢の発症と定義した。健康な旅行の同行者を対照とした。また、島の水源の環境アセスメントと広範囲の試験も実施した。症状を訴えた1,450名の中で、カンピロバクター・ジェジュニ、NV、Giardia intestinalis および Salmonella Typhimurium がそれぞれ16、9、3および1名で同定された。100名の症例と117名の対照から聴き取り調査を行った。症例患者は対照者よりも島での水の摂取が多かった。採取した井戸水の試験で、大腸菌やカンピロバクター、サルモネラ、ジアルジアを含む複数の糞便系の微生物に汚染されていることがわかった。地下の帯水層を汚染する可能性のある下水の廃棄方法の不備が認められた。疫学的および環境面からの調査を組み合わせることにより、下水に汚染された地下水が、この大規模な集団発生の感染源であると推測することができた。上水と下水の管理のインフラ整備が必要である。

[Clin Infect Dis, 44(4), 506–512 (2007)]

6.10-4 オーストラリアにおける国際的に流通した冷凍カキによるノロウイルス感染の複数の集団発生
(Australia、2003/11〜04/1)

2003年11月〜2004年1月の間に、オーストラリアの3つの地域でNVの集団発生があった。罹患者は83名であり、輸入カキの摂取と関係があった。2つの地域でコホート研究を行い、カキの摂取に対する感染リスクの関連性を調べた（2つの地域における相対感染リスクは17と35であった）。14名の患者の糞便試料のうち、8試料から複数の株のNVが検出された。また、関係したカキの3バッチのうちの1バッチからもNVが検出された（sminested RT-PCR）。トレーサビリティの調査から、すべてのカキが同じ月に、日本の同じ海域で採取されたものであることがわかった。これらの集団発生は食品媒介疾患が国際的に拡がる可能性があり、集団発生の調査には国内や国際的な協力が必要であることを示すものである。NVに関連する媒介疾患は過小評価されており、それらが公衆衛生上の活動を遅らせることになる。

[Clin Infect Dis, 44(8), 1026–1031 (2007)]

6.10-5　アラスカのKetchikanにおける胃腸炎の集団発生
　　　　　（USA、2002/11〜12）

2002年11〜12月に、アラスカのKetchikanにおいて200名のNLV胃腸炎の集団発生があった。調査の結果、それに先立って、近くの海軍キャンプ地で11月3日を初発症例とする集団発生があり、患者数人がKetchikanの住民であったことから、感染が拡大したものと思われる。

Jenouの舞踊団員18名が12月6日〜10日にかけて発症した。団員は12月4日にフェリーでWrangellまで旅をしており、船上で曝露を受けたと思われる。

Craigでは75名以上の小学校児童が11月の数日間、胃腸炎等で欠席し、中学校や高校でも同様の疾患が認められた。

Anchorageでは10月1日に託児所で1名の乳児が年長組の部屋で嘔吐し、10月1日〜17日の間に乳幼児、職員の計21名が罹患し、二次感染が認められた。本事例で分離されたNLVは、最近の客船での集団発生で分離されたのものとシーケンスが一致していた。

[State of Alaska, Epidemiol Bull, No.30, No.31 (2002)]

6.10-6　収穫海域の汚染と汚染カキによるノーウォークウイルス胃腸炎の集団発生
　　　　　（USA、1993/11）

ルイジアナ州市中で、1993年11月12日〜24日に生カキ喫食後の胃腸炎の集団発生があった。15グループ、132名の患者の報告があった。家庭での二次感染が4例認められた。発症した132名について電話による聴き取り調査を実施した。2、3名以上からなる15グループを特定した。3週間後に再度電話による聴き取り調査により、家庭での二次感染の有無を調査し、4例認められた。カキが原因食品として推定された。11月14日の血清でNLVに対する抗体価の上昇を認めた。12名の糞便のすべてからEM/RT-PCR法でNLV陽性であり、それらは同一のDNAシーケンスを示した。原因となったカキは11月9日〜13日にかけて収穫されたものであった。カキを採取していた漁船の22/26の乗組員が、船外に汚水を廃棄したと報告した。一人が11月7日〜10日にかけて胃腸炎を発症していた。

本事例は1名以上の発症の漁業者の糞便によって海域のカキが汚染されたことによって発生したものと思われた。カキ採集者の教育、および漁船からの汚水の廃棄についての法規制の強化が防止対策となろう。

[JAMA, 273, 466-471 (1995)]

〈資　料　目　次〉

* ＊　CDC（アメリカ）による「集団食中毒症例に対する標準的な聴き取り調査」票（日本語訳） ………… 213
* ＊　食中毒事件調査依頼票 ………………… 228
* ＊　喫食状況調査 …………………………… 229
* ＊　検体検査票 ……………………………… 230
* ＊　集団の欠席・欠勤及び発生状況調査 … 231
* ＊　個人調査票（１） ……………………… 232
* ＊　個人調査票（２） ……………………… 233
* ＊　別添14　症候学的及び疫学的調査チェックリスト ………… 234
* ＊　別添15　施設調査チェックリスト ……… 235
* ＊　別添16　調査結果の検討チェックリスト …………………… 237
* ＊　別添17　措置等チェックリスト ………… 238
* ＊　食中毒調査結果一覧表 ………………… 239
* ＊　（様式第１号）保管請書 ……………… 240
* ＊　（様式第２号）顛末書（始末書） …… 241
* ＊　（様式第３号）食品衛生法による行政処分について ……… 242
* ＊　（様式第４号）食品営業許可の取り消しについて（命令） … 243
* ＊　（様式第５号の１）食品営業の禁止について（命令） …… 244
* ＊　（様式第５号の２）食品営業の停止について（命令） …… 245
* ＊　（様式第６号）食品営業施設の改善について（命令） …… 246
* ＊　（様式第７号）食品等の廃棄について（命令） …………… 247
* ＊　（様式第８号）食品等の回収について（命令） …………… 248
* ＊　（様式第９号）食品衛生法による行政処分の解除について … 249
* ＊　（様式第10号）食品営業の禁止処分の解除について（命令） … 250
* ＊　（様式第11号）食品衛生法違反の告発について ………… 251
* ＊　（様式第12号）現　認　書 …………… 252
* ＊　食中毒等関連調査に係る応援について（依頼） …………… 253
* ＊　食中毒事件票 …………………………… 254

〈資　　料〉

調査員名:＿＿＿＿＿＿＿＿＿＿
調査日:＿＿／＿＿／＿＿

(注)

　これはアメリカのCDCが、集団食中毒の調査の際に使用するためのひな形として作成したものを日本語に訳したものです。(p.213〜p.227)
　内容や形式は個々の事例にあわせて変更することが必要です。
　次のような点について考慮したうえ、形式を適宜変更してください。

1. もし特定の食材が疑わしいと考えられているのであれば、その食材についての質問を加えてください。
2. もし、原因となる病因物質がわかっているのであれば、必要に応じて臨床症状についての質問を追加、変更したり、また病因物質ごとの潜伏期も考慮したものにしてください。
3. 例えば発症した時間について、"朝"とか"午前中"などの返答しか得られなかった場合どのように記載するかあらかじめ決めておいてください。
4. このひな形に沿って調査を行った場合、調査時間の目安として約30分かかります。

調査員名:＿＿＿＿＿＿＿＿＿＿
調査日:＿＿＿/＿＿＿/＿＿＿

集団食中毒症例に対する標準的な聴き取り調査

患者名:＿＿＿＿＿＿＿＿＿＿＿＿＿＿＿＿＿＿＿＿＿＿＿生年月日:＿＿＿/＿＿＿/＿＿＿
年齢:＿＿＿＿＿　住所:＿＿＿＿＿＿＿＿＿＿＿＿＿＿＿＿＿＿＿＿＿＿＿＿＿＿＿
自宅の電話番号:＿＿＿＿＿＿＿＿＿＿＿＿＿
親の名前（子供の患者の場合）＿＿＿＿＿＿＿＿＿＿＿＿＿＿＿
職業:＿＿＿＿＿＿＿＿＿＿＿＿＿＿＿＿＿＿＿＿
職場の電話番号:＿＿＿＿＿＿＿＿＿＿＿＿＿
通っている会社、保育園、学校、施設などの名前とその住所:
＿＿＿＿＿＿＿＿＿＿＿＿

こんにちは。私は ＿＿＿＿＿＿保健所の ＿＿＿＿＿(名前)と申します。最近あなた方が罹られた＿＿＿＿＿＿の感染症に関して、感染の原因を調べるための仕事をしております。この地区での新たな患者さんの発生をおさえるためにも、感染の原因を見つけることは大変大事なことです。もしよろしければ、あなたの病気の状態と、病気にかかられる前の食事のことについていくつかの質問をさせていただき、原因をみつけるのにご協力下さいませんでしょうか。約＿＿＿＿＿＿分かかりますがご協力いただけますでしょうか？

「協力できない」との返事だったら： いつかご都合のよい時間があればかけなおしますが、いかがでしょうか　　　　　　　　　　　　　日付＿＿＿＿＿　時間＿＿＿:＿＿＿　午前/午後
　　　　　　　　　　　　　　　　　　　電話番号:＿＿＿＿＿＿＿＿＿＿

質問に答えてくれた人は？　☐ 患者本人　☐ 患者以外の人
知らない、思い出せない、不確かなどの返答のばあいは"不明"の項に印をつけてください

I. 臨床症状

1. 　どちらの症状が先におこりましたか　　☐ 嘔吐　　☐ 下痢
2. 　嘔吐、下痢（先に出現したほう）の発症日：　　＿＿＿年＿＿＿月＿＿＿日
3. 　最初の症状が出た時間：（午前/午後）＿＿＿＿時＿＿＿＿分
4. 　嘔吐もしくは下痢の症状が現在も続いていますか
　　　　　　はい*[症状が継続している場合は質問7へ進む]*　　いいえ　　　　不明
5. 　嘔吐もしくは下痢がみとめられた最後の日は？：＿＿＿年＿＿＿月＿＿＿日
6. 　嘔吐もしくは下痢がみられた最後の時間は？：（午前/午後）＿＿＿時＿＿＿分

調査員名:＿＿＿＿＿＿＿＿＿＿＿＿
調査日:＿＿＿/＿＿＿/＿＿＿

7. 以下の症状がありましたか:
   A. 吐き気　　　　　　　　　はい、いいえ、不明
   B. 嘔吐　　　　　　　　　　はい、いいえ、不明
   C. 下痢　　　　　　　　　　はい、いいえ、不明
   ➢ 下痢が認められた場合は24時間で最も回数が多かった下痢の回数は何回ですか:＿＿＿＿
   D. 血性下痢　　　　　　　　はい、いいえ、不明
   E. 腹痛　　　　　　　　　　はい、いいえ、不明
   F. 発熱　　　　　　　　　　はい、いいえ、不明
   G. 悪寒　　　　　　　　　　はい、いいえ、不明
   H. 頭痛　　　　　　　　　　はい、いいえ、不明
   I. 体の痛み　　　　　　　　はい、いいえ、不明
   J. 倦怠感　　　　　　　　　はい、いいえ、不明
   K. 便秘　　　　　　　　　　はい、いいえ、不明
   L. その他:　　　　　　　　はい、いいえ、不明
     ✧ その他の症状について具体的に ＿＿＿＿＿＿＿＿＿＿＿＿＿＿＿＿＿＿＿

8. 医師の診察を受けましたか？　はい、いいえ、不明
   A. はいと答えた方へ、その受診日は？　＿＿＿年＿＿＿月＿＿＿日

9. 入院しましたか？　　はい、いいえ、不明
   A. 入院した方は、その病院名＿＿＿＿＿＿＿＿＿＿＿＿＿＿＿＿＿＿＿＿＿＿＿

10. 便の培養検査を受けましたか？　　はい、いいえ、不明
    A. はいと答えた方へ、その結果は？　: ＿＿＿＿＿＿＿＿＿＿＿＿＿＿＿＿＿＿＿

11. 今回の症状に関して投薬を受けましたか？　はい、いいえ、不明
    A. はいと答えた方へ、その内容は？　＿＿＿＿＿＿＿＿＿＿＿＿＿＿＿＿＿

12. ご家族の中に同様の症状を示している方がおられますか？　はい、いいえ、不明
    A. はいと答えた方へ、具体的にはどなたですか？＿＿＿＿＿＿＿＿＿＿＿＿＿＿＿

13. あなたが発症される前にまわりに下痢症状を示した方はおられますか？　はい、いいえ、不明
    A. はいと答えた方へ、具体的にはどなたが下痢症状を示しましたか？
       ＿＿＿＿＿＿＿＿＿＿＿＿＿＿＿＿＿＿＿＿＿＿
    B. その方の電話番号:＿＿＿＿＿＿＿＿＿＿＿＿＿＿＿＿＿＿＿＿＿＿＿
    C. いつ症状が認められましたか？＿＿＿年＿＿＿月＿＿＿日

調査員名:_____
調査日:____/____/____

II. 一般的な情報

14. あなたの発症の前に大きい行事に参加されましたか？（例：結婚披露宴、誕生会、教会の行事、学校行事、体育行事、職場のパーティー・宴会、その他のパーティー、お祭り、など）　はい、いいえ、不明

    A. はいと答えたかたへ、どのようなイベントに参加されましたか?
       1. イベント名:_____
          a. 開催場所:_____
          b. 開催日　____年____月____日
       2. イベント名:_____
          a. 開催場所:_____
          b. 開催日　____年____月____日
       3. イベント名:_____
          a. 開催場所:_____
          b. 開催日　____年____月____日
       4. イベント名:_____
          a. 開催場所:_____
          b. 開催日　____年____月____日

15. 近所の方、同じ学校、職場、スポーツクラブ、教会などであなたと同様の症状を呈しているかたをご存知ですか　　　　はい、いいえ、不明
    A. はいと答えた方へ、どこのかたですか　_____
    B. 何人おられますか_____
       1. 名前_____ 電話番号_____
       2. 名前_____ 電話番号_____
       3. 名前_____ 電話番号_____

16. 発症前の１週間に、どこかへ旅行に行きましたか　はい、いいえ、不明

    A. はいと答えた方へ、どこへ旅行に行きましたか_____
       　期間 ___年___月___日から ___年___月___日まで
       飛行機を使われた場合はその航空会社は？_____
       1. 往きの便名 _____ 帰りの便名_____
       2. 往きの飛行機で食べた食事_____
       3. 帰りの飛行機で食べた食事_____
       リゾート地に滞在されたのならそのリゾート地の名前は？
       　　　　　　　　　　　　　　　　_____

　　　　　船を使われた場合はその船の名前は？_____
　　　　　1.　目的地 _____

17.　発症前の1週間に、幼稚園、保育園にいっている子供と接触しましたか
　　　　　　　　　　はい、いいえ、不明
　　A.　はいと答えた方へ、いつ：____年____月____日
　　B.　幼稚園、保育園の施設名:_____
　　C.　場所_____　電話:_____
　　D.　幼稚園、保育園で何か病気がはやっていましたか　はい、いいえ、不明

18.　発症前の1週間に、うちで動物をかっていたり、どこかのうちでペットと接触しましたか、またペットをかっているうちを訪問しましたか（爬虫類を含むペット）はい、いいえ、不明
　　A.　はいと答えた方へ、ペットの種類は？_____
　　B.　ペットフードはどこで買いましたか_____
　　C.　買ったペットフードの商品名は_____

19.　発症前の1週間に、牧場に住んだり、牧場に行ったり、動物にさわることができる動物園にいったりしましたか　　はい、いいえ、不明
　　A.　はいと答えた方へ、どういう種類の動物に接触しましたか_____
　　B.　いつ____年____月____日
　　C.　どこで _____

20.　発症前の1週間に、どういう種類の水を飲みましたか
　　A.　公営水道の水道栓から　　　　　　　　　はい、いいえ、不明
　　B.　私的な井戸水　　　　　　　　　　　　　はい、いいえ、不明
　　C.　浄化されていない川、池、湖などの水　　はい、いいえ、不明
　　D.　容器詰めされた水　　　　　　　　　　　はい、いいえ、不明
　　E.　その他 _____

21.　発症前の1週間に、その他の処理されていない水を飲みましたか
　　　　　　　　はい、いいえ、不明
　　A.　はいと答えた方へ、どこで_____

22.　発症前の1週間に、水あそびをしましたか　はい、いいえ、不明
　　　　　　はいと答えた方へ、どこで
　　　　1.　海　　　　　はい、いいえ、不明
　　　　　　a.　はいと答えた方へ、どこの海？_____
　　　　2.　プール　　　はい、いいえ、不明
　　　　　　a.　はいと答えた方へ、どこのプール？_____

調査員名:_____
調査日:____/____/____

調査員名：＿＿＿＿＿＿＿＿＿＿
調査日：＿＿＿／＿＿＿／＿＿＿

  3. 湖、池 はい、いいえ、不明
    a. はいと答えた方へ、どこの湖、池？＿＿＿＿＿＿＿＿＿＿＿＿＿＿＿

  4. 川 はい、いいえ、不明
    a. はいと答えた方へ、どこの川？＿＿＿＿＿＿＿＿＿＿＿＿＿＿＿＿
  5. その他 はい、いいえ、不明
    a. はいと答えた方へ、どのような場所ですか？
                  ＿＿＿＿＿＿＿＿＿＿＿＿＿

23. 発症前の1週間に、どこの食料品店で買い物をしましたか
  A. 店名：＿＿＿＿＿＿＿＿＿＿＿＿＿ 所在地：＿＿＿＿＿＿＿＿＿＿＿＿＿＿＿
  B. 店名：＿＿＿＿＿＿＿＿＿＿＿＿＿ 所在地：＿＿＿＿＿＿＿＿＿＿＿＿＿＿＿
  C. 店名：＿＿＿＿＿＿＿＿＿＿＿＿＿ 所在地：＿＿＿＿＿＿＿＿＿＿＿＿＿＿＿

III. 特定の食品についての質問

24. 発病前の1週間に、自宅もしくはその他の場所でひき肉料理をたべましたか。
                    はい、いいえ、不明
  A. はいと答えたかたへ、どこでひき肉を買いましたか＿＿＿＿＿＿＿＿＿＿＿＿＿＿＿＿
  B. いつ買いましたか＿＿年＿＿＿月＿＿＿日
  C. 商品の名前は＿＿＿＿＿＿＿＿＿＿＿＿＿＿
  D. どのようなひき肉でしたか（赤身の肉か？、脂肪の割合は？など）＿＿＿＿＿＿＿＿

25. 発症前の1週間に、スーパーマーケットやレストラン以外（たとえば狩猟でとれた肉、肉専門店など）からの肉を食べましたか？ はい、いいえ、不明
  A. はいと答えた方へ、どこで手にいれましたか
          ＿＿＿＿＿＿＿＿＿＿＿＿＿＿＿＿＿＿＿＿＿＿＿
  B. どのような肉か具体的に ＿＿＿＿＿＿＿＿＿＿＿＿＿＿＿＿＿＿＿＿＿＿＿＿＿＿

26. 発症前の1週間に、4個以上の生卵を割って調理された料理を食べましたか
                    はい、いいえ、不明
  A. はいと答えた方へ、どこでその卵を買いましたか＿＿＿＿＿＿＿＿＿＿＿＿＿
  B. いつその卵を買いましたか＿＿＿／＿＿＿／＿＿＿
  C. その卵のブランド（商品名）は？＿＿＿＿＿＿＿＿＿＿＿＿＿＿＿

27. 生卵をつかってパン、お菓子を焼きましたか
                はい、いいえ、不明
  A. はいと答えた方へ、未加熱の生地の味見をしましたか
          はい、いいえ、不明

調査員名:_____
調査日:____/____/____

28. 発症前の1週間に、殺菌処理していない牛乳を飲むか、もしくは殺菌処理していない牛乳を使ったチーズ(エメンタールチーズ)を食べましたか？　はい、いいえ、不明
　　A.　はいと答えた方へ、どこでたべましたか_____

IV. レストランでの食事

29. 発症前の1週間に、以下の場所を利用しましたか（食事をしましたか）
    A. レストラン　　　　　　　　　　　はい、いいえ、不明
    B. ファストフードレストラン　　　　はい、いいえ、不明
    C. カフェテリア　　　　　　　　　　はい、いいえ、不明
    D. デリ（テイクアウトの店）　　　　はい、いいえ、不明
    E. 惣菜（スーパー、デパートなど）　はい、いいえ、不明
    F. 屋台　　　　　　　　　　　　　　はい、いいえ、不明
    G. スポーツ会場での売店　　　　　　はい、いいえ、不明
    H. コーヒースタンド　　　　　　　　はい、いいえ、不明
    I. ガソリンスタンド　　　　　　　　はい、いいえ、不明

30. 発症前の1週間に、食べ物を買うか、食べた店をあげてください

    A. 店名:_____　日付:____年____月____日
       住所:_____　利用時間:_____
       食品名:_____
       _____

    B. 店名:_____　日付:____年____月____日
       住所:_____　利用時間:_____
       食品名:_____
       _____

    C. 店名:_____　日付:____年____月____日
       住所:_____　利用時間:_____
       食品名:_____
       _____

    D. 店名:_____　日付:____年____月____日
       住所:_____　利用時間:_____
       食品名:_____
       _____

調査員名:＿＿＿＿＿＿＿＿＿＿＿＿＿＿
調査日:＿＿＿/＿＿＿/＿＿＿

E. 店名:＿＿＿＿＿＿＿＿＿＿＿＿＿＿＿＿　日付:＿＿＿年＿＿＿月＿＿＿日
　　住所:＿＿＿＿＿＿＿＿＿＿＿＿＿＿＿　利用時間:＿＿＿＿＿＿＿＿＿
　　食品名:＿＿＿＿＿＿＿＿＿＿＿＿＿＿＿＿＿＿＿＿＿＿＿＿＿＿＿
　　＿＿＿＿＿＿＿＿＿＿＿＿＿＿＿＿＿＿＿＿＿＿＿＿＿＿＿＿＿＿＿＿

F. 店名:＿＿＿＿＿＿＿＿＿＿＿＿＿＿＿＿　日付:＿＿＿年＿＿＿月＿＿＿日
　　住所:＿＿＿＿＿＿＿＿＿＿＿＿＿＿＿　利用時間:＿＿＿＿＿＿＿＿＿
　　食品名:＿＿＿＿＿＿＿＿＿＿＿＿＿＿＿＿＿＿＿＿＿＿＿＿＿＿＿
　　＿＿＿＿＿＿＿＿＿＿＿＿＿＿＿＿＿＿＿＿＿＿＿＿＿＿＿＿＿＿＿＿

G. 店名:＿＿＿＿＿＿＿＿＿＿＿＿＿＿＿＿　日付:＿＿＿年＿＿＿月＿＿＿日
　　住所:＿＿＿＿＿＿＿＿＿＿＿＿＿＿＿　利用時間:＿＿＿＿＿＿＿＿＿
　　食品名:＿＿＿＿＿＿＿＿＿＿＿＿＿＿＿＿＿＿＿＿＿＿＿＿＿＿＿
　　＿＿＿＿＿＿＿＿＿＿＿＿＿＿＿＿＿＿＿＿＿＿＿＿＿＿＿＿＿＿＿＿

V. 具体的な喫食調査

発症前＿＿＿＿＿日間の食事や食品を喫食した場所をあげてください
[原因と考えられている病原体の潜伏期（例：セレウス菌：1－24 時間、O157：2－7 日、ブドウ球菌：30 分－8 時間、ウイルス性：0－3 日、カンピロバクター：1－10 日、サルモネラ：0－5 日、腸炎ビブリオ：0－2 日、クリプトスポリジウム：1－12 日、赤痢：0－3 日など）を考えて対象とする期間をきめること]

原因となる病原体が判明していない段階では発症からさかのぼって 5 日間（発症日を含めて）の喫食調査を行うこと

31. 発症日:　　　　日付:＿＿＿年＿＿＿月＿＿＿日　　＿＿＿＿＿＿＿曜日

食事	自宅で	自宅外で	喫食した食品
朝食	☐	☐	＿＿＿＿＿＿＿＿＿＿＿
昼食	☐	☐	＿＿＿＿＿＿＿＿＿＿＿
夕食	☐	☐	＿＿＿＿＿＿＿＿＿＿＿
その他	☐	☐	＿＿＿＿＿＿＿＿＿＿＿

31. 発症前日:　　　　日付:＿＿＿年＿＿＿月＿＿＿日　　＿＿＿＿＿＿＿曜日

食事	自宅で	自宅外で	喫食した食品
朝食	☐	☐	＿＿＿＿＿＿＿＿＿＿＿
昼食	☐	☐	＿＿＿＿＿＿＿＿＿＿＿
夕食	☐	☐	＿＿＿＿＿＿＿＿＿＿＿
その他	☐	☐	＿＿＿＿＿＿＿＿＿＿＿

調査員名:_____
調査日:____/____/____

31.　発症 2 日前:　　　日付:＿＿年＿＿月＿＿日　　＿＿＿＿＿＿曜日

　　　　　食事　　　自宅で　　　自宅外で　　喫食した食品
　　　　　朝食　　　□　　　　　□　　　　＿＿＿＿＿＿＿＿＿＿＿＿＿＿＿
　　　　　昼食　　　□　　　　　□　　　　＿＿＿＿＿＿＿＿＿＿＿＿＿＿＿
　　　　　夕食　　　□　　　　　□　　　　＿＿＿＿＿＿＿＿＿＿＿＿＿＿＿
　　　　　その他　　□　　　　　□　　　　＿＿＿＿＿＿＿＿＿＿＿＿＿＿＿

31.　発症 3 日前:　　　日付:＿＿年＿＿月＿＿日　　＿＿＿＿＿＿曜日

　　　　　食事　　　自宅で　　　自宅外で　　喫食した食品
　　　　　朝食　　　□　　　　　□　　　　＿＿＿＿＿＿＿＿＿＿＿＿＿＿＿
　　　　　昼食　　　□　　　　　□　　　　＿＿＿＿＿＿＿＿＿＿＿＿＿＿＿
　　　　　夕食　　　□　　　　　□　　　　＿＿＿＿＿＿＿＿＿＿＿＿＿＿＿
　　　　　その他　　□　　　　　□　　　　＿＿＿＿＿＿＿＿＿＿＿＿＿＿＿

31.　発症 4 日前:　　　日付:＿＿年＿＿月＿＿日　　＿＿＿＿＿＿曜日

　　　　　食事　　　自宅で　　　自宅外で　　喫食した食品
　　　　　朝食　　　□　　　　　□　　　　＿＿＿＿＿＿＿＿＿＿＿＿＿＿＿
　　　　　昼食　　　□　　　　　□　　　　＿＿＿＿＿＿＿＿＿＿＿＿＿＿＿
　　　　　夕食　　　□　　　　　□　　　　＿＿＿＿＿＿＿＿＿＿＿＿＿＿＿
　　　　　その他　　□　　　　　□　　　　＿＿＿＿＿＿＿＿＿＿＿＿＿＿＿

31.　発症 5 日前:　　　日付:＿＿年＿＿月＿＿日　　＿＿＿＿＿＿曜日

　　　　　食事　　　自宅で　　　自宅外で　　喫食した食品
　　　　　朝食　　　□　　　　　□　　　　＿＿＿＿＿＿＿＿＿＿＿＿＿＿＿
　　　　　昼食　　　□　　　　　□　　　　＿＿＿＿＿＿＿＿＿＿＿＿＿＿＿
　　　　　夕食　　　□　　　　　□　　　　＿＿＿＿＿＿＿＿＿＿＿＿＿＿＿
　　　　　その他　　□　　　　　□　　　　＿＿＿＿＿＿＿＿＿＿＿＿＿＿＿

調査員名:＿＿＿＿＿＿＿＿
調査日:＿＿/＿＿/＿＿

31. 発症6日前:　　　日付:＿＿年＿＿月＿＿日　　＿＿＿＿曜日

食事	自宅で	自宅外で	喫食した食品
朝食	☐	☐	＿＿＿＿＿＿＿
昼食	☐	☐	＿＿＿＿＿＿＿
夕食	☐	☐	＿＿＿＿＿＿＿
その他	☐	☐	＿＿＿＿＿＿＿

31. 発症7日前:　　　日付:＿＿年＿＿月＿＿日　　＿＿＿＿曜日

食事	自宅で	自宅外で	喫食した食品
朝食	☐	☐	＿＿＿＿＿＿＿
昼食	☐	☐	＿＿＿＿＿＿＿
夕食	☐	☐	＿＿＿＿＿＿＿
その他	☐	☐	＿＿＿＿＿＿＿

VI. 特定の食品の喫食歴

発症前の1週間に、以下にしめすそれぞれの食品について「確かに食べた」「食べたかもしれない」「確かに食べていない」ということを答えてください。またそれぞれの食品が加熱されていたかどうかも答えてください。調査の対象期間は＿＿年＿＿月＿＿日から＿＿年＿＿月＿＿日まで

「確かに食べた」もしくは「食べたかもしれない」という食品については、その詳細について「加熱されていたかどうか」以降の質問にも答えてください

食品	確かに食べた	食べたかもしれない	確かに食べていない	加熱されていたかどうか	商品名	購入店	購入日	喫食日
日常品								
牛乳								
バターミルク								
サワークリーム								
カッテージチーズ								
チーズ								

調査員名:_____
調査日:____/____/____

食品	確かに食べた	食べたかもしれない	確かに食べていない	加熱されていたかどうか	商品名	購入店	購入日	喫食日
A. パウダー								
B. 薄切り								
C. ブロック								
D. 細切り								
E. レア								
アイスクリーム								
その他の冷凍デザート								
ヨーグルト								
肉類、魚類、貝類								
鶏肉								
七面鳥の肉								
ハンバーグステーキ				□生 □レア（中がピンク色） □十分加熱されていた				
ハンバーガーなどのひき肉を使った食品 その食品名（ハンバーガーなど）:				□生 □レア（中がピンク色） □十分加熱されていた				
ほかの牛肉（その詳細も）								
豚肉								
子羊の肉								
ソーセージ								

調査員名：＿＿＿＿＿＿＿＿＿＿

調査日：＿＿＿／＿＿＿／＿＿＿

食品	確かに食べた	食べたかもしれない	確かに食べていない	加熱されていたかどうか	商品名	購入店	購入日	喫食日
魚								
牡蠣								
ハマグリ								
ムール貝								
かに								
その他の肉、魚（その詳細も）								
卵								
卵（すべての種類）								
缶詰以外の果物								
オレンジ								
そのほかの柑橘類（その詳細も）								
ナシ								
リンゴ								
ほかの木になる果物（その詳細も）								
イチゴ								
ラズベリー								
ほかのベリー類（その詳細も）								
ブドウ								
バナナ								
マンゴー								
マスクメロン								
スイカ								

調査員名：_____

調査日：____/____/____

食品	確かに食べた	食べたかもしれない	確かに食べていない	加熱されていたかどうか	商品名	購入店	購入日	喫食日
その他のメロン類（その詳細も）								
輸入果物（その詳細も）								
新鮮な野菜								
サラダ用にカットされたパック野菜								
レタス								
A. グリーンレタス								
B. サニーレタス								
C. チシャ								
D. その他								
ホウレンソウ								
キャベツ								
トマト								
キュウリ								
ピーマン								
アスパラガス								
セロリ								
ニンジン								
ラディッシュ								
インゲン豆								
ナス、カボチャ								
タマネギ								
その他のタマネギ（赤タマネギなど）								
ブロッコリー								
バジル								

〈資　　料―各種調査票など〉

調査員名:＿＿＿＿＿＿＿＿＿＿＿＿

調査日:＿＿＿/＿＿＿/＿＿＿

食品	確かに食べた	食べたかもしれない	確かに食べていない	加熱されていたかどうか	商品名	購入店	購入日	喫食日
セージ								
その他の生ハーブ（その詳細も）								
マッシュルーム								
アルファファ								
モヤシ								
カイワレダイコン								
その他の発芽性食品（その詳細も）								
ピーナッツバター								
サルサソース								
その他のディップ類（その詳細も）								
サラダ								
グリーンサラダ								
シーザーサラダ								
フルーツサラダ								
パスタサラダ								
ポテトサラダ								
コールスロー								

調査員名：＿＿＿＿＿＿＿＿＿＿
調査日：＿＿／＿＿／＿＿

食品	確かに食べた	食べたかもしれない	確かに食べていない	加熱されていたかどうか	商品名	購入店	購入日	喫食日
その他のサラダ（その詳細も）								
飲み物								
リンゴジュースもしくはリンゴサイダー				殺菌済？ □はい □いいえ □不明				
オレンジジュース				殺菌済？ □はい □いいえ □不明				
その他のフルーツジュース（具体的に）				殺菌済？ □はい □いいえ □不明				
アイスティー								
特別なお茶、ハーブティーなど（具体的に）								
その他特記すべき食品								

〈資　　料―各種調査票など〉

食中毒事件調査依頼票

平成　年　月　日

依頼先	依頼元
様	TEL　　　　FAX

次のとおり、事件が発生しましたので、調査をお願いします。　　事件番号　　－　　－

事　件　名	
概　　要	
発生年月日時	
主　な　症　状	□嘔気　□嘔吐（　～　回）　□腹痛（部位　　　　　　） □下痢 ┌性状□水様便　～　回　□粘液便　～　回┐ 　　　　└　　　□粘血便　～　回　□血便　　～　回┘ □発熱（　　　～　　　℃）　□その他（　　　　　　　　　　）
原　因　施　設	（疑い・決定・不明）
原　因　食　品	（疑い・決定・不明）
病　因　物　質	（疑い・決定・不明）
患者数　　　　人　　　　摂食者数　　　　人	
診定　診断名　　　　　　医師名　　　　　　電話 　　　医療機関名　　　　　所在地	

調査依頼内容　　調査の緊急性（至急・明日でも可）

次のチェックされた項目について調査をお願いします。
□　住所、性別、職業、生年月日を再確認し、発症状況を調査してください。
□　喫食状況調査（発病者のみ・調査対象者全員）メニュー（別添）
□　調査対象者の検便をお願いします。（発病者のみ・調査対象者全員）
□　調査対象者が医師へ受診しているかを確認し、受診状況を確認してください。
□　とりあえず、被調査者の発病の有無を　　　　　　　　　　　　　までご一報ください。

□　原因食品（疑い・決定）のさかのぼり調査をお願いします。（詳細は別添のとおり）
□
□

（注1）□調査終了後は、調査結果をまとめて、　　　　　　　　　　　　　　　　　　　宛に
　　　　直接送付してください。後日、文書依頼（はありません　があります）。
（注2）□調査中につき、原因施設が決定していません。後日、担当者より連絡いたしますので、いましばらくお待ちください。

事件番号　　　－　－　　　　　　　　　　　**喫食状況調査**

事件名

喫食月日 (曜日)時刻	整理番号：　発症(□有□無)		整理番号：　発症(□有□無)		整理番号：　発症(□有□無)		整理番号：　発症(□有□無)	
	喫食者氏名：		喫食者氏名：		喫食者氏名：		喫食者氏名：	
	集団の特徴：		集団の特徴：		集団の特徴：		集団の特徴：	
	食事内容	喫食場所	食事内容	喫食場所	食事内容	喫食場所	食事内容	喫食場所
月　日 (　)　：								
月　日 (　)　：								
月　日 (　)　：								
月　日 (　)　：								
月　日 (　)　：								
月　日 (　)　：								
月　日 (　)　：								
月　日 (　)　：								
月　日 (　)　：								
月　日 (　)　：								
月　日 (　)　：								
月　日 (　)　：								
月　日 (　)　：								
月　日 (　)　：								
月　日 (　)　：								
月　日 (　)　：								
月　日 (　)　：								
月　日 (　)　：								
月　日 (　)　：								
月　日 (　)　：								
月　日 (　)　：								

検体検査票

検査票 No [　　]

事件番号　　－　　－
事件名

作成年月日： 　．　．
作成機関

検査機関

整理番号 / 検体に関する情報	検査項目							

《検査結果の詳細》

集団の欠席・欠勤及び発生状況調査

事件番号　　　　－　－
事件名

施設（校）名： 代表者： 施設所在地： 電話　　　　　　　ファックス	嘱託(校)医 氏名： 住所： 電話　　　　　　　ファックス
□食堂（□直営　　□外部委託　□その他　　　　） □給食（□単独校　□センター　□その他　　　　） □仕出し・弁当 □その他：	営業者（許可施設の場合）： 他の施設（学校）等の発生状況：

		調査集団の特徴：		調査集団の特徴：		調査集団の特徴：		調査集団の特徴：	
		男性	女性	男性	男性	女性	女性	男性	女性
	在籍者数								
月　日 （　）	欠席・欠勤者数								
	有症者数								
	欠席・欠勤の 有症者数(再掲)								
月　日 （　）	欠席・欠勤者数								
	有症者数								
	欠席・欠勤の 有症者数(再掲)								
月　日 （　）	欠席・欠勤者数								
	有症者数								
	欠席・欠勤の 有症者数(再掲)								
月　日 （　）	欠席・欠勤者数								
	有症者数								
	欠席・欠勤の 有症者数(再掲)								
月　日 （　）	欠席・欠勤者数								
	有症者数								
	欠席・欠勤の 有症者数(再掲)								
月　日 （　）	欠席・欠勤者数								
	有症者数								
	欠席・欠勤の 有症者数(再掲)								
月　日 （　）	欠席・欠勤者数								
	有症者数								
	欠席・欠勤の 有症者数(再掲)								

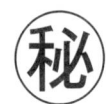

≪個人調査票（1）≫ ㊙ 事件番号　－　－　　　整理番号

※この調査は食品衛生監視員が直接面接するか電話で行うこと。

氏　名		勤務先部署	
住　所			電話
性　別	**男・女**	生年月日	**明治・大正・昭和・平成**　年　月　日（満　歳）
初診日時医療機関名等	平成　年　月　日　時　医療機関名：診断名：　　　　　　　　検便実施：**有・無**（　月　日判明予定）入　院：　　　**有・無**（平成　年　月　日～　月　日まで）抗生物質投与：**有・無**		

次の症状があれば○、なければ×を記入し、その症状の現れた日時を必ず記入すること。

症　　　　　状	○×	初発日時	症状の詳細調査（もれなくご記入ください。）
腹　　　　　痛		月　日　時　分	部位：**へそ上・へそ・へそ下**
下　　　　　痢		月　日　時　分	水様便　回　粘液便　回　粘血便　回　血便　回便の色：**茶・黄・黒・その他**（　　　　　）
嘔気（はきけ）		月　日　時　分	
嘔　　　　　吐		月　日　時　分	回数　　回
発　　　　　熱		月　日　時　分	体温　　．　℃（　月　日　時測定）
頭　　　　　痛		月　日　時　分	
悪　　寒（注）		月　日　時　分	（注）ぞくぞくと感じる寒けのこと
倦　　怠　　感		月　日　時　分	
脱　　力　　感		月　日　時　分	
臥　　床（注）		月　日　時　分	日数　　日　　（注）床に入って寝ること
裏急後重（しぶり腹）（注）		月　日　時　分	（注）しきりに痛みと便意をもよおしながら、ほとんど便が出ないこと
曖気（げっぷ）		月　日　時　分	
戦　　慄（注）		月　日　時　分	（注）体がぶるぶると震えること
痙　　れ　　ん		月　日　時　分	
麻　　　　　痺		月　日　時　分	
眼　　症　　状		月　日　時　分	
その他の症状		月　日　時　分	症状（　　　　　　　　　　　　　　　　　　）

検便の結果	
集団の特徴	

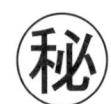

≪個人調査票（2）≫ ㊙ 事件番号　－　－　　整理番号

※この調査は食品衛生監視員が直接面接するか電話で行うこと。

氏名

※次の食品を一口でも食べていれば○、全く食べていなければ×、不明のときは？を記入すること。

平成　年　月　日　食					平成　年　月　日　食				
No	献立	食品名	○×？	時刻	No	献立	食品名	○×？	時刻
				:					:
				:					:
				:					:
				:					:
				:					:
				:					:
				:					:
				:					:
				:					:
				:					:
				:					:
				:					:
				:					:
				:					:
				:					:
				:					:
				:					:
				:					:
				:					:
				:					:
				:					:
				:					:
				:					:
				:					:
				:					:

〈資　料―各種調査票など〉

別添14

≪症候学的及び疫学的調査チェックリスト≫ (注意)この表でチェックし、確認しながら調査を進めること。

区分	項目	
症候学的調査・疫学的調査	□ 患者に共通性があるか（□給食　□会食　□旅行　□催事　□祭礼　□集会　□学校行事　□その他　　　　）。 □ 旅行、催事等の場合に日程、食事内容等を調査（入手）したか。 □ 調査対象者の連絡先（住所、電話番号等）等のリストを入手したか。	
	□ 調査対象時期は原則として発症時点から遡って72時間以上、必要に応じ2週間程度、間食や飲料についても調査したか。	
	□ 患者等の家族構成、家族の発症状況を調査したか。 □ 患者等の勤務先、学校等での発症時期前後の欠勤・欠席状況を調査したか。 □ 患者の既往歴、現病歴等の健康状態を調査したか。 □ 患者の海外渡航歴を調査したか。 □ 発症前に海外旅行していた者については、旅行日程、食事内容及び宿泊場所等について調査したか。	
	□ 共通食及び喫食した食品に特徴（フグ、生カキ、生肉、血液、内臓、キノコ類、山菜、海藻、貝類、野草等）はあるか。	
	□ 原因であると疑われる食品等を食べずに発症した者について詳細に調査を実施したか。	
	□ 特異な症状を示している患者や死者について詳細に調査を実施したか。	
	特記事項の有無（有・無）※特記事項があれば記入すること。	
留意点	□ 実際に症状を有しない者が、周囲の状況等から影響を受けずに調査ができたか。	
	□ 調査を学校等で行う場合には、調査対象者に暗示を与えないように十分説明したか。	
	□ 乳幼児については保護者から事情を聴取したか。	
死者が発生した場合	□ 発症から死亡するまでの時間経過とその状況について調査したか。	時間経過 その状況
	□ 通院中及び入院中の治療内容、検査内容について調査したか。	治療内容 検査内容 その他
	□ 関係者（家族等）からの聴取を実施したか。	共通食を喫食した者の有無　　有・無 死者の喫食状況 死者の発症時から受診までの状況 その他
	特記事項の有無（　有　・　無　）※特記事項があれば記入すること。	
検体採取	□ 検体採取の必要性について十分説明し、もれなく採取したか。	□ 残品 □ 保存食（食材を含む。） □ 糞便　□ 吐物　□ 汚物　□ 血液 □ その他（　　　　　　　　　　　　　）
	特記事項の有無（　有　・　無　）※特記事項があれば記入すること。	

別添 15

≪施設調査チェックリスト≫No.1　　　　（注意）この表でチェックし、確認しながら調査を進めること。

<table>
<tr><td rowspan="30">施設調査</td><td colspan="3">1　食材の仕入れ及び食品の提供状況調査</td></tr>
<tr><td colspan="3">次のリスト等を入手したか。
□　調査対象者が喫食した献立　　　　　　□　献立別の提供、調理、加工及び製造量リスト
□　施設の利用者又は仕出し・弁当購入者のリスト　□　購入者、販売・提供先、喫食者の連絡先等のリスト
□　食材の仕入先、仕入れ日等のリスト　　□　その他（　　　　　　　　　　　　　　　　）</td></tr>
<tr><td colspan="3">2　食品の製造・加工・調理、販売過程調査</td></tr>
<tr><td colspan="2">□　時系列でみた食品及び食材の取扱い手順及び内容に不備はないか。</td><td>記事項の有無（有・無）※特記事項があれば記入すること。</td></tr>
<tr><td colspan="2">□　時系列でみた従事者の作業動線に不備はないか。</td><td>記事項の有無（有・無）※特記事項があれば記入すること。</td></tr>
<tr><td colspan="2">□　調理済み食品の保管方法及び時間、販売又は提供方法等に不備はないか。</td><td>記事項の有無（有・無）※特記事項があれば記入すること。</td></tr>
<tr><td colspan="3">3　施設の衛生状態の調査</td></tr>
<tr><td colspan="3">(1)　施設基準、管理運営の基準等の遵守状況調査</td></tr>
<tr><td></td><td>①　営業施設の構造・設備</td><td>適　・　不適（　　　　　　　）</td></tr>
<tr><td></td><td>②　施設及び周囲の清掃状況並びに作業場内の環境保守の状況</td><td>適　・　不適（　　　　　　　）</td></tr>
<tr><td></td><td>③　機械器具類の維持管理状況</td><td>適　・　不適（　　　　　　　）</td></tr>
<tr><td></td><td>④　室内の温度及び湿度管理</td><td>適　・　不適（　　　　　　　）</td></tr>
<tr><td></td><td>⑤　廃棄物等の処理状況</td><td>適　・　不適（　　　　　　　）</td></tr>
<tr><td></td><td>⑥　食材等の仕入れ及び製品の保管状況</td><td>適　・　不適（　　　　　　　）</td></tr>
<tr><td></td><td>⑦　添加物、殺虫剤及び殺菌剤等の使用状況・管理状況</td><td>適　・　不適（　　　　　　　）</td></tr>
<tr><td></td><td>⑧　自主検査の実施の有無及び成績書</td><td>適　・　不適（　　　　　　　）</td></tr>
<tr><td></td><td>⑨　その他衛生管理に係る自主点検記録等</td><td>適　・　不適（　　　　　　　）</td></tr>
<tr><td colspan="3">(2)　給水設備及び使用水の衛生状況の点検（使用水：□上水道水　□井戸水　□その他　　　　　）</td></tr>
<tr><td></td><td>①　残留塩素の測定</td><td>残留塩素濃度　　　　　mg/l</td></tr>
<tr><td></td><td>②　使用水が水道水以外の場合、水源の確認と水源を汚染する要因（井戸の構造・深さ等）</td><td>水源：
汚染の要因：</td></tr>
<tr><td></td><td>③　受水槽及び高置水槽の点検、汚染要因（亀裂、漏水箇所の有無、マンホールの状態等）</td><td>適　・　不適（　　　　　　　）</td></tr>
<tr><td colspan="2">(3)　排水処理方法と維持管理状況</td><td>適　・　不適（　　　　　　　）</td></tr>
<tr><td colspan="2">(4)　そ族、昆虫等の駆除記録、生息状況の点検・調査</td><td>適　・　不適（　　　　　　　）</td></tr>
<tr><td colspan="2">(5)　異物混入の可能性の調査</td><td>適　・　不適（　　　　　　　）</td></tr>
<tr><td colspan="2">(6)　調理場内に出入りする者の確認等</td><td>適　・　不適（　　　　　　　）</td></tr>
</table>

≪施設調査チェックリスト≫No.2

施設調査	4 調理従事者についての調査		
	(1) 調理従事者の健康状態		良 ・ 不良 (　　　　　)
	(2) 検便の実施状況		実施 (　．　．　) ・ 未実施
	(3) 流行性疾患の有無		有 (　　　　　) ・ 無
	(4) 海外渡航歴の有無		有 (　　　　　) ・ 無
	(5) ニキビ、手荒れ、キズ、化膿性疾患等有無		有 (　　　　　) ・ 無
	5 同様の苦情の有無についての調査		
	(1) 調査対象施設について他の者からの苦情の有無		有 (　　　　　) ・ 無
	(2) 他の販売先に苦情や事故が発生していないか。		有 (　　　　　) ・ 無
	特記事項の有無 (　有　・　無　) ※特記事項があれば記入すること。		
販売系統の疫学的調査	原因食品として疑わしい又は患者に関係があると思われる食品を把握した場合の調査		
	□ 仕入れ先、製造・加工施設、生産地等の流通過程全般（運送過程を含む。）の遡り調査を実施したか。 □ 流通過程全体において、保存基準及び製造過程における殺菌基準の遵守状況等取扱い状況の確認をしたか。 □ 流通過程全体において、同一ロット品（ない場合は、別ロットの同一品目）の検査及び施設・器具等のふき取り検査を実施したか。 □ 流通過程において疑わしい食品が発見された場合、当該品の末端の全販売先を調査したか。 □ 他の販売先に苦情や事故が発生していないか。		
	特記事項の有無 (　有　・　無　) ※特記事項があれば記入すること。		
検体採取	□ 調理従事者及び関係者から検体を採取したか。	□ 糞便 □ 吐物 □ 手指等のふき取り □ その他 (　　　　　　　　　　　　)	
	□ 食材、残品等の検体を採取したか。	□ 残品 □ 保存食 □ 食材 □ 参考食品 □ その他 (　　　　　　　　　　　　)	
	□ 使用水（井戸水、受水槽の水等）を採取したか。	□ 使用水 □ 原水 □ 受水槽の水 □ その他 (　　　　　　　　　　　　)	
	□ 施設、調理器具等からふき取り等の検体を採取したか。	□ 調理場 □ 調理器具・機器等 □ 冷蔵庫・冷凍庫 □ 容器・包装材 □ その他 (　　　　　　　　　　　　)	
	特記事項の有無 (　有　・　無　) ※特記事項があれば記入すること。		

別添 16

≪調査結果の検討チェックリスト≫　　　（注意）この表でチェックし、確認しながら検討を進めること。

- ☐　食中毒事件の原因究明、被害の拡大防止のため、調査の進行に伴い得られた情報、資料に基づき、随時システムに入力し、状況の整理・分析を行ったか。
- ☐　必要に応じて調査方針を再検討し、修正を図ることにより早急な原因の究明に努めたか。

- ☐　患者が医師の診断を受けていない場合に、保健所医師又はその他の医師の診断を受けるように勧奨し、病状その他の状況について十分に把握したか。
- ☐　必要に応じて、保健所医師が再診を行ったか。

- ☐　医師の診断、発症数、患者発症の範囲（時間、地域、集団）、喫食状況、施設調査、細菌学又は理化学検査等の結果から、原則として保健所長が食中毒であるか否かの判断を行ったか。

- ☐　潜伏時間及び症状等から病因物質を推定したか。

病因物質の確定（推定）に際しては、次の事項を確認したか。

- ☐　糞便、吐物、飲食物、ふき取り検体等から、食中毒の原因と思われる病因物質が検出され、かつ病因物質として確定（推定）できるか。
- ☐　検出された病因物質が、原因施設又は製造過程において食品を汚染する機会又は増殖の機会があったか。

原因施設又は発生施設の確定（推定）に際しては、次の事項を確認したか。

- ☐　共通食の製造、加工、調理又は運搬を行った施設（場所）を確定（推定）できるか。
- ☐　原因施設又は場所に発生要因が存在するか。
- ☐　原因食品等から原因施設又は場所を確定（推定）できるか。

原因食品及び食材の確定（推定）に際しては、次の事項を確認したか。

- ☐　発症状況から、原因を飲食物に限定することができるか。
- ☐　喫食者調査から患者の共通食品を確認したか。
- ☐　喫食状況の調査結果から食品別の発症率を算出したか。
- ☐　患者の日時別発生状況に基づく統計学的な暴露時点の推定法によって原因食品を推定したか。
- ☐　患者症状の特徴等から推定される病因物質について、その原因となり得る食品（食材）を喫食しているか確認したか。
- ☐　調理・加工食品と患者症状との関連性について確認したか。
- ☐　発症者と非発症者の喫食調査結果をカイ2乗検定等により解析して原因食品を推定したか。
- ☐　原因食品及び食材と病因物質の関連性を確認したか。
- ☐　食品及び食材の残品から、食中毒の原因として確定（推定）できる病因物質が検出されているか。

汚染源及び汚染経路の確定（推定）に際しては、次の事項を確認したか。

- ☐　販売系統調査により原因食品又は食材の他の販売先における患者の有無を確認したか。
- ☐　販売系統調査により原因食品又は食材の製造・加工・調理、流通過程における食品又は食材の関係施設等からの病因物質の検出の有無を確認したか。
- ☐　原因食品又は食材に係る製造・加工・調理、流通過程の調査で確認された汚染源及び汚染経路における病因物質の性状（血清型、DNAパターン、ファージ型等）が患者及び原因食品又は原因食材から分離された病因物質の性状と一致するか。

別添17

≪措置等チェックリスト≫　　　　　　　　（注意）この表でチェックし、確認しながら措置を進めること。

食中毒事故の拡大防止及び再発防止のために必要な措置を速やかに行い、食中毒の原因が確定（推定）された場合には、その状況に応じて、食品衛生法に基づく必要な処分又は指導を行ったか。

- ☐ 行政処分を行う場合は、「食品衛生法に基づく行政処分等取扱要領」に基づき実施したか。
- ☐ 営業自粛（　　月　　日～　　月　　日）
- ☐ 営業の停止（　　日間：　　月　　日～　　月　　日）
- ☐ 営業の禁止（　　月　　日～　　月　　日）
- ☐ 原因食品と同一の健康被害を引き起こすおそれのある食品の販売、使用等の禁止
- ☐ 原因が判明するまでの間、推定原因食品（同一ロット、類似食品）の販売、使用、移動等の禁止
- ☐ 使用水(井戸水、沢水、河川水、高架水槽水等)が原因と推定される場合は、使用の禁止
- ☐ 調理従事者が保菌者である場合又は下痢等の健康被害を起こしている場合については、原因が判明するまで又は食中毒原因菌が除去されるまで、食品に直接触れる作業への従事の禁止
- ☐ 地域住民への必要な情報提供
- ☐ 市町村、教育委員会、医師会等への必要な情報提供
- ☐ その他の措置（　　　　　　　　　　　　　　　　　　　　　　　　　　　　　　）

食中毒事件は、○○県食中毒対策要綱の第4の7の広報対象事例に該当するか。

- ☐ 県庁記者クラブと同時発表する地元記者クラブがあるか。
- ☐ 同時発表する場合は、地元記者クラブの名簿を入手したか。
- ☐ 地元記者クラブの名簿を発表前に生活衛生課あてファックスしたか。

再発防止対策を実施したか。

＜食中毒の原因施設及び関係者への対策＞
- ☐ 食品衛生法第20条に係る施設基準に適合しないものについては、その補修改善を命令（指導）したか。
- ☐ 食品衛生法第19条の18に係る管理運営基準に基づく、施設、設備、調理器具等の洗浄、殺菌、管理の不備については基準遵守の徹底を指導したか。
- ☐ その他衛生管理に関する指導事項の遵守の徹底を指導したか。
- ☐ 事故を発生させた施設の営業者、食品衛生責任者、調理従事者及び関係者に対して、食中毒の再発防止のため、食中毒事故の発生因、今後の予防対策等について衛生教育を行なったか。

＜営業者、消費者等への対策＞
- ☐ 営業者、消費者等への事故の再発防止対策等について、各種の機会をとらえて情報の提供を行ったか。

＜行政機関における対策＞
- ☐ 事故処理完結後、処理方法、原因食品、病因物質、発生要因等について検討し、食中毒防止対策について今後の食品衛生行政及び関連する行政に反映できるようにしたか。
- ☐ 公衆衛生上必要と認められる事例については、その結果を関係機関に通報するとともに、研究発表会などの機会をとらえて情報の提供を行ったか。

≪報告チェックリスト≫　　　　　　　　（注意）この表でチェックし、確認しながら報告を進めること。

＜食中毒等事件調査中＞
- ☐ システムに入力し、常に最新の情報に更新したか。
   特に速報対象事例については、行政処分時の最新情報をシステムに入力したか。

＜食中毒等事件の処理が完結した場合＞
- ☐ システムで「食中毒」又は「有症苦情」の選択処理を行ったか。
- ☐ システムで「調査終了」の処理を行ったか。

＜県・厚生労働省等への報告＞
- ☐ 行政処分を行った場合、速やかに行政処分報告書を健康福祉部長あて提出したか。
- ☐ 食中毒事件票を食中毒患者届出票を受理した月の翌月末までに、知事あてに提出したか。

食中毒調査結果一覧表 (1)

日付：平 13.02.28　　○○県○○保健所　ページ 1

事件番号
事件名

NO	氏名 勤務先・部署	性別	生年月日(年令)	住所 電話番号	初診日時 医療機関名 診断名	発症状況（有りのとき○）											検便の結果	調査集団の特徴
						腹痛	下痢	嘔気	嘔吐	発熱	頭痛	悪寒	倦怠感 脱力感	裏急後重	嘔気	痙攣	麻痺	眼症状	その他		
1	愛知 太郎 会社員 ☑入院 □検便	男	昭32.12.18 (42才)		平13.02.27 13:00 下痢 ☑抗生物質投与 死亡	○ 02/27 18:40 へそ上	○ 02/27 19:00 水様5回 粘液2回 血便1回 血茶色	○ 02/27 20:00	○ 02/27 19:00 2回	○ 02/27 21:00 39.0℃	○ 02/27 18:00	○ 02/27 19:00	○ 02/27 19:00		○ 02/27 19:00			○ 02/27 19:00	○ 02/27 10:00 轟麻痺が出る	ボツリヌス菌	営業二課 営業二課
2	山田 五郎 自営業 □入院 □検便	男	昭40.05.08 (38才)		☑抗生物質投与 死亡	○	回	○	回	℃			日							
3	名古屋 花子 公務員 □入院 □検便	女	昭30.05.15 (44才)		□抗生物質投与 死亡	○		○		℃			日							

全件数：3件

食中毒調査結果一覧表 (2)

日付：平 13.03.02　　○○県○○保健所　ページ 1

事件番号
事件名

NO	氏名	2/28 朝食 焼き魚 アジの開き	2/28 朝食 味噌汁	2/28 朝食 目玉焼き	2/28 朝食 あさり	2/28 昼食 ラーメン 焼き豚	2/28 昼食 ラーメン しなちく	2/28 昼食 ラーメン とうもろこし	2/28 昼食 ラーメン スープ	2/28 夕食 刺身 タコ	2/28 夕食 刺身 いか	2/28 夕食 刺身 たこ	2/28 夕食 刺身 いくら	2/28 夕食 刺身 うに	2/28 夕食 かに	2/28 夕食 味噌汁	3/1 朝食 ゆで卵	3/1 朝食 トースト マーガリン	3/1 朝食 トースト 食パン	3/1 昼食 弁当 カニコロッケ	3/1 昼食 弁当 明太焼き	3/1 昼食 弁当 おしんこ	3/1 夕食 天ぷら えび	3/1 夕食 天ぷら さつまいも	3/1 夕食 天ぷら キス	3/1 夕食 天ぷら なす	3/1 夕食 かき揚げ	3/1 夕食 吸い物
1	愛知 太郎	○ 7:00	○	×	○	×	○	?	○	○	○	○	○	○	○	○	○	×	?	×	○	○	×	○	○	×	×	○
2	山田 花子	×	×	×	×	×	×	× 19:00	×	×	×	×	○	×	○	?	?	○	○	○	×	?	○	○	○	○	○	×
3	宇山 一郎	×	×	○	○	×	○	○	×	○	○	○	○	○	○	○	×	×	×	×	○	○	○	○	○	○	○	○

全件数：3件

様式第1号

保　管　請　書

　　　　　　　　　　　　　　　　　　　　　　　　年　　月　　日

　　保健所長殿
　（食品衛生検査所長殿）

　　　　　　　　　　　　　　住　所
　　　　　　　　　　　　　　氏　名　　　　　　　㊞

　下記の物件は、食品衛生法違反（の疑い）のため、処理の終わるまで保管します。
　　　　　　　　　　　　　記

品　　名	数量	事　　項	備　考

（注）「事項」の欄には、該品の保管場所を具体的に記載させること。

様式第2号

顛　末　書
（　始　末　書　）

年　月　日

保健所長殿
（食品衛生検査所長殿）

　　　　　　　　　住　所
　　　　　　　　　氏　名　　　　　　㊞

（　　本　　　文　　）

様式第3号

食品衛生法による行政処分について
伺い

　このことについて、下記のとおり食品衛生法違反事実がありましたので、次案（様式第4号から第8号）により行政処分をしてよろしいか。

記

1　違反者
　(1)　住所

　(2)　営業所の所在地

　(3)　営業の種類

　(4)　営業所の名称等

　(5)　氏名
　　　　生年月日

2　違反条項号

3　処分条

4　違反状況

5　違反に対する措置

6　証拠物件

7　従前の行政処分の有無とその概要

様式第4号

　　　　　　　　　　　　　　　　　　　　　　　　　　第　　　号
　　　　　　　　　　　　　　　　　　　　　　　　　年　月　日

▽住所
▽▽氏名（法人名）　　　　　　　　　様

　　　　　　　　　　　　　　○○県　　　保健所長　　氏　　名

▽▽▽食品営業許可の取り消しについて（命令）
▽　年　月　日付け　　　　第　　　号のあなた（貴社）の　　営業許可については、食品衛生法（昭和22年法律第233号。以下「法」という。）第55条第1項の規定によって、下記の理由により取り消します。
　記
▽法第　　条第　　項第　　号の規定に違反したこと。

　　　　　　　　　　　　　　　　　　　　　　担当
　　　　　　　　　　　　　　　　　　　　　　電話

1　この処分について不服がある場合は、この処分があったことを知った日の翌日から起算して60日以内に、○○県知事に対して審査請求をすることができます。
2　この処分について不服がある場合は、1の審査請求のほか、この処分があったことを知った日の翌日から起算して6箇月以内に、○○県を被告としてこの処分の取消しの訴えを提起することもできます（この訴訟において○○県を代表する者は、○○県知事となります。）。
3　1の審査請求をした場合は、その審査請求に対する裁決があったことを知った日の翌日から起算して6箇月以内に、○○県を被告としてこの処分の取消しの訴えを提起することができます（この訴訟において○○県を代表する者は、○○県知事となります。）。

様式第5号の1

　　　　　　　　　　　　　　　　　　　　　　　第　　　号
　　　　　　　　　　　　　　　　　　　　　　　年　月　日

▽住所
▽▽氏名（法人名）　　　　　　　　　　　様

　　　　　　　　　　　　　　○○県　　保健所長　　氏　名

▽▽▽食品営業の禁止について（命令）
▽食品衛生法（昭和22年法律第233号。以下「法」という。）第55条第1項の規定によって、下記のとおり営業の禁止を命じます。
記
1　禁止する営業
　(1)　営業許可年月日及び許可番号

　(2)　営業の種類

　(3)　営業所の名称、屋号又は商号

　(4)　営業所の所在地

　(5)　禁止する営業の範囲

2　処分の理由
　　　法第　　条第　　項第　　号の規定に違反したこと。

　　　　　　　　　　　　　　　　　　　　　　　　担当
　　　　　　　　　　　　　　　　　　　　　　　　電話

1　この処分について不服がある場合は、この処分があったことを知った日の翌日から起算して60日以内に、○○県知事に対して審査請求をすることができます。
2　この処分について不服がある場合は、1の審査請求のほか、この処分があったことを知った日の翌日から起算して6箇月以内に、○○県を被告としてこの処分の取消しの訴えを提起することもできます（この訴訟において○○県を代表する者は、○○県知事となります。）。
3　1の審査請求をした場合は、その審査請求に対する裁決があったことを知った日の翌日から起算して6箇月以内に、○○県を被告としてこの処分の取消しの訴えを提起することができます（この訴訟において○○県を代表する者は、○○県知事となります。）。

様式第5号の2

　　　　　　　　　　　　　　　　　　　　　　　　　　　第　　　　号
　　　　　　　　　　　　　　　　　　　　　　　　　　　年　　月　　日

▽住所
▽▽氏名（法人名）　　　　　　　　　　様

　　　　　　　　　　　　　　○○県　　　保健所長　　氏　　名

▽▽▽食品営業の停止について（命令）
▽食品衛生法（昭和22年法律第233号。以下「法」という。）第55条第1項の規定によって、下記のとおり営業の停止を命じます。
記
1　停止する営業
　(1)　営業許可年月日及び許可番号

　(2)　営業の種類

　(3)　営業所の名称、屋号又は商号

　(4)　営業所の所在地

　(5)　停止する営業の範囲

2　営業の停止期間

3　処分の理由
　　法第　　条第　　項第　　号の規定に違反したこと。

　　　　　　　　　　　　　　　　　　　　　　　　担当
　　　　　　　　　　　　　　　　　　　　　　　　電話

1　この処分について不服がある場合は、この処分があったことを知った日の翌日から起算して60日以内に、○○県知事に対して審査請求をすることができます。
2　この処分について不服がある場合は、1の審査請求のほか、この処分があったことを知った日の翌日から起算して6箇月以内に、○○県を被告としてこの処分の取消しの訴えを提起することもできます（この訴訟において○○県を代表する者は、○○県知事となります。）。
3　1の審査請求をした場合は、その審査請求に対する裁決があったことを知った日の翌日から起算して6箇月以内に、○○県を被告としてこの処分の取消しの訴えを提起することができます（この訴訟において○○県を代表する者は、○○県知事となります。）。

様式第6号

　　　　　　　　　　　　　　　　　　　　　　　　第　　　号
　　　　　　　　　　　　　　　　　　　　　　　　年　月　日

▽住所
▽▽氏名（法人名）　　　　　　　　　　様

　　　　　　　　　　　　　　　　　○○県　　保健所長　　氏　名

▽▽▽食品営業施設の改善について（命令）
▽食品衛生法（昭和22年法律第233号。以下「法」という。）第56条の規定によって、下記のとおり営業施設の改善を命じます。
記
1　改善すべき営業施設
　(1)　営業許可年月日及び許可番号

　(2)　営業の種類

　(3)　営業所の名称、屋号又は商号

　(4)　営業所の所在地

2　改善の期限
　　　　年　　月　　日まで
3　改善すべき事項

3　処分の理由
　　法第51条の規定による基準に違反したこと。

　　　　　　　　　　　　　　　　　　　　　　担当
　　　　　　　　　　　　　　　　　　　　　　電話

1　この処分について不服がある場合は、この処分があったことを知った日の翌日から起算して60日以内に、○○県知事に対して審査請求をすることができます。
2　この処分について不服がある場合は、1の審査請求のほか、この処分があったことを知った日の翌日から起算して6箇月以内に、○○県を被告としてこの処分の取消しの訴えを提起することもできます（この訴訟において○○県を代表する者は、○○県知事となります。）。
3　1の審査請求をした場合は、その審査請求に対する裁決があったことを知った日の翌日から起算して6箇月以内に、○○県を被告としてこの処分の取消しの訴えを提起することができます（この訴訟において○○県を代表する者は、○○県知事となります。）。

様式第7号

　　　　　　　　　　　　　　　　　　　　　　　　　　第　　　号
　　　　　　　　　　　　　　　　　　　　　　　　　年　　月　　日

▽住所
▽▽氏名（法人名）　　　　　　　　　　様

　　　　　　　　　　　　　　　○○県　　　保健所長　　氏　　名
　　　　　　　　　　　　　　　（○○県食品衛生検査所長　氏　　名）

▽▽▽食品等の廃棄について（命令）
▽食品衛生法（昭和２２年法律第２３３号。以下「法」という。）第５４条の規定によって、下記のとおり食品等の廃棄を命じます。
　記
１　廃棄すべき食品等
　(1)　名称（品名）

　(2)　期限表示

　(3)　ロット番号、数量

　(4)　製造（加工）所の所在地

　(5)　製造（加工）者氏名

２　廃棄の期限
　　　　　年　　月　　日まで
３　処分の理由
　　法第　　条第　　項第　　号の規定に違反したこと。

　　　　　　　　　　　　　　　　　　　　　　　　担当
　　　　　　　　　　　　　　　　　　　　　　　　電話

1　この処分について不服がある場合は、この処分があったことを知った日の翌日から起算して60日以内に、○○県知事に対して審査請求をすることができます。
2　この処分について不服がある場合は、1の審査請求のほか、この処分があったことを知った日の翌日から起算して6箇月以内に、○○県を被告としてこの処分の取消しの訴えを提起することもできます（この訴訟において○○県を代表する者は、○○県知事となります。）。
3　1の審査請求をした場合は、その審査請求に対する裁決があったことを知った日の翌日から起算して6箇月以内に、○○県を被告としてこの処分の取消しの訴えを提起することができます（この訴訟において○○県を代表する者は、○○県知事となります。）。

様式第8号

　　　　　　　　　　　　　　　　　　　　　　　　　　第　　　号
　　　　　　　　　　　　　　　　　　　　　　　　　年　　月　　日

▽住所
▽▽氏名（法人名）　　　　　　　　　　　　様

　　　　　　　　　　　　　○○県　　保健所長　　氏　　名
　　　　　　　　　　　　　（○○県食品衛生検査所長　氏　　名）

▽▽▽食品等の回収について（命令）
▽食品衛生法（昭和２２年法律第２３３号。以下「法」という。）第５４条の規定によって、下記のとおり食品等の回収を命じます。
　記
１　回収すべき食品等
　(1)　名称（品名）

　(2)　期限表示

　(3)　ロット番号、数量

　(4)　製造（加工）所の所在地

　(5)　製造（加工）者氏名

２　回収の期限
　　　　　年　　月　　日まで
３　処分の理由
　　　法第　　条第　　項第　　号の規定に違反したこと。

　　　　　　　　　　　　　　　　　　　　　　担当
　　　　　　　　　　　　　　　　　　　　　　電話

１　この処分について不服がある場合は、この処分があったことを知った日の翌日から起算して60日以内に、○○県知事に対して審査請求をすることができます。
２　この処分について不服がある場合は、１の審査請求のほか、この処分があったことを知った日の翌日から起算して６箇月以内に、○○県を被告としてこの処分の取消しの訴えを提起することもできます（この訴訟において○○県を代表する者は、○○県知事となります。）。
３　１の審査請求をした場合は、その審査請求に対する裁決があったことを知った日の翌日から起算して６箇月以内に、○○県を被告としてこの処分の取消しの訴えを提起することができます（この訴訟において○○県を代表する者は、○○県知事となります。）。

様式第9号

　　　　　　　　食品衛生法による行政処分の解除について
　　　　　　　　　　　　　　伺い
　このことについて、別添のとおり食品衛生法違反事実により営業禁止処分に付しましたが、下記のとおりでありますので、この処分を次案（様式第10号）により解除してよろしいか。
　　　　　　　　　　　　　　　記
執行中の営業禁止処分の解除を適当と認める理由及び意見

（添付書類）
1　当該行政処分の決裁書
2　関係書類

様式第10号

　　　　　第　　　号
　　　　　　　　　年　月　日

▽住所
▽▽氏名（法人名）　　　　　　　　　　　様

　　　　　　　　　　　　　○○県　　保健所長　氏　　名

▽▽▽食品営業の禁止処分の解除について（命令）
▽平成　年　月　日付け　　第　　号で命じた下記の営業に係る営業禁止処分は、解除します。
記
1　営業許可年月日及び許可番号

2　営業の種類

3　営業所の名称、屋号又は商号

4　営業所の所在地

担当
電話

1　この処分について不服がある場合は、この処分があったことを知った日の翌日から起算して60日以内に、○○県知事に対して審査請求をすることができます。
2　この処分について不服がある場合は、1の審査請求のほか、この処分があったことを知った日の翌日から起算して6箇月以内に、○○県を被告としてこの処分の取消しの訴えを提起することもできます（この訴訟において○○県を代表する者は、○○県知事となります。）。

3　1の審査請求をした場合は、その審査請求に対する裁決があったことを知った日の翌日から起算して6箇月以内に、○○県を被告としてこの処分の取消しの訴えを提起することができます（この訴訟において○○県を代表する者は、○○県知事となります。）。

様式第11号

食品衛生法違反の告発について
伺い

　このことについて、下記のとおり違反事実がありましたので、別添のとおり告発してよろしいか。

記

1　被告発人
　(1) 住所

　(2) 性別及び職業

　(3) 氏名
　　　生年月日

2　発覚の経緯

3　被疑事実

4　罪名及び罰条
　(1) 罪名（当該法律名の下に違反と記載すること。）

　(2) 罰条（同法として違反条項号及び処罰条号を記載すること。）

5　本件に対する意見

6　証拠

（注）別添・・・告発書

様式第12号

現　　認　　書

　　　　　　　　　　　　　　　　　　　　　　　　　　年　月　日

　　保健所長殿
　（食品衛生検査所長殿）

　　　　　　　　　　　　　　　　　住　所
　　　　　　　　　　　　　　　　　氏　名　　　　　　　　　　　㊞
　　　　　　　　　　　　　　　　　生年月日

　　　　　　　　　（　　本　　　　　文　　）

上記について相違のないことを現認いたします。

　　　　　　　　　　　　　　　　保健所
　　　　　　　　　　　　　　　（食品衛生検査所）
　　　　　　　　　　　　　　　　　職名
　　　　　　　　　　　　　　　　　氏名　　　　　　　　　　　㊞

　　　　　　　　　　　　　　　　　　　　保　号　外
　　　　　　　　　　　　　　　　　　　　平成　年　月　日

　　　　殿

　　　　　　　　　　　　　　　　保　健　所　長

食中毒等関連調査に係る応援について（依頼）

○○県食中毒対策要綱第4の5に基づき下記のとおり応援を依頼します。

　　　　　　　　　　　　　記

1　事件名

2　事件の概要

3　応援依頼理由

4　応援依頼日時

5　応援依頼人数等

6　備考

　　　　　　　　　　　　　　担　　当
　　　　　　　　　　　　　　電　　話
　　　　　　　　　　　　　　ファックス

様式第十四号（第二十六条の二関係）

食中毒事件票

保健所符号	F　厚　1-5-6-1　平成１１年１２月２８日登録	都道府県事件番号	
		保健所事件番号	

(1) 原因となった家庭・業者・施設等の所在地	1　国　内　　都道府県　　　　　市郡　　　　　区町村
	2　国　外
	3　不　明

(2) 初　発　患　者	発病年月日　　　　年　月　日　　保健所受理年月日　　　　年　月　日

(3) 原因となった業者・施設等の名称	

(4) 原因となった家庭・業者・施設等の種別	1　家庭 2　事業場 　A　給食施設 　　a　事業所等 　　b　保育所 　　c　老人ホーム 　B　寄宿舎 　C　その他	3　学校 　A　給食施設 　　a　単独調理場 　　　イ　幼稚園 　　　ロ　小学校 　　　ハ　中学校 　　　ニ　その他 　　b　共同調理場	c　その他 　B　寄宿舎 　C　その他 4　病院 　A　給食施設 　B　寄宿舎 　C　その他 5　旅館	6　飲食店 7　販売店 8　製造所 9　仕出屋 10　採取場所 11　その他 12　不明

(5) 原　因　食　品　名	

(6) 原因食品の種別	［魚介類］ 1　貝類 2　ふぐ 3　その他 ［魚介類加工品］	4　魚肉練り製品 5　その他 6　肉類及びその加工品 7　卵類及びその加工品 8　乳類及びその加工品	9　穀類及びその加工品 ［野菜及びその加工品］ 10　豆類 11　きのこ類 12　その他	13　菓子類 14　複合調理食品 15　その他 16　不明

(7) 原因食品の判定	原因食品の種別番号			
	確定	1	1	1
	推定	2	2	2

(8) 摂　取　場　所	

(9) 摂取場所の種別	1　家庭 2　事業場 　A　食堂又は居室 　　a　事業所等 　　b　保育所 　　c　老人ホーム	B　寄宿舎 C　その他 3　学校 　A　食堂又は教室 　　a　幼稚園 　　b　小学校	c　中学校 d　その他 B　寄宿舎 C　その他 4　病院 　A　病室	B　寄宿舎 C　その他 5　旅館 6　飲食店 7　その他 8　不明

(10) 摂取場所における調理の有無	1　有　　　　2　無　　　　3　不明

(11) 病　因　物　質	

(12) 病因物質の種別	1　サルモネラ属菌 2　ぶどう球菌 3　ボツリヌス菌 4　腸炎ビブリオ 5　腸管出血性大腸菌 6　その他の病原大腸菌	7　ウエルシュ菌 8　セレウス菌 9　エルシニア・エンテロコリチカ 10　カンピロバクター・ジェジュニ/コリ 11　ナグビブリオ 12　コレラ菌	13　赤痢菌 14　チフス菌 15　パラチフスＡ菌 16　その他の細菌 17　小形球形ウイルス 18　その他のウイルス	19　化学物質 20　植物性自然毒 21　動物性自然毒 22　その他 23　不明

(13) 検査の状況	検査状況＼検体	患者から採取したもの	その他の者から採取したもの	食　品	器具・容器包装	その他
	検査の有無	1 有　2 無	1 有　2 無	1 有　2 無	1 有　2 無	1 有　2 無
	病因物質の有無 (検査有の場合のみ記入)	3 有　4 無	3 有　4 無	3 有　4 無	3 有　4 無	3 有　4 無

(14) の状況・患者・死者・摂食者	患者・死者の別	年令	総数	0歳	1～4	5～9	10～14	15～19	20～29	30～39	40～49	50～59	60～69	70歳～	不明
	男	患者													
		死者(再掲)													
	女	患者													
		死者(再掲)													
	患者数	合計　　　名		死者数(再掲)	合計　　　名				摂食者数	合計　　　名					

移送	県　　　　　　　　保健所から　　　　　　　　枚
	県　　　　　　　　保健所から　　　　　　　　枚
	県　　　　　　　　保健所から　　　　　　　　枚

備考	

日本工業規格Ａ列4番

現代社会の脅威!!　ノロウイルス	
感染症・食中毒事件が証すノロウイルス伝播の実態	

初　版	2008年2月15日発行
執筆者	西尾　治
	古田太郎
発行者	桑野知章
発行所	株式会社　幸 書 房
	〒101-0051
	東京都千代田区神田神保町3-17
	TEL03-3512-0165
	FAX03-3512-0166
組　版	デジプロ
印刷／製本	シ ナ ノ

Printed in Japan. Copyright Osamu NISHIO / Taro FURUTA
ISBN978-4-7821-0315-9　C3077
無断引用・転載を禁じます。